霭理士
性心理学研究

第一卷

Havelock Ellis

THE EVOLUTION OF MODESTY,
THE PHENOMENA OF SEXUAL PERIODICITY,
AUTO-EROTISM

羞怯心的演化
性周期现象　自体性欲

〔英〕霭理士　著
吴杨义　邱娟　译

商务印书馆
The Commercial Press

Havelock Ellis
THE EVOLUTION OF MODESTY,
THE PHENOMENA OF SEXUAL PERIODICITY, AUTO-EROTISM
(STUDIES IN THE PSYCHOLOGY OF SEX, VOLUME I)

Copyright © 1942 by
William Heinemann Medical Books, Ltd.

根据威廉·海纳曼医学图书出版公司 1942 年版译出

译者前言

相较于西格蒙德·弗洛伊德（Sigmund Freud），与其同时代的哈夫洛克·霭理士在我国的知名度似乎并不算高。事实上，在性心理学领域，霭理士所做的贡献丝毫不亚于弗洛伊德在精神分析领域的成就，被公认为性心理学的建立者。

1859 年，霭理士出生于英国的克里登（Croydon），父亲是一艘远洋海轮的船长，常年在外工作。母亲是一位福音派基督徒。霭理士主要跟随母亲长大。青少年时期的霭理士似乎没怎么受母亲的清规戒律的影响，思维活跃，兴趣广泛，阅读了很多科学著作，其中包括英国医生詹姆士·辛顿（James Hinton）的《自然界的生命》（*Life in Nature*）。辛顿在书中感慨，若人类在性的问题上拥有更多的自由，那必然是一个幸福的新时代。霭理士由此受到触动，决定投身于性问题的研究。为了更好地实现自己的追求，1881 年，霭理士进入了当时的圣托马斯医学院（St. Thomas's Hospital Medical School）学习。

对于辛顿的感慨和霭理士所受到的触动，我们必须结合当时的时代背景来理解。辛顿和霭理士都生活在维多利亚时代的英国。尽管当时的英国经济处于蓬勃发展期，各种科学发明层出不穷，文学艺术领域亦群星闪耀，但是在性的话题上，英国人保持了一贯的保守，甚至在医学领域也是如此。例如，霭理士曾抱怨，当时的医学手册竟然完全省略了关于性的生理学和解剖学知识。正是为了打破这种沉闷和压抑，让科学和理性之光照进一向被视为禁区的性领域，霭理士才萌生出探寻性问题的决心与追求。离开医学院之后的霭理士没有成为一名职业医生，而是围绕性的各个方面展开研究，著书立说，其中最具代表性的就是他于 1896 年至 1928 年陆续完成的《性心理学研究》（全七卷）。

《羞怯心的演化　性周期现象　自体性欲》是《性心理学研究》的第一卷，于 1897 年首次出版。如书名所示，本书的主题是羞怯心、性周期与自体性欲现象，霭理士把它们看作是性心理学研究的三个首要组成部分，必须首先得到说明，因而把这部分内容安排在第一卷。在前四章，霭理士从人类学的视角归纳了全世界各个地方和民族关于羞怯心的表现，并把羞怯心分析为由各种恐惧感聚合而成的复杂性情感。具体而言，其中的构成因素包括两大类，共五种。它们相互纠缠彼此渗透，在一定程度上是不可分的。第一类因素是基于动物本能的性防御态度；第二类是社会因素，包括害怕他人厌恶自己的恐惧感、对性神秘的恐惧感及以此为基础的各种礼制观念、配饰和着装的发展以及视女性为财产的社会观念。霭理士认为，羞怯心对人类生活的影响力随着文明程度的提升在逐渐变弱，"使它不再那么重要，从一种根本性的社会规则变成了一种优雅的气质。而且，这是一种必要的气质；不论如何变化和表现，我们很难想象它会完全消失。在爱情的艺术中，羞怯心不仅仅意味着优雅，它还是根本性的。它不是爱情最后的屏障，而是爱情中一切勇敢行为的必然基础……失去了羞怯心，爱情也就失去了它真正的价值。"

在接下来的三个章节里，霭理士分别考察了女性的月生理周期、男性的月生理周期以及人类的性生理年周期。霭理士指出，女性的性生理周期在其他雌性动物中同样常见，这种生理周期可能与月亮的周期运动存在一定的关联，但主要原因尚不清楚。至于女性的月经是否对应其他雌性动物的发情，有一种观点认为两者之间不存在任何真正的联系。在霭理士看来，支持这种立场的证据还不够充分。不过，他倾向于把子宫视为一个独立的器官。尽管月经和排卵存在一定的联系，但他认为女性月经作为一个过程，其目的是与排卵活动进行更有效的合作，具有很大程度的独立性。对于男性的性生理周期，霭理士在前人的基础之上，结合自己的第一手研究资料得出了一个相对强烈的结论："假如有理由认为男性存在月生理周期，那么……我们必须相信周周期已经完全取代了月周期。无论如何，存在某种生理学的周周期，这一点似乎是确定无疑的。"而对于男性是否存在月生理周期的问题，他认为已有的数据还不足以让人得出最终的结论。

人类的性生理活动是否具有年周期性，是这一部分内容讨论的重点问题。霭理士对此给出了肯定的回答，并试图从诸多方面加以论证。他考察了各个民族的一些古老节日，尤其是庆祝性爱与生殖的节日，发现它们的时间点多数是在春天和秋天，因而倾向于认为春秋两季是人类的性高峰。为了验证这个结论，霭理士基于相关数据绘制了一张体现欧洲怀孕率变化的典型曲线图，并将其与非欧洲国家的怀孕率进行比对，得出的结果同样支持上述结论。此外，霭理士还从流产率的年曲线图、夜里非自主性冲动、狱中囚犯的性犯罪、精神病发作的季节波动、犯罪行为的周期性、欧洲大陆自杀行为的季节性、儿童的成长速度、某些疾病的年周期性、精神能力的年周期曲线、师范学校每个月的面包消耗数量甚至人们在不同季节的图书借阅题材等角度进一步论证了这个结论。在他看来，性生理的年周期是人类春秋季节生理波动的众多表现之一，与春分和秋分的时间节点非常吻合。

　　霭理士在本卷的最后三章讨论了自体性欲现象，后者被他定义为"在缺乏他人直接或间接刺激的情况下，产生自发性的性情感的现象"。霭理士通过大量的人类学和民族学资料表明，自体性欲不仅广泛存在于世界各个民族和地区，在动物世界也很常见。在他看来，人们鲜少在道德上保持理性的前提下对该领域展开科学研究，没有把它们当成一个整体来看待，只是关注特定的、最容易被发现的、常见于精神病患或其他相关状态的自体性欲现象（包括自慰）。霭理士指出，已有的讨论虽然非常普遍，但不幸的是，所带来的结果往往却是有害的；只有意识到自慰不过是诸多自然事实中的一种，是一种人为的划分，我们才能真正领会它的生理学意义和医学诊断价值。

接下来，霭理士考察了歇斯底里症与性情感的联系，因为自古希腊开始就有一种观点认为女性的歇斯底里症源自性冲动或性情感未得到满足。到了 19 世纪，有一种观点则走向了另一个极端，并一度占据主流地位，即认为歇斯底里症与性没有任何的联系。霭理士认为，这种观点包含诸多明显的错误和误解。他着重介绍了弗洛伊德的观点，后者通过长期的工作得出结论认为，歇斯底里的发作也许可以被视为"一种替代方式，取代曾经被使用但后来又被抛弃的自体性欲的满足方式"，歇斯底里症的病原学条件与性情感的发展有关。霭理士对弗洛伊德的工作持肯定态度，认为它为这种精神疾病提供了一种明确的精神解释，从精神过程的动态视角清晰地展示了歇斯底里状态的结构。他还进一步指出，在正常的健康人群当中普遍存在模糊的类癔病现象，后者与性情感的普通心理学相关。当这种现象出现在健康的环境中，就会来去无声，不会引起注意；但若在少数受到显著遗传因素或严重身心伤害的人身上得到发展，就很可能导致真正的歇斯底里症。古希腊的观点错在混淆了类癔病状态和真正的歇斯底里，"二者之间的区别类似于两个膨胀的膀胱之间的区别，一个仍然具备正常的收缩能力，然后婚姻提供了释放的机会，另一个则因为长时间的膨胀导致神经系统对它失去了控制，无法自发地释放。第一种情况对应类癔病现象……第二种情况对应真正的歇斯底里，因为长时间的精神伤害——不论有没有涉及性——在适当的条件下就会发作。"

在最后一章，霭理士在描述了自慰现象的普遍性之后，重点讨论了这种行为有可能引发的后果。霭理士的总体观点是，健康个体的适度自慰不一定会引发不良后果。但即便是健康或比较健康的个体，任何过度的自慰仍然有可能造成轻微的伤害，如皮肤、消化系统和循环系统的失调，其中最重要的后果可能是有着多种表现的神经衰弱。反过来，在没有正常性生活的情况下，它也不是没有好处。"据我对男性和女性的观察，正常人在青春期过后，在没有其他性生活的情况下，自慰的主要目的就是获得生理和精神上的解脱感。"霭理士在最后建议人们以一种理性和客观的态度看待自体性欲现象。"从某个角度来说，所有的自体性欲现象都不自然，因为性冲动的自然目的是两性的性交，所有不以性交为目的的性冲动都偏离了自然的轨道，"但是"在文明社会的不断约束下，它具有必然性，是一种变形的性表达。"最明智的态度，就是避免过度沉溺或漠不关心这两种极端态度。

本卷的附录部分收录了三篇文章，其中"男性的性周期"来自另一位研究者佩里－科斯特。他以自己的相关情况为基础，讨论了男性的性生理周期问题。另两篇来自霭理士本人。在"月经对女性地位的影响"中，霭理士从历史心理学的视角讨论了月经对男性看待女性的方式所造成的影响；在"宗教中的自体性欲因素"一文中，霭理士从多个方面提出证据，论证了性情感与宗教情感的紧密联系，认为二者在某些情况下可以相互转换。

从总体上来看，霭理士的文风通俗易懂，语言流畅自然，书中记录了大量人类学、民族学、心理学及法医学的资料。全书结构严谨、逻辑清晰，其中某些观点也许不一定与今天的研究结论完全一致，但仍然具有很高的科普价值；无论是对于普通读者还是专业人士，都具有非常强的可读性。把这样一部好作品译成中文，我们认为是一件十分有意义的事情。本书的翻译前后历时约一年时间，原著所涉语种众多，概念庞杂，再考虑到霭理士讨论性心理学问题时所涵盖的历史深度和地域广度，这项工作的完成难言轻松。其中有所疏漏之处，责任全在译者。最后，感谢商务印书馆的冷雪涵编辑，没有她的辛苦工作，这部作品也许还不会这么快摆上中文读者的案头。

吴杨义　邱娟

桂林·雁山·桂林理工大学

目　录

羞怯心的演化

　　　羞怯心的定义——羞怯心的意义——分析羞怯心所面临的难

点——羞怯心在不同人、不同时代的不同表现

　　　作为诸恐惧感之聚合体的羞怯心——儿童与羞怯心——动

物的羞怯心——美第奇的维纳斯像所表达的立场——羞怯心当中

基于性周期和原始求偶现象的性因素——隐蔽对于原始性交行为

的必要性——撒娇的意义——羞怯心的性魅力——羞怯心作为一

种女性性冲动的表达——羞怯心的要素之一：害怕引起别人的

厌恶——野蛮人在他人面前进食的羞怯心——作为厌恶感之核心的骶椎－耻骨区域——关于不洁的礼制观念——蒙面的习俗——佩饰和着装——以服装为中心的羞怯心——羞怯心当中的经济因素——教化对羞怯心的影响——精巧的社会礼仪

性周期现象

自体性欲：关于性冲动之自发表达的研究

自行车——被动性的自发性兴奋——罪之乐感——白日梦——不洁——睡觉时的性兴奋——春梦——尿床的类比——女性和男性所做春梦的区别——歇斯底里和睡眠状态下的自体性欲现象——它们往往伴随着痛苦

例——古希腊人对自慰的态度——天主教神学家的态度——伊斯
兰教的态度——现代的科学态度——自慰在什么意义上是正常
的？——自体性欲现象之变体在生活中扮演的重要角色

总　序

　　这套《性心理学研究》的缘起，要追溯到很多年以前。和其他年轻人一样，那时候的我面临着性的困惑。当时在澳大利亚的一个普通城市生活过一段时间，后来又去了另外一个地方，离群索居，生活单调，我有大把的时间用来想事情。有一个念头慢慢在心里生根发芽：我将来要做的事情就是要把性的问题弄清楚。

　　那是二十多年前的事情了。我可以坦诚地说，从那以后，不论我做什么，这个想法从未远离我的思绪。我一直在慢慢接近这个核心问题。三年前出版的《男人和女人：关于人类第二性征的研究》（ *Man and Woman: a Study of Human Secondary Sexual Characters* ），是我从自己的角度对性心理学问题的一个初步介绍。

　　现在到了我发布成果的时间了，这些成果在我看来并不算多。年轻的时候，我希望可以为后来者解决问题；而现在，能把它们阐释清楚，我就心满意足了。但即便是这一点，我也觉得很难做到，需要太多的知识。试图压制永远不可能被压制的

1

东西，放大了我们在这个特殊领域的无知之恶。压制可能导致它发生变态。至少，我试着发掘了正常和非正常人群当中的相关事实。在我看来，要想确定这些事实，必须接受医生的训练；在大多数情况下，医生只会看到异常的事实，而这些事实本身不会带来什么启发。我试着了解这些事实，并且在此基础上真诚地面对它们。假如我自己拧不动这把锁，至少带来了一把终将打开它的钥匙：真诚的钥匙。真诚是我的一个法宝。

我知道，有很多和我一起的朋友劝我保持沉默。他们说，谈论这些事情是一个错误。让性本能自行其道，孤独地生长，最后也一定会发育得很好。但事实上，这正是我们所不能也不应该允许的事情。回忆起自己过去的生活，没几个中年男女能够诚实地说自己的性本能发展得很容易、很健康。不难理解为何如此。和人体生殖系统等同重要的只有营养系统，不妨让我的朋友们切换一下视角。想象一下，假如人们从不公开讨论吃喝问题，从来没有人在别人面前吃东西，因为大家觉得解密这种自然功能的做法不道德、不体面，会发生什么情况呢？有相当多的人，尤其是年轻人，会在好奇心的本能驱使下，忍不住琢磨这个问题。他们有诸多疑惑有待解答。我应该隔多长时间吃一次东西？我应该吃什么？我喜欢吃水果，但吃水果错了吗？我应该吃草吗？我不喜欢吃草。尽管有本能的指引，但可以肯定，只有很少一部分人吃得合理、吃得健康。这种情况若出现在性领域将带来更大的伤害，这部分是因为人们赋予了性极大的道德意义，部分是因为性冲动的发展过程与心智理性的发展过程大体重合，这时候形成的本能性习惯对于以后的生活至关重要。但是，总会有人因为愚蠢和无知，把事情搞砸：隔一天吃一顿！一天吃十二顿！从不吃水果！一直吃草！在性的问题上，同样荒谬的事情并不少见。而且，即便完全公开化，在吃饭的问题上，并不是每一个人都做得很好。不过，公开化带来的好处是，我们能够借鉴别人的经验去寻找适合自己的方式。

谈论性的禁忌并非一直都有。天主教会在其力量和影响的巅峰期，充分认识到了性问题的重要性，主动地探索所有正常和非正常的性现象。甚至，一些在今天还很少得到准确描述的性现象，在古代的神学著作中就已经得到了讨论。例如，桑切斯（Sanchez）的《论婚姻》（*De Matrimonio*）。桑切斯在书中分析男女性生活与罪的联系，所有的性现象都以冷静的科学语言得到了清晰简洁的表述，没有任何病态的假正经或惺惺作态。性行为的正确过程及可能发生的任何情况都被列了出来，并指出了哪些是法律所允许的，哪些是可原谅的罪，哪些是不可原谅的罪。现在，我认为性问题不仅仅和神学家相关，我也不觉得他们足以胜任这个问题。尽管神学家们经常走向既不自然也不健康的禁欲主义，也很难发展出开放的科学氛围，但我们必须看到这些阐述的彻底性与合理性；我们必须承认他们从自身的视角把握这些问题的精神非常可贵，不论成功与否。今天，我们同样需要这种精神，只是换了一种视角。这些问题和每一个人都有关系，对它的研究离不开生理学家、心理学家和伦理学家。我们希望掌握真实发生的情况，然后通过调查研究，从生理学和心理学的视角确定哪些事实是正常的，哪些事实不正常。我们希望知道，人类作为一种自然的社会性动物，而不是作为生来就有罪的宗教徒，哪些性行为合乎自然。违背自然但可以原谅的罪是什么样子，违背自然且不可原谅的罪是什么样子？对这个问题的回答，并不比神学家们寻找答案的过程更轻松，但至少我们的立场是正确的，提出了正确的问题。

看到这里，也许有人觉得我只是从生理学的角度来把握性，不涉及任何道德问题。但我希望这是一个误解，我把性视为生活的核心问题。到今天，宗教问题实际上已经得到了解决，劳动问题至少已经有了一个现实的基础，而性问题——以及依赖于性的极端问题——仍然是下一代所面临和有待解决的首要问题。性乃生命之源，若不知道如何理解性，我们永远也学不会敬畏生命。至少我是这么看的。

说了这么多，接下来我将呈上我的研究结果。只有在冷静、清亮的视角下，我们才能获得关于性的真正知识。

哈夫洛克·霭理士

1897 年 7 月

第三版序言

本卷的第一版出版于 1899 年；第二版由当前的出版商在 1900 年出版，内容大体与第一版相同。十年之后，第三版增加的内容反映了这一段时间的发展和变化，不只是篇幅变长了，几乎每一页的内容都做了调整。原因主要有三个：一是必须考虑新出版的研究文献；二是我对性冲动的历史及民族学方面有了更多的认识；三是我手上积累了更多的案例，这些生动的案例很有价值，带来了新的启发。尽管篇幅和内容都有所增加，但本书的根本性结论没有变化，反而通过这些新资料得到进一步的强化。

还有一点需要补充的是，《性心理学研究》的总序原来放在 1898 年出版的《性欲反向》篇首，现在我把它放在了这里。本书作为第一卷，放在这里显然更合适。

哈夫洛克·霭理士

卡比斯湾，英国康沃尔

第一版序言

　　在我看来，分析性本能之前，有三个问题必须首先得到说明，它们构成了性心理学研究的首要组成部分，这就是本卷所包含的三个部分的内容。第一部分勾勒出了一种复杂的情感状态，其在性心理学的领域具有根本性的意义；第二部分综合了世界各地的证据，针对某些我们现在仍然不甚明了的事实，提出了一种尝试性的解释；第三部分试图表明，甚至在我们自以为足够了解的领域，一种更广阔的视角将使我们变得更加谨慎，不妄下判断。从目前来看，这些研究本身是完整的。在对性现象展开更全面的分析之前，它们所起到的特殊作用是让我们看到了一个经常被忽视的特征，该特征之于我们对相关事实的理解最为重要：性冲动倾向于以自发的形式得到表达，且在一定程度上具有周期性，对男性和女性产生不同的影响。我希望这种倾向在未来变得更加明显，因为它除了具有心理学的意义，还具有现实和社会价值。在这里——尤其是关于独身状态下自发性表达的研究，我称之为"自体性欲"——我试图打下一个基础，并指出了我们在该领域展开进一步研究的主要方向。

很多医学领域的读者可能会吃惊，在第三部分的研究当中，我很少谈论治疗或预防问题。我是故意这么做的。可以说，任何其他的人类活动领域，都没有像性领域这般，将如此之多、如此之强烈的道德说教加诸某些现象之上。在生活的其他方面，我们在相互说教之前至少还会假装倾听。在性领域，我们是坐井观天，满足于一丁点模糊和不可靠的信息，通常还是道听途说的。我想强调的是，在谈论所谓的治疗或预防之前，我们应该对它们的形态、分布和症候有足够多的了解。我们必须足够冷静和谨慎——要想取得成果的话——就像其他领域的严肃研究一样。我们不仅要有医生的视角，还需要心理学家的眼光，以发现它们在健康和正常人群当中的表达机制。假如有一位离婚法庭的法官写了一篇论婚姻的文章，我们可能会感到好笑。一位只知道治病的医生就性问题发表长篇大论，这同样很荒谬。他也许会提供一些有价值的事实，但永远不会将其概念化总结出一般性的认识。无论如何，在我看来，关于明显的性变态，我们已经获得了足够多的信息，无论是来自精神病院还是妓院。只有在适当的视角下，即将它们看作是一系列现象的极端表现形式，它们才真正具有指导意义。

不过，尽管我们身边到处都有正常的性表达，不论是有意识还是无意识的，它们还是很难被观察到。而面对那些最容易观察到的正常表达，我们往往发现自己现有的知识毫无用武之地。此外，即便拿到了资料，困难并没有因此被克服——至少对于英国的研究者来说是这样的。他应该做好心理准备，任何关于性本能的精确研究都无法得到普遍的认可，他的工作将受到误解，动机受到怀疑，那些他为之服务的人也对此漠不关心。事实上，若只是受到冷遇，没有其他更恶劣的遭遇，作为该领域的开拓者，他应该感到庆幸。因此，本书首先是在美国而非英国出版，因为我的工作在那儿赢得了更广泛的同情，我也希望在那儿能够遇到更多医学和科学领域的读者。英国人在数百年来都信奉"传教自由"，却仍然对研究的自由持有异议，后者不得不在各种伪装之下进行；在英国，探索生命中最重要的事实，仍然是一项危险的工作。

我要对无数朋友和通信人表示最衷心的感谢，他们有些生活在世界的另一边，无私地给我提供珍贵的信息和个人的经历。佩里－科斯特（F. H. Perry-Coste）先生为我提供了一个附录；为了寻找睡眠期间自发性表达的周期性证据，他做出了目前为止最详尽的工作。各类医学人士和相关通信人的贡献，我在文中给出了相应的说明。还有很多女性友人和通信人，不仅无私地给我提供了私密的个人记录，还允许我对她们进行谈话调查。在这里我想说，若没有这些聪明的高素质女性的帮助，我的工作将不可能完成。很遗憾，我不能对她们一一表示感谢。

哈夫洛克·霭理士

羞怯心的演化

第一章

羞怯心的定义——羞怯心的意义——分析羞怯心所面临的难点——羞怯心在不同人、不同时代的不同表现

羞怯心（modesty），也许可以暂时被定义为一种近乎本能 1
的、促使人迅速做出躲藏反应的害怕感，后者意味着为某种复杂的女性情感结构提供保护的心理。羞怯心通常与性过程相关，不论男女都有表现，而女性尤为突出，几乎可以被看作是女性心理首要的第二性征。对正常男性而言，缺乏这种害怕感的女性也缺乏性吸引力。一些明显的例外似乎可以证明这一点：有些女性只是不懂得害羞，有些女性则尺度较大（immodesty），比较随便；人们普遍发现，那些缺乏男子气概的男性最感兴趣的不是随便的女性，而是不懂得害羞和缺乏这种害怕感的女性（因为相较于"不懂得害羞"，"尺度大"与羞怯心更具相关性，

尺度大的女性不一定没有羞怯心）。作为心理上首要的第二性征，在讨论任何其他性心理学问题之前，有必要先把羞怯心讲清楚。

女性的羞怯心对于男子气概的生成具有非常重要的作用，这一点是显而易见的。也许，两位作家在这个问题上富有洞见的观察可以作为佐证。

卡萨诺瓦（Casanova）描写自己在伯尔尼的浴室洗澡，按照习俗从众多陪浴汤女中挑选了一位年轻女孩。后者为他宽衣解带，然后脱下自己的衣服共同进入浴池，给他全身搓澡。所有的动作都一丝不苟，全程一言未发。结束之后，卡萨诺瓦觉察到女孩希望他更进一步，但他说自己在这种环境下完全不感兴趣。"尽管没有仔细打量女孩的身材，我也知道她属于所有男人都梦寐以求的那种女人：漂亮的脸蛋，双眸有神又有型，漂亮的嘴巴，有着一口好牙，肤色健康，双乳发育良好，总之一切都很和谐。我可以感觉到她的双手本来可以更光滑，但因为辛苦的工作变得粗糙。而且，我的瑞士女孩只有十八岁。可惜，我提不起丝毫的兴趣。这是为什么呢？这是我想问自己的问题。"

"显然，"司汤达（Stendhal）写道，"羞怯心主要来自于教化和文明，给人带来幸福感也许是它唯一的作用。可以看到，猛禽在饮水时会躲起来，因为一旦把头伸进水中就无法发现危险。在对大溪地发生的事情进行思考之后，我发现羞怯心没有其他的自然基础。爱情是文明的奇迹。在野蛮人和未开化的民族当中，我只发现了粗野的肉体之爱。是羞怯心给爱情带来了想象的空间，如此也向它传递了生机。母亲们非常警惕，很早就倾其所能教给小女孩羞怯心。女孩们会提前酝酿未来情人带来的幸福。对于一个胆小、敏感的女子来说，最难受的就是让她出现在使自己脸红的男人面前。我相信，骄傲的女人宁可死一万遍也不愿如此。若心上人温柔以待，稍显亲近的举止都会让她感受到强烈的快乐。而心上人一旦稍露责备之意，或是没有为自己的陪伴感到高兴，一种可怕的猜疑就会漫上心头。对于一个有教养的女人来说，一切都要通过非常保守的方式获取。游戏是不公平的。为了一丁点的快乐，为了让自己显得妩媚动人，甘愿冒着受懊悔和羞耻心折磨的风险。这是她不得不付出的代价，即便对方并不怎么在意。这是一夜不思后果的欢愉所付出的代价。随后的几天里，和自己一同犯下错误的心上人必然会显得面目可憎。一个女人若因此而受到羞耻感的严重惩罚，人们一点也不会感到惊讶。羞怯心是爱情之母。至于其作用机理，则再简单不过。爱情使心中充满了羞怯感而不是欲望。欲望要求采取行动，是被禁止的。显然，每一个敏感而骄傲——两者互为因果，自然成对出现——的女人必然显得冷漠。那些在她面前感到惊慌失措的人则会说她假正经。羞怯心的力量是如此强大，以至于让敏感的女人在情人面前暴露自身情感的方式只有行为而非语言。羞怯心的可怕之处在于，它总 3 是让我们不停地撒谎。"（司汤达，《论爱情》[De l'Amour]，第24章。）

因此，正如阿德勒（Adler）所言，女性的性冲动受到了束缚，一种应当被克服的束缚（《不完美的女性性感觉》[*Die Mangelhafte Geschlechtsempfindung des Weibes*]，第 133 页）。保守、害羞和焦虑总是不断出现在女性的爱情当中，追求者们会发现她们经常变卦。

有一个常引起关注的事实可以证实羞怯心在两性结合中所扮演的角色，即女性的羞怯心往往随着性冲动的彻底满足而减弱，尽管不会完全消失。这一点同时适用于文明世界的女性和野蛮人当中的女性。羞怯心的这种特征让有些人相信（文图里 [Venturi]，《异常性心理》[*Degenerazioni Psico-sessuali*]，第 92—93 页），只有女性有羞怯心（pudore），男性所表现的尊严意识终其一生都比较稳定。相反，和塞尔吉（Sergi）一样，维阿茨（Viazzi）认为男性比女性更有羞怯心，尽管他提出的论据不足以支持其结论。（维阿茨，"男人和女人的羞怯心" [Pudore nell'uomo e nella donna]，《法医精神病学月刊》[*Rivista Mensile di Psichiatria Forense*]，1898 年。）年轻的处女要比同年龄的男性更有羞怯心，但有经验的已婚女性的羞怯心通常不如其丈夫强烈。对于身为人母的女性而言，处女的羞怯和保守反而显得可笑。（龚古尔 [Goncourt] 说 "做母亲的没有羞怯心"，《龚古尔评论》[*Journal des Goncourt*]，第 3 卷，第 5 页。）她们已经脱掉了这身在生活中不再重要的 "制服"，穿着它反而不方便甚至有害，就像鸟儿在交配季节过后会褪掉身上性感的羽毛。

赛琳娜·瑞诺茨夫人（Madame Céline Renooz）在一份详细的关于两性差异的性心理学研究中提出，羞怯心事实上不是一种女性特征。（《男性与女性的比较心理学》[*Psychologie Comparée*

de l'Homme et de la Femme],1898 年,第 85—87 页。)"羞怯心,"
她论证道,"是一种被赋予女性的男性羞耻感,原因有两个:其
一,男性相信女性和自己遵守同样的规则;其二,人类在进化
过程中颠倒了两性心理,赋予了女性男性特征的心理。女性的
羞怯心,一直以来是个谎言,这个谎言的源头就在这里。通过
一系列的社会暗示,它被用来胁迫女性。女性已经接受了男性
强加给自己的羞耻规则,至少从表面上看是如此。社会风俗促
发了女性的羞怯心,她们因顺从风俗而受到赞扬。但它事实上
是对女性的一种暴行。女性必须经过斗争才能废除这条心理学
的规则。早期的女性为自己的性征感到骄傲,一直捍卫自己裸
体的权利。在古典艺术作品中也经常可以看到裸露的女性。在
今天年轻女性的现实生活中,因为隐秘的返祖现象,有那么一
个时刻,她会对自己的性别感到自豪,直觉到自己在道德上的
优越性,无法理解为什么要将其原因隐藏起来。这时,她会在
自然规律和社会风俗之间摇摆,不知道自己应不应该害怕裸
体。某种令人困惑的返祖记忆让她回到了尚未出现衣物的年
代,一个如天堂般美好的时代。"

4

为了支持上述观点,这位女作者进一步指出,"袒胸露肩"
(décolleté)在女性着装中总是反复出现,男性则没有这种现象;
传教士们费尽苦心说服女人们遮住自己的身体。还有,女性很
容易接受男医生的检查,而男性却不能强迫自己接受女医生的
检查,等等。(塞尔吉也曾独立提出过类似的观点,见塞尔吉,
《精神病学档案》[*Archivio di Psichiatria*],第 13 卷,1892 年。)

裸体绝不意味着缺乏羞怯心,仅就这一点而言,不能说瑞

诺茨夫人的论证完全经得起检验。当然，她的这些观点一般也不会得到认可，尽管其中可能包含些许重要的认识。司汤达说得很对，羞怯心的确很大程度上是由教化而来。在很小的年纪，小女孩就被训练得表现出羞怯心，然后很快开始有真实的体验。假如你读过关于伪-两性人（pseudo-hermaphroditic）的历史记录，一定会被其中的事实所震撼。从婴儿时期就完全按照女孩的方式得到抚养的男孩，会表现出并体会到女性所具有的沉默保守与脸红羞怯。不过一旦发觉这是错误的，他们就会很快恢复真实性别的表达，展现出男性的勇猛气质。（如见诺格巴尔［Neugebauer］，"关于雌雄同体领域的观察"（Beobachtungen aus dem Gebiete des Scheinzwittertumes），《中间性类型年鉴》［Jahrbuch für Sexuelle Zwischenstufen］，1902 年，第 4 期，尤见第 92 页。）不过要知道，这种观点只是千头万绪中的一条线索。我们在研究女性羞怯心的过程中所遇到的大量事实不可能都是一种人为的强制性习俗。假如我们最终认识到，女性在求爱期间唤起羞怯心的生理性需求，会暂时性地压制女性另一种有关的和相反的自然本能，那么它的重要性只会有增无减。

　　这些看上去相互冲突但实则并不矛盾的陈述意味着，女性的羞怯心往往是一种难以估量的因素。一个女人在某些情况下和某些时候可能表现得极其保守，但在另一种情况下或另一些时候，也许就极为放任。不是说羞怯心就像一件人造的外套，她想脱就脱，想穿就穿。它是生理性的，更像是蜗牛的壳，有时候是一层难以穿透的保护层，有时候又几乎完全滑了下来。

男性的羞怯心则更稳定，很少走向两个极端。正因如此，若不经提点的话，一个男人既容易对女人的保守感到不耐烦，又会对她们的放任感到震惊。

假如我们意识到，性羞怯心所表现出来的沉默寡言，它的发展、扩张和复杂化，不仅事关性情感的凝练和发展——如居尤（Guyau）所言，"羞怯心，一种文明的爱情"——还涉及这种性本能在人类文明进化过程中所表现出来的无处不在的微妙作用，就会看到我们对羞怯心的研究具有十分重要的意义。

"定然，宗教、艺术和生命中很多美好的东西，"斯坦利·霍尔（Stanley Hall）和阿林（Allin）说道，"其魅力源自于它们不断散发着的性感觉。女性及雌性动物表现出来的勉强和不情愿，一端连接着与性器官及性行为相关的美妙感觉，另一端连接着人类及其他动物在求偶期的古怪表现。克制和自我约束，使得求偶季节的生命变得生机勃勃和多姿多彩，这是它的生理作用。遮掩身体的某些部位，用眼睛、头发、脸蛋、表情、衣着、形体等散发美感；很多野蛮部落的舞蹈、服装和姿势都隐含性的意味。因此，沉默寡言、隐瞒和克制，构成了宗教和其他人类文化的原初条件。"（斯坦利·霍尔和阿林，"关于挠痒痒的心理学"［The Psychology of Tickling］，《美国心理学杂志》［American Journal of Psychology］，1897 年，第 31 页。）

古鲁斯（Groos）将鸟类配偶关系的加深过程，理解为雄性通过自身魅力与能力克服雌性之沉默保守的过程。"在人类世界，"他说，"同样如此。没有了女人的保守和羞怯心，在性关系中，人类灵魂这种至高无上的行为就失去了爱的颂扬。在多数情况下，唯有可贵的品质才能克服她们的羞怯心。"（古鲁斯，《人类的游戏》[Spiele der Menschen]，第 341 页。）

　　我发现还没有心理学家系统地研究过羞怯心。虽然生理学家们已经就性情感、恶心感、纹身的起源、饰品及衣着等问题提出过很多有价值的事实和推测，但心理学家和人类学家却很少甚至从未对此给出综合性的阐述。的确，为了确定羞怯心的基础或构成，已经有人做出了诸多尝试，但未成体系，缺乏可靠性。① 不少心理学家只是简单地把羞怯心理解为穿衣服的结果。然而，很多喜欢全身裸体的民族具有很强的羞耻感，故这种观点完全站不住脚。持这种观点人没有意识到，生理上的羞怯心出现的时间更早，比解剖学意义上的羞怯心更具基础性。詹姆士（James）教授对羞怯心的分析做出了一定的贡献，基于他一贯的洞察力，清晰地阐发了它的部分特征，尤其是"把主要用于伴侣的评价用于自身"所引发的羞怯心理。居尤也曾简短地讨论过羞怯心，意识到了它的重要意义，且触及了其中大部分的要素。② 格罗斯（Grosse）所追随的韦斯特马克（Westermarck），巧妙且富有说服力地阐述了佩饰和着装之起源的某些因素，很多研究者相信佩饰和着装涵盖了羞怯心的所有

---

　　① 　我看到最早的理论来自于圣奥古斯丁（St. Augustine），他说在人类堕落之前，阴茎从不勃起（《上帝之城》，第 14 卷，第 17 章 [De Civitate Dei, Bk. XIV, Ch. XVII]）。使得裸体变得不雅的正是这种"不知廉耻的创新"。这种理论无法解释女性的羞怯心。

　　② 　居尤，《反宗教的未来》(L'Irréligion de l'Avenir)，第 7 章。

范畴。后来，利伯特（Ribot）在其研究情感的著作中粗略地列举了羞怯心的大部分要素，但没有系统地阐述它们的起源及相互的关系。

本书首次出版之后，霍恩埃姆泽（Hohenemser）认为我对羞怯心的分析无法令人满意，并尝试确定羞愧（shame）的心理学机制。（"对羞愧感的尝试性分析"［Versuch einer Analyse der Scham］，《全科心理学档案》［Archiv für die Gesamte Psychologie］，第2卷，第2—3期，1903年。）他把羞愧感理解为一种一般性的心理－生理现象，是"灵魂整体的某种张力"，再加上一定的情感。"羞愧状态由某种精神残缺或压抑构成，"有时候还伴随着麻痹或无力的生理现象，如低头和不敢有眼神接触。一个特殊的例子是里普斯（Lipps）的精神停滞或阻塞（psychische Stauung）：人的精神活动若同时在两个或多个方向上进行，就一定会发生精神停滞。在羞愧感当中，意识之中总是有一些东西与人格的其他部分相冲突，二者无法和谐相处，即无法建立道德（而非逻辑）关系。年轻男子若爱上了某位女孩，假如人们和他说你恋爱了，他会感到害羞。这是因为女孩在他心目中是一种更高的存在，自己的低等人格配不上这种关系。与此类似，儿童在靠近高大的成年人之时也会感到害羞，后者在他们眼中是一种更高的存在。有时候，我们在接近陌生人之时也会感到害羞，因为从未谋面的人在我们看来也许要比自己更高等、更有趣。接近从未见过的自然事物则不会如此，因为我们不会拿它和自己比较。反过来，当接近的对象低于我们的人格，就会出现另一种害羞，如我们因有关性的念头而感到羞愧。性的念头有可能引发害羞，霍恩埃姆泽提到，因为它们很容易触发性感觉；没有触发的时候（如关于性的科学讨论），它也不会让人感到害羞。

可以看出，对羞怯心的这种研究具有高度的抽象性和普遍性，它仅仅处理羞怯心的形式机制。霍恩埃姆泽承认，恐惧（fear）是某种形式的精神停滞；而我将进一步表明，羞怯心是一系列恐惧感的复合体。也许，我们可以接受精神停滞的概念，但对羞怯心的分析要求我们走得更远。

排除与羞怯心紧密相关的情感——羞愧、害羞（shyness）、腼腆（bashfulness）、胆怯（timidity）等——会增加讨论的复杂性，我们很难甚至不可能做到这一点。[①] 不过，要分离出羞怯心的主体情感，也不是不可能，因为在整体上它与性意识有着特殊的联系。在这里，我将尽可能全面地分析羞怯心的构成并追溯其发展。

8

① 杜加斯（Dugas）所理解的胆怯很可能是离羞怯心最远的，他就这个话题写过一篇有趣的论文。坎贝尔（H. Campbell）的论文"病态的害羞"（Morbid shyness），《英国医学杂志》（*British Medical Journal*）将害羞部分地等同于胆怯，部分地等同于羞怯心。"modesty"在英语中本来（类似于"virtue"）就具有两种不同的含义，这一点使得问题变得更加复杂。在原初的意义上，它与性或女人没有特殊的联系，相反，更多地被视为一种男性品质。西塞罗（Cicero）认为"modestia"（谦逊）等同于希腊语的"σωφροσύνη"（谦逊）。玛丽·沃斯通克拉夫特（Mary Wollstonecraft）在上个世纪所颂扬的是这种含义的"modesty"，它源自于知识和反思，是"心灵的清醒"，是"优雅和冷静的成熟"。在法语中，"谦逊"（modestie）与"羞怯"（pudeur）被彻底区分开来，因而不可能混淆。当然，我所关注的主要是羞怯心。

在正式开始之前，先了解一下羞怯心的各种表达或表现，也许有助于接下来的研究。下列描述是我从诸多原始信息中挑选出来的，以尽可能展现该问题的多样性和复杂性。

所罗门群岛的新格鲁吉亚人（New Georgians）是一个很低等的民族，既不懂制陶也不会编织，成员仅缠一块腰布。"对于某些举止和暴露行为是否体面，他们的观念和我们一样。"因此，很难弄清楚他们是否行割礼。（萨莫维尔［Somerville］，《人类学研究所杂志》[*Journal of the Anthropological Institute*]，1897年，第394页。）

在新赫布里底群岛（New Hebrides），"遮掩措施做得最好的是阴茎，但不是出于体面，而是为了避免'下地狱'（Narak）。甚至一个男人看见另一个男人的阴茎都被看作是一件极其危险的事情。于是，这里的土著用很长的印花棉布或其他类似材料把阴茎紧紧地包裹起来，最后形成一个长18英寸或2英尺、直径达2英寸的圆柱体，并用带子系住使其呈直立状态，甚至用花草加以装饰，十分夸张。睾丸则完全裸露。"身体的其他部位也毫无遮掩。（萨莫维尔，《人类学研究所杂志》，1894年，第368页。）

在帛琉群岛（Pelew Islands），巴斯蒂安（Bastian）引用库巴里（Kubary）说，据说伊卡德鲁格尔神和他的妻子在创造男人和女人（他创造男人，妻子创造女人）的过程中，在制作性器官时，神想看看他妻子的手艺。而她不同意，坚持隐瞒她的成果。从那时起，女人就穿上了露兜树叶围裙，男人则赤身裸体。（巴斯蒂安，《大洋洲群岛》[*Inselgruppen in Océanien*] 第

112 页）。

　　帛琉群岛，西姆珀（Carl Semper）告诉我们说，有一次在走进一个大水坑之时，突然听到随行的本地友人发出一种可怖的长叫声。"一个女孩的声音从灌木后传了出来，做出了回应。随行的人让我们停下脚步，因为前面有女人在洗澡，她们不允许我们通过。当我抱怨她们不过是女人，我们无需害怕，他们说事情可不是这样，女人几乎可以任意处置未经其允许而在她们洗澡之时路过的男人，后者会被罚款，甚至被处死。因此，女人的沐浴之地是备受欢迎的约会场所，安全而隐蔽。幸运的是，这个岛上女士的梳洗时间不长。"（卡尔·西姆珀，《帛琉群岛》[*Die Palau-Inseln*]，1873 年，第 68 页。）

9　　在托雷斯海峡（Torres Strait）西部的部落中，哈顿（A. C. Haddon）说，"男人什么都不穿，女人只穿树叶做的裙子，但我发现他们都很正派，无论男女，都守规矩。男人绝不会赤身裸体跑到我跟前，女人也不会主动在白人男性面前袒胸露乳。相较于老年妇女，年轻女孩尤其如此。当然，他们在自己人面前远没有这么自觉。不过，我相信这一点也正在发生变化……以前，我觉得他们和我对话没有任何拘束，但现在经常表现得不自在。例如，每当我问起女性性器官的名字，男人们总是会表现得很不好意思。"（哈顿，"托雷斯海峡西部部落的民族学考察"[Ethnography of the Western Tribes of Torres Straits]，《人类学研究所杂志》，1890 年，第 336 页。）哈顿后来又去了一次这个地方，他发现男人们的"假正经已经到了荒谬的程度"，将此归结为过去 30 年来传教士的影响，甚至儿童也受到了影响。

"在马布亚格岛（Mabuiag），有一次一群小孩在水中划船，一个年约10岁的男孩训斥了一位大概5、6岁的小女孩，因为她把自己的裙子掀得太高。"（《赴托雷斯海峡的剑桥人类学远征报告》[*Reports of the Cambridge Anthropological Expedition to Torres Straits*]，第5卷，第272页。）

"尽管新几内亚的妇女穿的很少，"瓦内斯（Vahness）说道，"但她们十分守礼。例如，假如她们注意到有人特别关注自己的裸体，就会感到羞愧并转过身去。"有瓦内斯在场的时候，女人们不会攀爬和翻越圈养野猪的栅栏。（《民族学杂志》[*Zeitschrift für Ethnologie*]，1900年，第5期，第415页。）

在澳大利亚，"男性的体面意识远不如女性强烈。"女性洗澡的时候会躲到没人的地方再脱衣服。（库尔[Curr]，《澳大利亚的民族》[*Australian Race*]。）

"澳大利亚中部地区的原住民束腰带，绑头带，脖子上戴皮围巾，胳膊上有臂环，男人穿着传统的遮羞流苏裙，女人穿一条小围裙，其他部位都露着。流苏裙特别小，大概只有5先令面值的纸币那么大，由一条条皮质的短绳编成扇形，紧贴着阴毛。短绳上抹着高岭土或石膏，尤其是在进行舞宴（corrobboree）的时候，它更多的是一种装饰，而不是为了遮羞。阿伦塔（Arunta）和鲁里查（Luritcha）地区的妇女什么都不穿。更往北一些，那里的人会做小短裙穿。"（鲍尔温·斯宾塞[Baldwin Spencer]和吉伦[Gillen]，《澳大利亚中部地区的原住民部落》[*Native Tribes of Central Australia*]，第572页。）

关于澳大利亚中部地区的原住民，斯特林（Stirling）说：

"男人在脱掉传统的流苏裙时，没有表现出羞耻感。它们被当众
10　脱下（coram populo），毫不犹豫地相互交换。另一方面，要想
检查（尿道）下切开手术（sub-incision）的效果，你也需要费
点口舌，他们只会在远离女性和儿童的地方同意这一请求。至
于女性，尤其是年轻女子，在营地里没有穿衣服的时候会表现
出敏感的羞怯心，似乎对自己的赤身裸体有了某种意识。有一
次我们请求给一群年轻女子拍照，建议她们脱掉本就没多少的
衣物，她们表现得非常忸怩，并跑到墙后面去脱。不过，在裸
露状态下，她们并不拒绝相机。"（《号角科学远征报告》[*Report
of the Horn Scientific Expedition*]，1896 年，第 4 卷，第 37 页。）

　　在北昆士兰（Northern Queensland），男性只会在舞宴和其
他公共庆祝场合使用"男人的遮羞布"，后者不是用贝壳做的，
就是用负鼠的尾巴做的。用负鼠尾巴做的遮羞布成流苏状，被
染成红色，从腰带中部垂下。无论男女，隐私部位只会在特
殊的公共场合才会被遮起来，或者在接近白种人定居点的时
候。（罗斯 [W. Roth]，《北部及中部昆士兰地区土著居民的民
族学研究》[*Ethnological Studies among the Northwest-Central-Queensland
Aboriginies*]，1897 年，第 114—115 页。）

　　"我们发现，"福斯特（J. R. Forster）基于自己在南太平洋
诸岛这片处女地的经验写道，"很多家庭对什么是贞洁有着充分
的理解。之前来到这里的年轻白人男子向一些漂亮的当地女子
开出非常丰厚的条件，但她们面带羞涩，礼貌地拒绝了这种诱
惑。这种场景我见过很多次。通常她们会找个简单的借口，如
'我已经结婚了'，有时也会面带微笑直接说'不'……有时候

听到一些男人都会脸红的玩笑，她们波澜不惊，既不动怒，也不发笑；偶尔回之以端庄而安详的微笑，似乎在指责玩笑者的粗野。"（福斯特，《环球航行观察记录》[*Observations made During a Voyage Round the World*]，1728 年，第 392 页。）

1769 年，库克（Cook）船长在大溪地完成周日礼拜之后见到了"很不一样的场景：一名近 6 英尺高的年轻男子，当着我们几个及很多本地人的面，与一名年约 11 或 12 岁的女孩行周公之礼，没有表现出任何羞耻感或不适当。此事似乎完全符合当地的风俗。旁观者当中有几名地位更高的妇女，她们甚至起到了辅助作用：指导女孩如何扮演自己的角色，尽管年轻女孩似乎还没有这种需求。"（霍克斯沃斯 [J. Hawksworth]，《远洋日记》[*Account of the Voyages*] 等，1775 年，第 1 卷，第 469 页。）

按照库克的理解，在大溪地，人们习惯于"当着别人的面满足所有欲望和激情，"他补充道，"在他们的对话中，这种事是首要的话题，也是他们的快乐之源。无论男女，谈论此事毫无保留，非常直接，不带一丝的克制或激动。"（霍克斯沃斯，同上，第 2 卷，第 45 页。） 11

"我看到，"库克船长写道，"南太平洋岛上的居民可谓不知廉耻，但新西兰人则绝非如此。在他们的举止和对话中，对于在他们看来算不上犯罪的行为，表现出了极大的端庄和保守，这一点和欧洲的绅士们一样。那儿的女人算不上固若金汤，但即便顺从，其行为举止也很得体，就像我们的已婚女性。在她们的观念中，只要两厢情愿就不算越轨。我们的人若向那儿的年轻女子提出要求，就必须知道，取得其友人的同意是必要的。一般而言，有了适当的礼物，要求会得到满足。但即便这些条件都已具备，你也必须像对待真正的妻子那样对待她；假如没能做到这一点，虽是露水情人，她也会感到失望的。"（霍克斯沃斯，同上，第 2 卷，第 254 页。）

库克发现新西兰人"让包皮覆盖住龟头，为了阻止包皮收缩滑下来，他们用细绳缠着包皮末端。事实上，他们唯一迫切希望隐藏的部位似乎只有龟头，因为他们经常毫不在意地脱光衣服，除了腰带和包皮上的细绳。出于好奇，我们曾要求他们解开细绳。他们对这一要求感到很不解，死活不同意，而且表现得很不情愿和害羞……女性的下装总是紧紧地系在身上，除非下水抓龙虾；下水脱衣服之前，她们会确保不会被男人看见。有一次，我们的出现让几位女子吓了一跳，就像纯洁的戴安娜在沐浴之时看到亚克托安；她们对我们的出现紧张至极，十分困惑；有些人躲在了岩石后面，其他人潜入水中，用水草临时做腰带和围裙；即便穿着这些从水下出来，也可以看出来，她们因羞怯心而受到了很大的伤害。"（霍克斯沃斯，同上，第 2 卷，第 257—258 页。）

在罗图马岛（Rotuma）和波利尼西亚岛（Polynesia），女性享有极大自由；但无论如何，一般而言，以前的已婚男女对彼此忠诚。"按照我们的观念，他们的对话可算不上纯洁，经常自由地谈论不道德之事。因此，一个男人和他的妻子会在朋友们面前无所顾忌地谈论对方的表现。不过，有精通本地语言的欧洲商人告诉我，他们的语言分好几种，有些粗俗的用语不会用在任何端庄的女子身上。因而很可能，他们也颇有羞耻心，只是我们理解不了。”（斯坦利·加德纳［J. Stanley Gardiner］，“罗图马岛的原住民”［The Natives of Rotuma］，《人类学研究所杂志》，1898 年 5 月，第 481 页。）

斯坦利·加德纳说，罗图马岛的男人和女人都非常干净，每天在海里洗两次澡。而“不穿‘库库鲁加’（kukuluga）或‘苏鲁’（sulu，缠腰布，一种日常着装）的现象却从未发生，这种行为会受到严重鄙视。”（《人类学研究所杂志》，1898 年，第 410 页。）

在古萨摩亚群岛（Samoa），不论男女，唯一的必备衣物是一件树叶做的围裙。不过，他们十分“懂得守礼”，甚至“在洗澡的时候也会扎着树叶裙或其他遮盖物。”（特纳［Turner］，《一百年前的萨摩亚》［*Samoa a Hundred Years Ago*］，第 121 页。）

圭亚那地区（Guiana）的印第安人在婴儿期过后很少有赤身裸体的。他们仅穿一件衣服，在换衣服时也会避开他人。女性穿一件小围裙，现在通常是用欧洲产的小珠子做的，但鞑劳斯人（Warraus）仍然用一种树皮和种子做围裙。（埃弗拉德·伊姆·图尔恩［Everard im Thurn］，《圭纳亚地区的印第安人》［*Among the Indians of Guiana*］，1883 年。）

据托坎廷斯（Tocantins）的记录（曼泰加扎［Mantegazza］做过引述），巴西曼杜鲁库地区（Mandurucu）的女性一丝不挂，但会很小心，避免做出任何有可能被视为不得体的姿势。她们特别擅长这种事，你甚至看不出来她们处于经期。（曼泰加扎，《女性生理学》［*Fisiologia della Donna*］，第 9 章。）

巴西中部地区的印第安人没有“隐私部位”。小而稀疏的流苏裙围在男人的下腹部，什么都遮不住。这也是在青春期之后才穿的，阴茎经常被抬高放在流苏裙下以增加包皮的长度。女性戴一小块树的内皮，穿过腹股沟及大腿之间。在有些部落当中（卡里布斯人［Karibs］、图皮人［Tupis］和努－阿瓦克人［Nu-Arwaks］），女性用一块小而精致的三角形树皮，刚刚遮住阴阜；树皮只有几厘米宽，被称作"乌鲁里"（uluri）。不过，男性和女性都会遮挡性器官的黏膜。这些遮挡物都算不上衣服。"图麦人（Trumai）用的红线，精致的乌鲁里和博若人（Bororô）用的混色旗，不但没有隐藏效果，反而会引起别人的注意，就像装饰品。"卡尔·冯·登·斯坦恩（Karl von den Steinen）认为它们是防止蚊虫的必要措施，巴西有很多蚊虫。不过，他也觉得其作用不止于此，那里的人耻于露出他们的龟头。（冯·登·斯坦恩，《巴西中部地区的原住民》[*Unter den Naturvölkern Zentral-Brasiliens*]，1894 年，第 190 页及其他各处。）

13　　　其他旅行者提到，在亚马逊的某些部落中，女人穿衣服而男人赤身裸体；有些则相反，男人穿衣服而女人裸体。如瓜伊库鲁人（Guaycurus）中的男性什么都不穿，女人穿着短裙；乌奥帕斯人（Uaupas）中的男人总是穿一件腰布，女人裸体。

　　"习惯于赤身裸体的火地岛人（Fuegians）有着强烈的羞耻心。这一点体现在，虽然他们在裸体状态时举止自然，心态平和，但假如有外人盯着他们身体的某些部位看，他们就会表现得很狼狈，脸红和羞愧，不论男女，都是如此。他们从不盯着自己人看，即便夫妻之间。火地岛人的语言中没有表达'羞耻'的单词，这也许是因为他们本就普遍具有这种感觉。"那儿的女性穿着一件很小的三角形皮质腰布，悬在两腿之间，从不撩开，除非发生夫妻关系。（海亚德［Hyades］和德尼凯［Deniker］，《关于合恩角的科学考察》［*Mission Scientifique du Cap Horn*］，第 7 卷，第 239、307 页和第 347 页。）

在蒙大拿（Montana）的克劳人（Crow Indians）当中，曾和他们一起生活好几年的霍尔德（A. B. Holder）博士写道，"羞耻感禁止任何男性对女性的服务，无论是白人还是印第安人，也不管是医生还是一般人。随着文明程度的提高，对医生的反感渐渐被克服了。尤其值得注意的是，混血儿几乎总是会寻求医生的帮助。"霍尔德博士提到，有一名年轻女子在首次分娩时濒临死亡，却一直拒绝医生的帮助，直到最后才妥协。"羞耻心让她用被子遮住大腿和阴唇，仅露出阴道孔……若不是因为部落里有些女人卖淫，可以为了特定目的和任何男人发生关系，他们的这种羞耻心也许不会这么强烈。"（霍尔德，《美国妇产科杂志》［*American Journal of Obstetrics*］，第 25 卷，第 6 期，1892 年。）

"从南到北，在每一个北美部落当中，女性的裙子总是比男性的裙子长。在爱斯基摩，用鹿皮和海豹皮做的皮衣（parka）可到膝盖。在北美中部地区，女性的鹿皮裙长到脚踝。西海岸的妇女，从俄勒冈到加利福尼亚湾，穿碎树皮、草编或带状物做的衬裙，上面扎着成百上千的植物种子。这条规则甚至适用于热带地区，每一个人都可以从他们的法典或原住民的图片上看出来。"（奥提斯·T. 梅森［Otis T. Mason］，《女性在原始文化中的地位》［*Woman's Share in Primitive Culture*］，第 237 页。）

14　　　曼（E. H. Man）在描述尼科巴（Nicobarese）男性的腰布时说："就他们穿腰布的笨拙动作而言——需要不断调整其中的褶皱——人们不得不去想，它的作用不是出于礼仪（de rigueur），而是为特殊场合准备的，例如接待或访问陌生人。"（曼，《人类学研究所杂志》，1886 年，第 442 页。）

印度洋尼亚斯岛（Nias）上半裸的原住民"天生知羞耻"，对自己或他人的裸体毫不在意，任何超越习俗禁忌的企图都会受到严厉的谴责。当他们经过女人洗澡的地方，会提高嗓门让她们知道有人来了。有些大胆的年轻男子会给女人写信，且后者也回信，但没有人企图接近她们，任何此类行为都会受到村子头领的严厉惩罚。（莫迪利亚尼［Modigliani］，《尼亚斯见闻录》［Un Viaggio a Nias］，第 460 页。）

曼说，安达曼人（Andamanese）的羞耻心和自尊心堪比文明世界各个阶级的人。"女人们都很害羞，不会当着彼此的面更换她们的树裙，而是躲到隐蔽之处。甚至当她们取下树裙后的装饰物（从背部腰带垂下来的树叶尾巴）递给女性朋友，在旁观者看来，其动作也算拘谨，尽管她们没有穿通常意义上的衣服。"（《人类学研究所杂志》，1883 年，第 94 和 331 页。）

关于孟加拉加罗人（Garo）中的妇女，道尔顿（E. T. Dalton）说："她们唯一的衣物是一块宽不足一英尺的布，刚刚绕腰一圈；为了不妨碍肢体动作，它系的位置靠上，只能遮住屁股上沿。因此，女孩们的遮掩动作受到了极大的限制。不过在她们看来，在坐下或跪着之时只要保持双腿并拢就足以保住体面。"（道尔顿，《孟加拉民族学》［Ethnology of Bengal］，1872 年，第

66 页。）

关于阿萨姆邦（Assam）的那加（Naga）妇女，据说："没怎么见她们穿衣服，但即便如此，我觉得她们依然懂得真正的礼仪和羞耻心。伊本·穆罕默德·瓦利（Ibn Muhammed Wali）曾经记录了阿萨姆邦的征服史（1662—1663 年），那加妇女只遮住她们的乳房。她们说遮住每个人一出生就被看见的身体部位是一件荒谬的事情，只有乳房例外，它是后来才出现的，因而需要被遮住。道尔顿补充说（《亚洲学会杂志》[Journal of the Asiatic Society]，孟加拉，41、1、84），在陌生人面前，那加妇女只是简单地用胳膊护住胸部，不怎么在乎其他方面的事情。对于生活在班帕拉（Banpara）的某些裸体那加族，这一点仍然成立。"（柯雷蒙 [K. Klemm]，"皮尔的班帕拉之行"[Peal's Ausflug nach Banpara]，《民族学杂志》，1898 年，第 5 期，第 334 页。）

"在锡兰，女性一直在公共溪流中沐浴，但从不脱光。她们 15 穿着衣服一点儿一点儿洗，然后套上干净的新衣，从下面把湿衣服脱下来（手法和英国的女仆及年轻女子类似）。这是印度和马来邦的常见习俗。她们在自己家一直袒胸露乳，但在公共的道路上，每当有欧洲人路过，就会遮住胸部。她们从不暴露阴部，说这可能导致魔鬼和她们性交，一种白色多毛的魔鬼。"（私人通信。）

在婆罗洲（Borneo），"马来人所说的'察瓦'（chawal）是一条宽 1 码的布，系在腰上和裹在两腿之间，用来遮住女阴和会阴部。通常长约 6 码，但这一代年轻男子使用 12 或 14 码的

（有时候更长），仔细地缠在自己身上，直到腰部和腹部完全包裹其中。"（林·罗斯［H. Ling Roth］，"婆罗洲的土著"［Low's Natives of Borneo］，《人类学研究所杂志》，1892 年，第 36 页。）

　　"在他们位于森林深处的房子里，据说矮人族（Dwarfs）从不为了体面穿衣服，男人如此，女人也如此。当然，当他们进入从事农耕的黑人村庄之时，总是穿上树皮或兽皮做的简陋衣物，或者用树叶遮住阴部。在作者拜访过的非洲其他地方，或根据其他人的描述，只有旧卡拉巴尔（Old Calabar）埃菲克族（Efik）的男性缺乏体面意识。女性的裸体则是另外一回事。在西非部分地区，在尼日尔（Niger）和加蓬湾（Gaboon）之间（尤其是加蓬河边、旧卡拉巴尔和尼日尔三角洲），年轻女子通常在婚前一丝不挂，现在和过去都是这样。在斯威士兰（Swaziland），未婚妇女和家庭主妇也都是赤身裸体，直到最近才有所变化。甚至在循规蹈矩的巴干达人（Baganda）当中，国王的妻子们也是赤身裸体地出现在他的朝堂之上。巴干达人处罚暴露膝盖以上部位的男性。在卡维戎多人（Kavirondo）当中，未婚女孩完全裸体，已经做母亲的妇女则用很小的衣物遮挡前后；而一旦回到自己的村庄，这一点也会被抛诸脑后。不过，尼罗河沿岸的黑人妇女一般特别注重遮挡阴部，而男性则明目张胆地露着，含米特人（Hamites）和马塞族人（Masai）表现得更明显。巴干达人视男性裸体为一件丑事，几个世纪以来，他们都是带着轻蔑和厌恶称呼尼罗河黑人为'光屁股'。

16　男性裸体的风俗向西北延伸到喀土穆（Khartum）200 公里以内；或者说，哪里有丁卡－阿科利族（Dinka-Acholi）尼罗河黑人居住，哪里就有这种习俗。"（约翰斯顿爵士［Sir H. H. Johnston］，《乌干达保护地》［*Uganda Protectorate*］，第 2 卷，第 669—672 页。）

在尼罗河流域的亚罗人（Nilotic Ja-luo）当中，约翰斯顿说，"未婚男性都是裸体，有小孩的已婚男性穿着一小块山羊皮，虽然不足以遮盖，但在礼节上具有重要意义，因为他无论如何也不能一丝不挂地面对丈母娘。假如真这么做，就会被视为一种严重的侮辱，唯有赔偿一定数量的山羊才能补救。即便新时代的男性穿欧式的裤子，也必须在里面套一块山羊皮。已婚女性都在身后系一串流苏。"若妻子没有系着流苏给丈夫端上食物，会被看作是对丈夫的大不敬。（约翰斯顿爵士，《乌干达保护地》，第 2 卷，第 781 页。）

弗兰西–谢尔顿夫人（Mrs. French-Sheldon）提到，马塞人和其他东非部落中的女性在月经期间"非常体面，不只是知羞耻。"（《人类学研究所杂志》，1894 年，第 383 页。）

与此同时，马塞人的阴茎尺寸很大，他们认为遮掩自己的阴茎是一件不光彩的事情；相反，露出阴茎的行为才值得尊敬，甚至是炫耀。（约翰斯顿爵士，《乞力马扎罗之行》［*Kilimanjaro Expedition*］，第 413 页。）

非洲的丁卡人特别爱干净，注重外表（用烧过的牛粪涂抹身体，每天用牛尿洗澡），擅长烹饪。施魏因弗特（Schweinfurth）认为，他们在很多方面表现的文明程度比非洲其他部落都要高。丁卡族的女性只穿一条围裙。丁卡人把红土地附近的部落——邦戈人（Bongo），米图人（Mittoo），尼安人（Niam-

Niam）等——叫做"女人"，因为这些部落的男人穿围裙，而女人拒绝穿任何兽皮或其他材料的衣物，但每天都到树林里找来柔软的树枝和大量的草，做成腰带和围裙。（施魏因弗特，《非洲中心区》[Heart of Africa]，第 1 卷，第 152 页等。）

　　隆布罗索（C. Lombroso）和卡拉拉（Carrara）检查过一些从白尼罗河（White Nile）带回的丁卡族黑人，说道："就心理方面而言，首先引起我们注意的是他们表现出来的夸张的羞耻感；没有一个男人同意我们检查他们的生殖器，也没有一个女人同意我们检查她们的乳房。我们检查了一位女子胸部的纹身，事后两天她一直很伤心和愤怒。"他们还说，这些人在性及其他方面都很守道德。（隆布罗索和卡拉拉，《精神病学档案》，1896年，第 17 卷，第 4 期。）

17　　"很少有黑人故意行下流或狡猾之事，"约翰斯顿爵士说道。"在这块遍地裸体的土地上，我曾待过 7 年，从未见过任何男人或女性摆出过下流的姿势或动作，除了极少数尚不知羞耻的小男孩（他们不属于从未受外来文化影响的部落）。"他还补充说，本地的舞蹈也许在我们看来是一个例外，但在本地人眼中却很严肃，近乎某种宗教仪式。唯一算得上下流的舞蹈在非洲中部，"这种舞蹈本来就是模仿性交动作，只是后来有所修改，形成了固定的动作，看上去不是那么明显，除非本地人不好意思地向你解释……也许可以说，中非的黑人具有真正的羞耻心，相较于很多欧洲民族，他们离邪恶远得多。男孩和女孩在进入青春期之前都不穿衣服（除非是首领的儿女）。汪控达人（Wankonda）中的男性仅仅在下腹部系一个草环，其他什么都不穿；女性也一样，几乎全裸，一般只用一条很小的珠绣围裙遮住阴部，围裙通常很精美，和卡菲尔（Kaffir）妇女穿的非常像。阿温巴人（Awemba）、阿－伦古人（A-lungu）、巴图布卡人（Batumbuka）和安哥尼人（Angoni）普遍裸体。不过，大部分安哥尼男性从祖鲁人（Zulu）那里学到了一种时尚，用一个小木箱或某种水果的外壳把龟头包起来。瓦窑人（Wa-Yao）在这方面具有强烈的体面意识，这一点颇为奇怪，因为在他们的各类仪式和舞蹈中，下流动作比其他部落都要多。不仅极少见到裸体的瓦窑人，他们还强烈反对让自己人接受医生的检查。阿同嘎人（Atonga）、诸多阿－恩亚嘎人（A-nyanga）以及尼亚萨（Nyassa）以西的所有部落（阿－伦达人［A-lunda］可能是个例外）都没有瓦窑人有体面意识，尽管他们几乎从不故意暴露自己的身体。相对而言，他们当中的男性不怎么在乎自己是否裸露，而女性在这方面更在意，也更有羞耻心。"（约翰斯顿爵士，《大不列颠的中非》[*British Central Africa*]，1897 年，第 408—419 页。）

在中非的阿辛巴（Azimba）待过很多年的克劳福德·安古斯（H. Crawford Angus）写道："我的经验告诉我，裸露越多的人，其举止和习俗在我们眼里越是下流和不知羞耻的人，在性交问题上越是有道德和守规矩。"他接下来描述了所谓的"庆萨瓦丽"（chensamwali），一种女孩进入青春期的启蒙仪式。在此期间，人们载歌载舞，传授女孩关于婚姻的所有秘密，这时候的歌曲和舞蹈都与性行为相关。"整个过程就像一门课程，而 18 不是什么让人感到羞愧或需要隐藏的东西，一切都是公开的，没有秘密可言，而这里的女性非常有德行。他们一开始就知道了需要知道的事情，没有理由去掩盖自然规律或让他们来到这个世界的力量和感觉。"（《民族学杂志》，1898 年，第 6 期，第479 页。）

关于中非的莫布图人（Monbuttu），有观察者说："莫布图女性不穿衣服都能让别人知道她们有自尊心和羞耻心，真是奇怪。"（《英国医学杂志》，6 月 14 日，1890 年。）

"乌珀托（Upoto）的女性不穿任何衣服，一丝不挂地出现在我们面前。关于女性的着装，我们发现了一个有趣的规律：进入刚果之后，沿着河流越往上，人们的衣服就穿得越少，直到什么都不穿。"（帕克［T. H. Parke］,《非洲赤道地区见闻录》［ *My Personal Experiences in Equatorial Africa* ］，1891 年，第 61 页。）

赫伯特·沃德先生（Mr. Herbert Ward）说"所有的刚果人都知道何谓体面和羞耻"。有一次，一名首领向他解释乌珀托女性为什么不穿衣服，说"隐瞒只会勾起人们的好奇心。"（《人类学研究所杂志》，1895 年，第 293 页。）

在黄金海岸（Gold Coast）和周边的国家，很少出现全裸，除非环境允许或情势需要。偶尔，人们也会无所谓地脱掉衣服。"在阿克拉（Accra），"弗里曼（R. A. Freeman）医生写道，"我有几次看到女人们从海边洗完澡光着上岸，穿过马路走回家，到家之后才擦干身上穿衣服。有时女人们也会在路边的水池里洗澡，边洗边和坐在岸上的男同伴毫无顾忌地聊天。身体的裸露在他们眼中算不上下流，他们事实上不知道什么是粗俗和随便。"他还补充说，传教士们狂热地敦促本地信徒们穿上早就给他们准备好的欧式服装，这一点也许并不可取，因为稀薄的欧式服装事实上不如他们以前穿的宽松衣服更显端庄，此外也不如后者干净。（弗里曼，《阿善堤和亚曼游记》[*Travels and Life in Ashanti and Jaman*]，1898 年，第 379 页。）

在卢安果（Loango），佩丘尔-莱歇（Pechuel-Loesche）说："有教养的女黑人喜欢遮住自己的胸部，对男性挑剔的目光很敏感。假如在没有穿罩袍的情况下遇到欧洲人，她们会本能地护住敏感部位，尽管风情难掩，就像美第奇的维纳斯像那样。"男人和女人分开洗浴，裸体的时候互相躲着。（《民族学杂志》，1878 年，第 27—31 页。）

《古兰经》（第 24 章）禁止露出阴部和脸。不过，斯特恩（B. Stern）说，即便是在君士坦丁堡的大街上，戴面纱的女伊斯兰教徒也会站着不动掀开衣服在隐私部位挠痒。在贝鲁特（Beyrout），他见过土耳其妓女，戴着面纱摆出性交的姿势。（斯特恩，《土耳其医学等》[*Medizin, etc., in der Türkei*]，第 2 卷，第 162 页。）

"有一个正在幼发拉底河洗澡的女人被一个英国男人吓了一跳，于是立即用手捂着脸，也不管陌生人看到了其他部位。在埃及，我亲眼见过几近裸体的农家青年女子，她们捂着脸偷偷盯着我们看。"（尼布尔［C. Niebuhr］，《阿拉伯游记》[*Reisebeschreibung nach Arabien*]，1774 年，第 1 卷，第 165 页。）

在巴希尔（Buscheir），有一次海费尔（J. W. Heifer）被领着前往麦斯凯特（Muskat）的伊玛目（Imam）的宫殿，拜访那里的女士。他发现，她们脸上都带着黑色的面具，身体其他部位则披着某种透明的黑纱。对她们来说，看到一张裸露的脸蛋是一件痛苦的事情，甚至做母亲的永远不会掀开年满 12 岁女儿的面纱，这项荣耀属于她的主人和丈夫。"我发现，女士们略带困惑地看着我，目光在我脸上短暂停留之后羞涩地垂了下来。在提问的时候，我感觉露着自己的脸蛋很不体面，就像我们看待一丝不挂的人。她们请求我戴上面具，当边上的侍女在我头上绑上华丽的面具之后，她们都欢呼：'啊哈！啊哈！——漂亮，漂亮！'"（海费尔，《近东和印度之旅》[*Reisen in Vorderasian und Indien*]，第 2 卷，第 12 页。）

在阿尔及利亚（Algeria）——在君士坦丁（Constantine）和比斯克拉（Biskra），甚至欧雷斯山（Aures）——"尤其是女人们，没有一个人在向来访者解开腰带之时表现出不好意思"（当时正在寻访和搜集下肢上的纹身标记）。"尽管行为举止十分放荡，"巴图特（Batut）补充道，"阿拉伯人和卡拜尔人（Kabyle）具有十分强烈的个人羞耻感，你很难说服他们露出身体。不知这是出于真正的羞耻感，还是因为他们根深蒂固的鸡奸（pederasty）习俗？不管什么原因，他们总是用手或手巾遮掩自己的性器官，甚至被医生稍微碰一下也很不情愿。"（巴图特，《犯罪人类学档案》[*Archives d'Anthropologie Criminelle*]，1 月 15 日，1893 年。）

韦尔豪森（Wellhausen）说："穆斯林的羞耻心非常强烈，严禁露出身体，甚至不是穆斯林的阿拉伯人也是如此，如闪米特人（Semites）和其他古文明人。一定不要被偶尔乱来的个人行为所蒙蔽。伊斯兰教规规定，男性甚至不能看自己的裸体，

20

不能光着洗澡，以示对上帝和灵魂的敬畏。约伯这么做了，为此付出了沉重的代价进行赎罪。在古时候的阿拉伯，成年人只有在特别的场合才能全裸，以达到某种不同寻常的目的……女性在服丧期间不仅露出脸和胸部，还会把所有的罩袍都撕碎。传递坏消息的人也会把罩袍撕碎。母亲为了给儿子施压，会把自己的衣服脱掉。被禁止复仇的男人会露出自己的屁股，往头上撒土，或者将罩袍往后盖住自己的脑袋，以表自己的绝望和不情愿。在行使自然使命（性交）之时也会盖住脑袋。"（韦尔豪森，《阿拉伯异教遗俗》［*Reste Arabischen Heidentums*］，1897 年，第 173、195—196 页。）

曼泰加扎提到，有一名拉普兰（Lapland）地区的女子拒绝了 150 法郎拍裸体照的报酬，而男人们即便报酬少得多也愿意被拍。在同一部著作中，他说 18 世纪的旅行者们很难说服萨莫耶德妇女（Samoyed）脱光衣服；萨莫耶德女子在婚后的两个月里必须在丈夫面前遮住自己的脸，除非丈夫拥抱她。（曼泰加扎，《女人》［*La Donna*］，第 4 章。）

马提翁（J. Matignon）说："中国女性的美主要体现在脚上；有一位诗人说过，'脚不缠足不雅'。相较于妻子的脸，丈夫更在意妻子的脚，只有丈夫才能看到妻子光着的脚。中国妇女很谨慎，以防在男性面前露出自己的脚，就像欧洲妇女不愿意在男人面前露出自己的乳房。我经常不得不治疗中国妇女小得可笑的脚，因为缠足导致受伤和脱皮。她们在解开缠足之时表现得像女学生，脸发红，还背过身去，然后用一块布遮住，仅露出受伤的部位。羞耻心是一个习俗问题，中国人看中的是脚。"

（马提翁，"关于中国人的脚"［À propos d'un Pied de Chinoise］，《犯罪人类学档案》，1898 年，第 445 页。）

在西伯利亚东北部的雅库特人（Yakuts）当中，"有一种众所周知的习俗，即新娘不能出现在公公面前，或者不能在公公面前露出皮肤。在古时候，他们说新娘需要躲七年，尽可能不见公公和丈夫的其他男性亲属……男人们也会尽量避开她，说'可怜的孩子会害羞。'假如双方不得不见，新娘就戴上面具……到了今天，年轻的妻子们只需避免让他们见到裸露的身体。在富人当中，穿着无袖衬衫也不能露面。在有些地方，人们特别强调年轻的妻子不能露出脚和头发。另一方面，他们也不能在她跟前露出肘部以上部位或脚底，并且不能有不雅的表情或粗俗的谩骂……这些规矩，不是出于某种敏锐的羞耻心，因为可以经常看到年轻女子在自己裸露的大腿上捻线，即便旁边有家人之外的男性；腰部以上没有穿衣服的时候，即便遇见陌生男人，她们也没有表现出尴尬……裸体而不觉羞耻，这种淳朴正在消失。"（西耶罗舍夫斯基［Sieroshevski］，"雅库特人"［The Yakuts］，《人类学研究所杂志》，1901 年，1—6 月，第 93 页。）

"（船长告诉我）在日本，女性洗浴的地方四敞八开（事实上为她们淋浴的是男人）。她们也不会拒绝英国男人，没有表现出任何反感。女孩们洗完之后自由地离开，有时候边走边抚弄和欣赏自己的头发，直到听到我们的同胞发出恶俗的笑声和玩笑声，赶紧躲起来。因而堕落普遍存在，和我们的接触进一步加剧了这种堕落。"（私人通信。）

"有一次和一名日本绅士进行过交谈，我表示我们觉得男女混浴是一种不体面的行为，他耸耸肩说：'没想到西方人这么正经！'"（米特福德［Mitford］，《古代日本传说》（*Tales of Old Japan*），1871年。）

卡尔·戴维森（Carl Davidsohn）医生提到，他曾多次欣赏到一种裸体民族舞蹈所表现出来的日本女性之美，他认为日本人不懂得欣赏裸体的美。"这一点体现在京都（Kyoto）的禧年博览会上（Jubilee Exposition）。在那里，诸多展厅陈列着满满的艺术品，其中有一间展厅用来展览欧洲风格的油画，其中只有一幅油画出现了裸体人物。日本人第一次看到这种画，房间里挤满了男男女女。观摩了一阵子之后，大部分人开始偷笑；从他们的脸色和手势看，有些人表现出了明显的厌恶感。所有人都觉得画裸体女人没有艺术美感，尽管画中人物表现自然，没有任何冒犯之举。在京都的中部地区，有一个据说具有特殊能力的喷泉；男人和女人们脱光了一起站在那里，让泉水喷洒全身。"（卡尔·戴维森，"日本人的裸体"［Das Nackte bei den Japanern］，《环球》［*Globus*］，1896年，第16期。）

"很难调查阿伊努族（Ainu）女性的体毛发育情况"，贝耳茨（Baelz）说道，"因为她们的羞耻感简直令人难以置信。甚至在夏天洗澡——这种时候很少——的时候，她们也会穿着衣服。"他说有一次自己被叫去一所教会学校检查一位的女生的身体状况，以对某种脊椎病的治疗给出建议。尽管这名女孩已经在学校待了七年，她仍然宣称"宁死也不把自己的后背露给一个男人看，不管是不是医生。"（贝耳茨，"阿伊努人"［*Die*

22

Aino],《民族学杂志》，1901 年，第 2 期，第 178 页。)

希腊人、伊特鲁里亚人（Etruscans）以及罗马人似乎习惯于用"库勒得斯莫"（kynodesme，一种绑带）或"菲布拉"（fibula，一种圆环）盖住包皮，因为露出龟头是不体面的。当他们在某些场合不得不脱光衣服的时候，你就可以发现这一点。塞尔苏斯（Celsus）曾经认为这是"出于装饰"（decori causâ）。(斯提达 [L. Stieda]，"解剖－考古学研究" [Anatomisch-archäologische Studien]，《解剖学》[*Anatomische Hefte*]，第 19 卷，第 2 期，1902 年。)

"吕底亚人（Lydians），甚至大部分的野蛮人，普遍认为被他人看见裸体是一件很丢人的事情，即便是男人的裸体。"(希罗多德，《历史》，第 1 卷，第 10 章。)

"只穿一点点，这种着装最早出现在斯巴达（Sparta）。斯巴达的富人也是如此，他们的生活方式比其他任何地方的富人更接近普通人。古斯巴达人（Lacedaemonian）也是最早在体育竞赛中脱光并抹油的人。这种习俗并非自古就有，甚至在奥林匹克正式的竞技活动中，人们也在腰上系一条围裙（比这更早的迈锡尼人 [Mycenæans] 总是系腰布）。在竞技运动中系围裙，这种习俗持续了很长时间，有些野蛮部落至今如此，尤其在亚洲，那儿的拳击和摔跤比赛都系围裙。"(修昔底德，《历史》[*History*]，第 1 卷，第 6 章。)

"女人一丝不挂地与男人在学园里一起进行体育活动……这种想法在今天也许显得荒谬……就在不久之前，希腊人还认为男人被看见裸体是一件丢人和可笑的事情，而大部分野蛮人现在还是这种观念。最早的克里特岛人（Cretans）以及随后的古斯巴达人开创了这种体育运动，基于他们当时的智慧做出了这种创新……女人在裸体状态进行体育运动，可以向世人揭示何谓完美；嘲笑这种观念的人，吃了'尚未成熟就从智慧树掉下来的果实'。"（柏拉图，《理想国》，第 5 卷。）

　　根据普鲁塔克（Plutarch）的观点，斯巴达人认为女人裸体一点儿也不荒谬，因为来库古（Lycurgus）的立法机构规定，在庄严的宴会和祭典上，年轻女子需要赤身裸体地跳舞和唱歌，年轻男子站着围成一圈看着她们。亚里士多德说他那个时代的斯巴达女孩只穿一件很小的衣服。如鲍桑尼亚（Pausanias）所述，女人在奔跑中仅穿一件普通的束腰外套，右边的肩膀和乳房都露着，只能盖住三分之一的大腿，就像梵蒂冈的一尊人像所展示的。（埃文斯［M. M. Evans］，《希腊人的着装》［*Chapters on Greek Dress*］，第 34 页。） 23

　　据说，那些倾向于接受犬儒主义的希腊人相信羞愧是不理性的，好的事情可以当着所有人的面前去做和讨论。很多权威人物认为，克拉泰斯（Crates）和希帕琪亚（Hipparchia）是当着很多人的面度过新婚之夜的。拉克坦提乌斯（Lactantius）说这种行为很常见（《神圣原理》［*The Divine Institutes*］，第 3 节，第 15 条），但策勒（Zeller）对此表示怀疑。（策勒，《苏格拉底和苏格拉底学派》［*Socrates and the Socratic Schools*］，据德文第 3 版译出，1897 年。）

　　"关于奢华至极的伊特鲁里亚人，蒂默斯（Timseus）在他的第一部著作里说女仆们在侍奉男人之时都是一丝不挂。泰奥彭普斯（Theopompus）在其《历史》（History）的第43篇里讲到，'所有的女人都应该是公共的'被伊特鲁里亚人奉为圭臬；伊特鲁里亚人的女性付出极多，经常赤身裸体地和男人一起参加体育运动，有时候是女人与女人一起；在她们眼里，被看见裸体算不上羞耻……伊特鲁里亚人一点也不觉得当众行苟且之事有何不妥，这是他们的习俗，想都不会这么想。假如一个人在房中纵欲之时有人问他在做什么，他会如实相告自己正在干什么，粗俗和直接，毫不隐瞒。"（阿森努斯［Athenæus］，《餐桌上的健谈者》[Deipnosophists]，杨［Yonge］的译本，第3卷，第829页。）

丹尼斯（G. Dennis）对阿森努斯上述陈述表示怀疑，并指出墓中的伊特鲁里亚人妇人都有穿衣服，甚至胸部也被遮起来了。他认为裸体是希腊人而非伊特鲁里亚人的特点。"对于斯巴达女性的裸体，无需我多言，很多人有过描述。珀尔修斯（Persæus）描述了塞萨利女性（Thessalian）在宴会上一丝不挂或袒胸露乳地跳舞（阿森努斯所引述，第13卷，大概在第86页）。希俄斯岛（Chios）的女仆在体育场和青年男子赤身裸体地摔跤，阿森努斯（第13卷，第20页）称之为'一道亮丽的风景'。在卡拉努斯（Caranus）的婚宴上，马其顿妇女（Macedonian）在客人面前一丝不挂地翻跟斗（阿森努斯，第4卷，第3页）。"（丹尼斯，《伊特鲁里亚的城市和墓地》[Cities and Cemeteries of Etruria]，1883年，第1卷，第321页。）

24　　　在罗马，"当这方面远还没有希腊人那么自由的时候，浴室已经向女性开放了；尽管男女浴池是分开的，但彼此可以看见对方，可以碰面和交谈，发生私通，安排约会，引发了大量通奸行为。刚开始，浴室光线很暗，甚至看不清旁边是男是女；但很快浴室四面都开了窗户。'在西庇阿（Scipio）的浴室，'塞内卡（Seneca）说，'只有一些很窄的通气孔，算不上窗户，光线暗到不用担心不好意思；但现在，没有大窗户的浴室都被叫做山洞'……哈德良（Hadrian）严禁男女混浴，分别制定了适用男人和女人的规定。后来的马可·奥勒留（Marcus Aurelius）和亚历山大·塞维鲁（Alexander Severus）又加以修订。不过，中间的黑利阿迦巴鲁斯（Heliogabalus）又一度允许男女在浴室会面。"（杜福尔［Dufour］，《卖淫史》［Histoire de la Prostitution］，第 2 卷，第 18 章；参见史密斯［Smith］的《古希腊和古罗马词典》［Dictionary of Greek and Roman Antiquities］，"艺术"［Art］词条，巴内尔［Balneæ］。）

在罗马，根据古老的习俗，演员们在舞台上必须穿内裤（subligaculum），以防在罗马妇女面前走光。似乎有地位的女性也穿这种内裤，甚至在洗澡的时候。有时候，人们穿是一种束在身后、偶尔被用来做贞洁带的皮带。（杜福尔，同上，第 2 卷，第 150 页。）希腊女性在洗澡的时候也穿着腰布，因为浴室也有男性。一名女子若穿着一件很薄且仅到大腿中部的衣服，意味着她正在洗澡。（见史密斯的《古希腊和古罗马词典》。）后来，圣奥古斯丁把校园中年轻男子在运动之前脱下的衬裤或围裙称作"compestria"（《上帝之城》，第 14 卷，第 17 章）。

莱基（Lecky）同时考察了女异教徒和早期女基督徒的案例（《道德史》［History of Morals］，第 2 卷，第 318 页），她们的羞耻心表现为用衣服紧紧地把自己裹起来，甚至在被残忍地杀害之时。普鲁塔克在其论文《女人的美德》中指出："她们在这个世界上无所畏惧，不怕死亡和痛苦，就是无法忍受羞辱，不愿意丢脸，甚至在死后。"这篇文章颂扬了米勒希安（Milesia）年轻女子的著名事迹，她们在听到自杀的女人会被脱光衣服扔到集市才停止了自杀。

在 2 世纪，医生阿雷修斯（Aretseus）在罗马写道："很多时候，人们在聚会和宴会上出于礼仪和羞耻心不由自主地憋尿，导致膀胱膨胀到失去收缩能力，结果尿不出来了。"（《论急症的名称和症状》[On the Names and Symptoms of Acute Diseases]，第 2 卷，第 10 章。）

2 世纪的阿普列乌斯（Apuleius）说："为了展示自己天生的优雅和魅力，大部分的女人都不愿意穿衣服，渴望展示自己的裸体美。她们知道自己红润的皮肤比金色的礼服更能讨人喜欢。"（托马斯·泰勒［Thomas Taylor］翻译的《金驴记》[Metamorphosis]，第 28 页。）

基督教似乎利用人们在性方面天生的保守情感，一方面结合男性的羞耻心（谦逊），另一方面结合禁欲的主张，对人们的思想观念和行为感觉产生了深远的影响。从这个角度来看，德尔图良（Tertullian）的《论羞耻心》(De Pudicitia)和《论女性着装》(De Cultu Feminarum)生动地体现了这种结合。《论女性着装》（第 2 卷，第 1 章）写道："救赎——不仅女人，还有男人——在原则上体现为有羞耻心。既然我们的心中都装着上帝，那么我们每一个人就是一座座供奉着上帝的神庙，羞耻心就是神庙的守护者，我们不能有任何不洁或亵渎之举，以防冒犯里面的上帝……大部分女人，要么是真不知道，要么是装糊涂，以为做到贞洁和不通奸就是有羞耻心的体现，厚着脸皮行事，追求皮相之美，想穿什么就穿什么。这种做法和那些缺乏真正羞耻心的女人的做法没有区别。"

基督教对羞耻心最早的理想化描述在一封信中得到了很好的体现，据说此信有可能出自罗马的克莱门（Clement of Rome）之手。不过，这种理想化的羞耻心没多久就发生了变化。"假如我们认为有必要站在这里为某个女人祈祷，劝诫和教导她，我们就把所有信教的兄弟姐妹以及此地所有其他妇女召集过来，与我们共享真理。我们当中谁能言善语，谁就和她说，用上帝告诉我们的话劝诫她。然后我们一起祈祷，相互握手问候。可是，主妇和少女们会把手藏在衣服里面；若我们同样细致地把右手藏在衣服里面，心怀纯洁，目光朝上，她们就会向我们走来，握住我们藏在衣服里面的右手表达问候。然后，我们一起去上帝允许我们去的地方。"（《两封关于贞洁的信》（*Two Epistles Concerning Virginity*）中的第 2 封，第 3 章，第 14 卷，尼西亚前时期的基督教文献图书馆（Ante-Nicene Christian Library），第 384 页。）

"女人们很少在自己的丈夫面前赤身裸体，看似一本正经，"亚历山大的克莱门（Clement of Alexandria）在 2 世纪末期写道，"但任何人只要愿意，可以在她们自己家里的浴室看到她们的裸体，因为她们并不认为在旁观者眼前脱光衣服是一件羞耻的事情，就像认为脱光奴隶的衣服公开出售并无不妥。浴

26

池向男人和女人同时开放，他们在里面毫无顾忌地脱光衣服
纵情淫乱（据观察，男人们喜欢），好像羞耻心都被浴池里的
水冲走了。那些尚有一丝廉耻之心的女人虽会把陌生人挡在门
外；但是，她们与自己的仆人共浴，在奴隶面前脱得一丝不挂
享受她们的按摩，允许她们放肆地触摸，勾起了这些卑微者的
欲望。看到女主人在洗浴之时脱得精光，她们也学会了把自己
脱光，在欲望面前变得胆子大起来，不再感到害怕。古代的
运动员羞于展现男人的裸体，比赛全程都穿着内裤；但女人
们不顾羞耻脱光了自己的衣服，以为这样显得更漂亮，但事
实上正好相反，这么做只会暴露她们的邪恶。"（亚历山大的
克莱门，《劝导书》[*Pædagogus*]，第 3 卷，第 5 章，关于此文
的阐释，参见米涅［ Migne ］的《教父全集》[*Patrologiæ Cursus
Completus*]，第 7 卷。）早期的使徒章程禁止男女混浴；到了 3
世纪，迦太基（Carthage）的主教居普良（Cyprian）甚至认为
有必要训斥那些嘴里说要保持贞洁但又继续这种习俗的处女。
他责问道，"那些经常去浴池，在一双双充满欲望的眼睛面前
展示自己裸体的人，是打算坚守贞洁和廉耻的人吗？她们是
那些盯着裸体男人看，以及被男人看见裸体的人吗？这么做，
自己就不会受到诱惑，不会引起别人的欲望，导致自己堕落
和犯错吗？你说'随他们去吧，我只想洗干净自己，提提精
神'，这种说法可不能辩护你的纯洁，也不是好色和放纵的
理由。那种地方不但不能洗干净身体，反而会玷污身体。即
便你没有色眯眯地盯着别人看，别人也会色眯眯地盯着你看；
即便你没有弄脏自己的眼睛，别人色眯眯的眼神也会把你弄

脏；你们在浴池暴露无遗，那儿比舞台还肮脏，衣服、荣誉和羞耻心都被扔到了一边，寡廉鲜耻，贞洁遭受践踏，被指指点点和肆意玩弄……你们还是分开洗吧，女人和女人在一起，这么做可以维护你们的羞耻心。"（居普良，《处女的习惯》[De Habitu Virginum]，第 19、21 章。）对于北欧的野蛮人，教会持同样的态度。几个世纪之后，男女混浴在一些赎罪指南（Penitentials）中遭到了禁止。（不过，这项习俗在北欧得到了保留，甚至到 18 世纪末或更晚。在鲁德克 [Rudeck]的《德国公共道德发展史》[Geschichte der öffentlichen Sittlichkeit in Deutschland] 有一章专门讨论这一习俗，并附有插图；同见马克斯·鲍尔 [Max Bauer] 的《德国人的性生活史》[Das Geschlechtsleben in der Deutschen Vergangenheit]，第 216—265 页。）

　　克莱门还说："女人们不愿意用大杯子饮水，觉得嘴巴张太大不美观，为了优雅而使用狭长的石膏杯饮水，但那样需要仰着脑袋，会让男人看见她们的脖子和胸脯，很不体面。一个女人，只要时时记住自己是女人，就应该懂得羞耻……女人无论如何都不应该向男人暴露自己身体的任何部位，以防两人一起犯错：男人目不转睛地盯着看，女人因为备受瞩目而沾沾自喜。"（《劝导书》，第 2 卷，第 5 章。）

　　4 世纪，尼斯比斯（Nisibis）的主教詹姆士是一位伟大的圣人。西多雷（Thedoret）告诉我们，詹姆士刚到波斯的时候曾展露过一次奇迹：他偶尔路过一处泉水，一些穿着暴露的年轻女子正在那儿洗衣服；他感到很震惊，于是对泉水施以诅咒，泉水很快干涸；他还把女孩们的头发从黑色变成了沙地的颜色。(乔廷 [Jortin],《教会史评论》[*Remarks on Ecclesiastical History*],第 3 卷,第 4 页。)

公元 6 世纪的普罗科匹厄斯(Procopius)讲到,早年的皇后狄奥多拉(Theodora)经常几近全裸出现在公共剧场。要不是因为"女人不得全裸,至少穿一条挡住下腹部的短内裤",她似乎更愿意什么都不穿。克里索斯托姆(Chrysostom)提到,在 4 世纪末,阿卡迪乌斯(Arcadius)曾试图取消八月节(Majuma),女人们在这个节日里赤身裸体地出现在剧场,或者在大浴池裸泳。

在中世纪,"不管怎样,诗人笔下的女子,从整体上来看,不是那么守规矩。姆莱兰茨(Meleranz)遇到一位正在酸橙树下沐浴的女子,把她吓了一跳。浴室是用锦缎围成的,旁边放着一张华丽的象牙床,床边围着一圈挂毯,挂毯上面画着帕里斯和海伦、特洛伊的毁灭以及埃涅阿斯历险记的故事。姆莱兰茨一走近,旁边的侍女都跑了;这名女子立即用锦缎把浴桶盖住,命令他代替侍女伺候她。他给她拿来衣服、斗篷和鞋子,然后站在旁边等她穿好衣服。当这名女子在床上躺着的时候,还把他叫回来,命令他在她睡觉的时候帮她赶蚊子。奇怪的是,诗人笔下的男人要比女人更有羞耻心。当两位侍女给帕西发尔备好洗澡水,根据习俗准备为他洗澡的时候,这位涉世未深的年轻骑士感到很害羞,拒绝走进浴池,除非她们离开;还有一次,女仆们刚进房间,他立马钻进了被窝。沃尔夫迪埃特里希在脱衣服的时候,总是把身边的女士支开,不愿意让她们看见自己的裸体。西班牙的安彭斯,被继母施咒变成了狼人;

28

当他在最后时刻恢复成人，突然一丝不挂地出现在继母身边的那一刻，感受到了极其强烈的羞耻。治好伊文的少女生怕他不好意思。在为爱发狂期间，伊文赤身裸体地走进了森林。三位女子发现了正在睡觉的他，于是派了一位少女给他涂药膏。在他醒来的那一刻，少女躲了起来。不过，从总体上来看，女人们不会这么细致；她们会毫不迟疑地与男人共浴，头上戴着最好的饰品。我不知道12和13世纪的情况怎么样，但15世纪的微缩图清晰地展示了这种场景。"（舒尔茨［A. Schultz］,《抒情诗人笔下的宫廷生活》［ *Das höfische Leben zur Zeit der Minnesänger*]，第1卷，第225页。）

"1450—1470年间，男裤前面带褶子的设计开始出现，男性特征以最直接的方式得以凸显。事实上，引起人们对这些部位的关注，是这一时期的公开目标。有时候褶子的颜色还和裤子其他部位的颜色不一样，通常用东西把它填满使其增大，再饰以丝带。"（鲁德克，《德国公共道德发展史》，第45—48页；杜福尔，《卖淫史》，第1卷，第21—23页；古鲁斯指出了这种设计的意义，见《人类的游戏》，第337页。）

"16世纪，（德国人）开始穿内衣。基于这一点以及男女混浴的习俗，我们可以得出的结论是，德国人对裸体的不在乎一直持续到了16世纪。每个人都是脱光了睡觉、脱光了洗澡。无论是在农村还是在城市，总有一些跳得很高的舞蹈动作。男人在跳舞时的最大乐趣就是尽可能地把搭档举高，让她的裙子飞起来。从15、16世纪的诸多事例中可以看到，女人们在这方面不怎么在意。不要忘了，中世纪的女人是不穿内衣的；甚至到

29　17 世纪，意大利妇女也很少有穿内裤的。毋庸置疑，男女混浴现象的消失和内衣的出现对羞耻心的培育起到了极大的作用。"（鲁德克，同上，第 57、399 页等。）

　　1461 年，当路易十一进入巴黎，三位接近裸体的少女打扮成女妖在他面前念诗，引起了公众极大的钦慕。1468 年，勇敢者查尔斯（Charles the Bold）驾临里尔，人们举行了各种庆祝活动，其中在戏剧《巴黎审判》（Judgment of Paris）中裸体装扮的三个女神让他最为兴奋。查尔斯五世进入安特卫普之时，城里最漂亮的少女们仅穿一层薄纱为他献舞；丢勒（Dürer）告诉他的朋友梅兰克森（Melancthon），自己近距离地打量过她们。（里特［B. Ritter］，"中世纪的裸体"［Nuditäten im Mittelalter］，《科学与艺术年鉴》［Jahrbücher für Wissenschaft und Kunst］，1855年，第 227 页；里特通过裸体的各种展现方式，有奢华的、时尚的、贫穷的和节庆的。同见法内［Fahne］，《嘉年华》［Der Garneval］，第 249 页。杜拉雷［Dulaure］引述过很多关于裸体在古代宴会中之重要作用的论述，见《神的产生》［Des Divinités Génératrices］，第 14 章。）

　　曾解释过自己为何参战的波兰官员帕谢克（Passek）说自己仰慕 1658 年的丹麦女性，但认为她们的习俗过于随便。"每个人就像刚生下来那样裸睡，没人在意当着别人的面穿衣服或脱衣服。甚至说都不说，在灯下当着客人的面把衣服一件件脱掉，即便睡衣就挂在边上也不去拿；然后栓门，吹灯，上床睡觉。我们谴责过她们的这种行为，说我们的女人即便当着丈夫的面也不会这么做；她们回答说不知道这有什么不好意思的，

54

也无需对上帝创造的身体感到羞耻。而且，她们认为裸睡有好处，内衣在白天已经穿得够久了，还反问说'为什么要带着跳蚤和其他虫子一起睡？'尽管我们的人总是拿这件事开玩笑，但她们不为所动。"（帕谢克，《回忆录》[Denkwürdigkeiten]，德文译本，第14页。）

直到17世纪晚期，英国和法国的妇女在生孩子这件事情上吃尽了苦头，因为羞耻心不愿意接受男医生的帮助，盲目相信无知的产婆（在一些文明程度不高的地方还是如此）。德比的威洛比医生（Dr. Willoughby）讲到，在1658年，为了不让外人看见，他不得不手脚并用爬进一位产妇的房间。在法国，克莱门被悄悄带往密室照料路易十四的情人。刚开始，他被蒙上眼睛，国王就藏在床帐后面，床上女子的脸上蒙着蕾丝。（马林 [E. Malins]，"助产术与产婆" [Midwifery and Midwives]，《英国医学杂志》[British Medical Journal]，1901年6月22日；威特科斯基 [Witkowski]，《生产史》[Histoire des Accouchements]，1887年，第689页及其他各页。）甚至到法国大革命时期，查验强奸或强奸未遂案之受害者的任务也是由妇女陪审团完成的。在英国古老的助产操作程序中，甚至到19世纪早期，仍然可以看到羞耻心的影响。格拉斯哥（Glasgow）的约翰·伯恩斯（John Burns）医生在其《助产原理》(Principles of Midwifery) 中写道，"有些女人出于没必要的羞耻心，一直拒绝检查，直到痛不可忍。"他还补充说，"通常产房光线很暗，进行检查的时候，床帐拉得很严。"很多古画上都可以看到，助产男医生是在黑暗中摸索着为被子里面的产妇接生。（金德 [A. Kind]，"艺术作品中的

30

女情人"［Das Weib als Gebärerin in der Kunst］,《性别与社会》［Geschlecht und Gesellschaft］, 第 2 卷, 第 5 期, 第 203 页。）

在冰岛, 温克勒（Winkler）在 1861 年说到, 他有时候和别人一大家子睡在同一个房间。"按照习俗, 为了节省开支, 通常有不少于 10 人生活在同一个房间, 睡在同一个房间, 不分男女老少, 不分主仆贵贱, 大家都是脱光衣服睡。"（温克勒,《冰岛：那儿的居民及其他》［Island; seine Bewohner, etc.］, 第 107、110 页。）

1617 年, 费恩斯·莫里森（Fynes Moryson）写道, "在科克郡（Cork）, 我亲眼见到一些年轻女子什么都没穿, 拿着石头磨玉米做糕点。"（莫里森,《游记》［Itinerary］, 第 3 部分, 第 3 卷, 第 5 章。）

"在更遥远的爱尔兰地区, " 莫里森也曾说过, 那儿的人对英国法律和生活方式都不熟悉, "爱尔兰人的首领, 不论男女, 在冬天都是光着身体, 仅用一块亚麻布遮着私处, 再披一件宽松的斗篷。这是我自己看到的情况。" 他接下来谈到了一位来自爱尔兰北部的波西米亚（Bohemian）男爵, 此人 "正儿八经地和我说, 他曾经拜访过一位名叫奥坎（Ocane）的大领主, 当时有 16 名只穿一件宽松斗篷的女孩在门口迎接他；其中有 8 到 10 名女孩长得很漂亮, 有两位恍若天仙。罕见的一幕让他眼花缭乱。她们把他领到房子里, 围着火交叉着腿像裁缝那样坐着, 春光乍泄, 并请求他和她们坐在一起。没多久, 奥坎走了进来, 也只穿了一件宽松的斗篷, 他是这儿的领主；奥坎一进门就把鞋脱掉, 用最高的规格款待男爵, 操着拉丁口音请求男爵脱掉在他看来是一种负担的衣服，和他们一起赤身裸体坐在火堆旁。但是，害羞的男爵……不敢脱衣服。"（同上，第 3 部分，第 4 卷，第 2 章。）

17 世纪早期，科里亚特（Coryat）在意大利旅游的时候发现，伦巴第的女人和小孩在炎热的天气仅穿一件罩衫或短裙。31 在威尼斯和帕多瓦（Padua），他发现，不论是家庭主妇、寡妇还是少女，都是袒胸露乳出门，很多人还露出后背，几乎到了腰部。（科里亚特，《莽言》[Crudities]，1611 年。袒胸露肩的外套是从 14 世纪开始出现的；以前的欧洲妇女穿衣服一般都遮到脖子那里。）

数年前，在意大利北部，有一间房子在夜里着了火，里面睡了两个女孩。按照当时的习俗，她们都是裸睡。一个女孩直接跑了出来，于是得救了；另一个女孩回去找衣服穿，结果被烧死了。这一事件的叙述者（一个男人）表达了对这名顾及体面的女孩的强烈认可。（私人通信。）也许要补充的是，裸睡的习俗在日德兰半岛（Jutland）、冰岛、挪威部分地区，甚至柏林部分地区仍然存在（根据利伯特［Lippert］和史特拉兹［Stratz］的观点）。

玛丽·沃特利·蒙塔古（Mary Wortley Montague）女士在 1717 年描写了在索菲亚浴室的土耳其妇女："第一排沙发上铺着坐垫和厚厚的毯子，这是夫人们的座位；第二排座位坐着她们的女奴。两者从打扮上没有任何区别，都处于自然状态；直白地说，都是赤身裸体，袒露无遗。不过，她们没有露出放荡的笑容或做出不雅的姿势。她们举止庄重优雅，就像米尔顿

（Milton）对母亲的描写一样。在这里，我对自己经常反思的一种观点深信不疑，即假如说裸体是一种风尚，从表面上可很难看出来。"（《通信和作品集》[*Letters and Works*]，1866 年，第 1 卷，第 285 页。）

在 1774 年的圣彼得堡，尼古拉斯·拉克索尔爵士（Sir Nicholas Wraxall）看到了"不少于两百人的男女共浴场景，那儿有好几个这样的浴室。"他补充道，"只要花几戈比（copecks）的钱，每个人都能进。事实上，那儿的男女浴室本来是分开的，但人们似乎都不在乎，男人和女人混在一起脱光了洗澡或坐着。"（N. 拉克索尔爵士，《欧洲北部游记》[*A Tour Through Some of the Northern Parts of Europe*]，第 3 版，1776 年，第 248 页。）在俄罗斯的乡村地区，女人们现在还经常脱光了在小溪里洗澡。

1790 年，维吉伍德（Wedgwood）在写给弗拉克斯曼（Flaxman）的信中说道："出现裸体的古典作品实在是太多了，很难避免引进这样的古典作品。另一方面，这么做，或者留着自己用，也非常有必要，因为今天没有人用裸体作品装饰自己的房子。"（梅特亚德 [Meteyard]，《维吉伍德传》[*Life of Wedgwood*]。）

玛丽·沃斯通克拉夫特引述（反对而非支持）过下述观点："女性能否学习现代植物学知识？人们觉得提出这个问题的女人很荒谬和假正经。但假如她向我提出这个问题，我的回答是：'不能！'"她进一步引述了一本教科书上的态度："不用提醒，大家都知道不能把手放到脖子上的围巾下面，因为有羞耻

32

心的女人不会这么做。"（玛丽·沃斯通克拉夫特,《女性的权利》[*The Rights of Woman*], 1792 年, 第 277、289 页。）

现在, 懂植物生理学的人通常不会被认为没有羞耻心, 但还是有很多人认为动物生理学的知识与羞耻心不相容。关于生理学教育, 纽约的霍普金斯医生（Dr. H. R. Hopkins）在 1895 年写道:"我们如何告诉正在发育的女孩们人体各部位的功能, 同时让她们保留自己的羞耻心? 这是一个困扰我多年的实践问题。"

在英国, 半个世纪以前的女性还不知道穿内裤, 被认为缺乏女性的端庄和温柔。这一时期, 有一位杰出妇科医生蒂尔特（Tilt）基于卫生保健的理由, 推荐女性穿一种用优质印花棉布做的衣服, 长过膝盖。"人们一旦理解了这一点,"他补充说, "内裤的使用在本世纪一定会更加普遍; 它简单实用, 以往认为它仅适用于遮掩男性生殖器的偏见将逐渐消失。"（蒂尔特,《健康要义》[*Elements of Health*], 1852 年, 第 193 页。）到了 19 世纪后半期, 女人们普遍开始穿内裤。

内裤是东方人的发明, 似乎是通过威尼斯传到了欧洲, 那儿是一条东西方文化交流的伟大通道。类似于许多其他旨在提升体面感和洁净度的改良, 内裤刚开始也主要是妓女们的用品。正因如此, 长久以来, 人们对它始终有看法。即便到了今天, 据说在法国, 假如有人问年轻的农家女子有没有穿内裤, 她还会惊呼:"我穿内裤? 夫人, 我是一个正经女孩!"不过, 内裤在法国很快被适应下来。杜福尔（前引, 第 6 卷, 第 28 页）把它视为必备的法国服装。14 世纪末, 它被引入宫廷; 到了 16 世纪，它成了拱裙（vertugale）时尚的必需品。1615 年，女性内裤（caleçons）显然成了一种大众服装。值得一提的是，在 16 世纪中期的伦敦，年轻的佩皮斯夫人（Mrs. Pepys）一般都穿隐藏式的内裤，她的父母都是法国人。（《佩皮斯夫人日记》[*Diary of S. Pepys*]，惠特利 [Wheatley] 主编，1663 年 5 月 15 日，第 3 卷。）英国妇女很可能不穿内裤，甚至 17 世纪随着

33　拱裙时尚的退潮，法国人似乎也不再穿内裤。在 1771 年出版的一部十分详尽的著作《内衣的艺术》（*L'Art de la Lingerie*）中，女士内裤甚至都没被提起。梅西埃（Mercier）说在巴黎妇女当中只有女演员穿内裤（《巴黎写真》[*Le Tableau de Paris*]，1783 年，第 2 卷，第 54 页）。甚至舞台上的芭蕾舞舞者和女演员也不一定总是穿内裤。18 世纪早期的著名舞者卡马戈（Camargo），将舞蹈裙改短的第一人，一直恪守最严格的礼仪，从不露出膝盖以上的部位。当被问到是否穿内裤，她回答说自己不可能不采取这种"安全措施"。然而，并不是每一位舞者都是如此。1727 年，一位年轻的女芭蕾舞演员在演出时不小心让舞台上的机器把裙子给挂掉了，于是警方发布了一份命令，要求演员和舞者在演出时必须穿内裤。不过，这条命令似乎没有得到长时间的严格执行，尽管舒尔茨提到了它在 1791 年的成效（《关于巴黎和巴黎人》[*Ueber Paris und die Pariser*]，第 145 页）。（关于女士内裤的模糊起源和发展历史，《探索与研究》[*Intermédiaire des Chercheurs et Curieux*] 有过多次的讨论，尤见第 25、52 和 53 卷。）

华盛顿的欧文·罗斯（Irving Rosse）教授提到了"新英格兰地区的拘谨"和"一些纽约警察的极度稳重，他们在某些案

件中更愿意接受书面证词而非口头证词。"他补充说:"在马萨诸塞州的一个小镇上,我看到这种情感使得一家商店店主不得不用帘子遮住一个摆放在窗前的小雕像,尽管这个雕像没有什么不妥的。"(欧文·罗斯,《弗吉尼亚医学月刊》[*Virginia Medical Monthly*],1892 年 10 月。)有人和我说,在南非,公众情感使得开普敦艺术中心无法展出裸体作品。甚至在意大利,人们也会用无花果数的叶子对裸体雕像进行额外的点缀。在欧洲各地,时不时表现出对裸体雕像的恐惧感,甚至是最经典的裸体雕像,包括法国和德国。(此类事例被记录在《性变革》[*Sexual-reform*],后来作为《性别与社会》的附录出版。)

数年前(1898 年),据说费城的《女性之家杂志》(*Ladies' Home Journal*)决定以后不再刊登和女性内衣有关的内容,因为"这个话题涉及的某些细节让一些敏感而有教养的女士感到极度不适和受到冒犯。"

"一名已婚 20 年的男子告诉我,他从未见到完全裸体的妻子。已婚人士遮挡外生殖器官的行为似乎很常见。在我的调查访谈中,没几个女人在意男性的裸体,很多女人在男人的身体上没有发现美。有些女人会主动避开裸体,即便对方是自己的丈夫或情人。相反,大部分男人都喜欢盯着女性的裸露部位。似乎只有教养很高和富有想象力的女人欣赏裸露的男性形体美 34(尤其是接受过艺术教育,画过裸体之后,一位女艺术家对我说)。要不然,大部分女性掩藏了自己的喜好和好奇心。一位养育过 7 个儿女、年过 70 的老太太跟我熟悉的一位年轻妻子说:'此生我从未见过裸体的男人。'老太太有一位姐妹,生养了 3

个儿子，也坦承自己这辈子从来没有观察过自己的裸体，说这个想法让她'感到害怕'。这个家族里的一位未婚女子和自己的外甥女说女人'很恶心，因为有月经'。外甥女说女人在这件事情上没得选。这名女子回应说：'这个我知道，但它无法改变女人令人恶心的事实。'我曾听说有一名女孩死于子宫出血，因为害羞，不敢把自己的病症告诉家人。有些女人似乎因为要接受医学检查而感到特别痛苦。一些已婚男子告诉我，他们的新娘们在新婚之夜因为害怕而抽泣和发抖，表现出歇斯底里。一名女子 E 在婚后的 6 周里，一直抗拒丈夫接近自己，表现出了极大的恐惧感。产生如此夸张警惕心的原因，通常是对性接触的无知。在泽西（Jersey），我曾听说有一位新娘在新婚之夜跑到窗前高喊'杀人啊'。"（私人通信。）

在今天，穿泳装露出下半截大腿通常没有关系，但露出上半截大腿则会被视为不得体。在游泳比赛中，在尽可能穿的少的同时还必须考虑体面问题。在英国，隶属于业余游泳协会的游泳俱乐部规定，男子泳装从屁股往下不得短于 8 英寸，女子泳装不得露出膝盖往上 3 英寸。（对于女子泳装要不要露出膝盖往上 1、2 或 3 英寸，据说有过进一步的争论；年龄最小的女选手建议泳装应该尽可能小，但很少有赞同的。）从暴露的程度来看，女性的羞耻心似乎要比男性更强烈。袖子的尺寸也有差别；男士泳衣的袖子不得短于两英寸，而女性不得短于 4 英寸。（《日报》[Daily Papers]，1898 年 9 月 26 日。）

"在……，社会精英们都是裸泳，而那些周末去游泳的贫民们则经常强调要穿泳衣。我常常注意到，越是担心穿着暴露

的人，嘴里的脏话越多。脑子里越是肮脏，越是在乎别人的目
光。和一帮满嘴脏话的人一起游泳，不穿衣服的话，我也会觉
得不自在。"（私人通信。）

南意大利一座小城中的一位女士告诉隆布罗索，那儿的中
产阶层家的女孩们不能单独出门；没有母亲盯着，甚至不能
在窗边露脸。不过，她们可以在海里游泳，甚至不穿泳衣也
不觉得害羞。（隆布罗索，见《精神病学档案》，1901 年，第
306 页。）

"有一名女子跟我说，有一个男人曾向她吐露心底的不安：
担心带坏了自己的妻子，因为妻子带着孩子当着他的面洗了一
个澡，而且很享受他看着自己弄的水花四溅的场景。丈夫感到
很担心，觉得自己肯定毁掉了妻子的羞耻心。女子听到这番话
自然感到很生气，但同时让她感觉到，似乎每一个男人心底下
都看不起女人做一些事情，而这些事情正是男人自己教给她们
的；当她们为了满足自己心底的快乐去做这些事情，男人们要
么感到遗憾，要么心生不悦。"（私人通信。）

"人们偶尔发现，女人会因为害羞和腼腆隐瞒自己的疾病和
症状；这种羞耻心是如此之强烈和变态，简直让人难以置信。"
万恩·威斯克医生（W. Wynn Westcott）写道，他是一名经验丰
富的验尸官。"我知道好几例女性因某种未知原因突然死亡的案
例，都是在人快不行的时候才找医生；通过尸检，发现她们患
有绞窄性股疝坏疽，或者因肠出血而死，或者死于阴部静脉曲
张破裂。"（《英国医学杂志》，1908 年 2 月 29 日。）

这里不可能囊括所有涉及羞耻感或羞怯心的事实。在

普洛斯（Ploss）和马克斯·巴特尔斯（Max Bartels）的《女人》（*Das Weib*）中也可以找到很多案例，此书一直在更新和扩充；还有赫伯特·斯宾塞（Herbert Spencer）的《叙述社会学》（*Descriptive Sociology*，尤见"着装"、"道德情感"和"美学产品"）；萨姆纳（W. G. Sumner）的《民俗》（*Folkways*）第11章；曼泰加扎的《男人的爱》（*Amori degli Uomini*）第2章；韦斯特马克的《婚姻》（*Marriage*）第9章；莱图尔诺（Letourneau）的《道德的演化》（*L'Evolution de la Morale*）第126页及以下诸页；莫蒂默（G. Mortimer）的《论人类的爱》（*Chapters on Human Love*）第9章；还有瓦伊兹-格兰（Waitz-Gerland）、佩舍尔（Peschel），拉采尔（Ratzel）及其他人的一般性人类学著作。

第二章

　　作为诸恐惧感之聚合体的羞怯心——儿童与羞怯心——动物的羞怯心——美第奇的维纳斯像所表达的立场——羞怯心当中基于性周期和原始求偶现象的性因素——隐蔽对于原始性交行为的必要性——撒娇的意义——羞怯心的性魅力——羞怯心作为一种女性性冲动的表达——羞怯心的要素之一：害怕引起别人的厌恶——野蛮人在他人面前进食的羞怯心——作为厌恶感之核心的骶椎－耻骨区域——关于不洁的礼制观念——蒙面的习俗——佩饰和着装——以服装为中心的羞怯心——羞怯心当中的经济因素——教化对羞怯心的影响——精巧的社会礼仪

羞怯心——如同其他相关情感——的基础是恐惧感，人类最原始的情感之一，这一点似乎非常明显。[①] 甚至古人早就发现了二者之间的联系。在埃庇卡摩斯（Epicharmus）的残片中，据最新的一种定义，"羞怯心就是对身体的畏惧感"。事实上，我想表明的是，羞怯心是诸恐惧感的聚合体，尤其是两种最重要的恐惧感：一种非人类所独有，在人类诞生之前就已经存在，仅仅出现在雌性身上；另一种是人类所独有的，是一种社会特征，其根源并非性。

儿童也许会表现得非常腼腆（bashful），但丝毫没有羞耻意识。[②] 每个人应该都见识过儿童的离经叛道，无论是说话还是行为。他们一脸无辜，彻底无视大人们的强加给自己的条条框框；即便有所表现，也完全不在点上。他们不知道，把脖子套进一件衣服里满足了羞怯心的要求。朱利叶斯·摩西（Julius Moses）说儿童从 4 岁开始才会对自己裸露的性器官感到害羞。但是，其中很难排除教导和示范的作用。在文明状态下，羞怯心的传统远远超出了它的自然发展。贝尔（Bell）发现，在 9 岁之前的"爱情"当中，女孩比男孩表现得更加主动；女孩

37

---

① 弗利斯（Fliess）谈到，在《圣经》关于亚当的描述中，羞耻感和恐惧感是一体的：亚当因为裸体而害怕上帝。（《鼻子与女性性器官的联系》[*Die Beziehungen zwischen Nase und weiblichen Geschlechts-Organen*]，第 194 页。）梅里诺（Melinaud）认为，羞耻感与羞怯心的不同之处在于，羞耻感不属于恐惧感，而是一种悲伤感。这种观点似乎经不起经验验证。（"关于羞怯的心理学"[Psychologie de la Pudeur]，《杂志》[*La Revue*]，1901 年 11 月 5 日。）

② 鲍尔温（Baldwin）教授专门论述了儿童的腼腆，尤见其《儿童与民族的精神发育》（*Mental Development in the Child and the Race*），第 6 章，第 146 页及其他各处；《精神发育的社会学解读》（*Social Interpretations in Mental Development*），第 6 章。

从 9 岁开始表现出羞怯心。[1] 也许可以说，只有在青春期开始之后，羞怯心才会得到彻底的发展。[2] 我们也许还会同意佩雷斯（Perez）的观点，他是极少数讨论过羞怯心演化问题的作者之一。他认为，若性欲出现较早，羞怯心也许在很小的年纪就会产生。[3] 但是，我们不能因此断言羞怯心纯粹是一种性现象。社会冲动的发育同样始于青春期。羞怯心的复杂性质也许可以基于这种一致性得到解释。

首先来谈性因素，它是羞怯心当中最简单和最原始的构成因素。你只要观察一只母狗，当有公狗摇着尾巴接近它的时候，就可看到羞怯心的表达。若公狗意图明显，母狗就会蹲坐在地。若母狗处于发情期，它的羞怯心就会荡然无存，急不可耐地把屁股对着追求者的鼻子，尾巴摇得高高的。母狗的表现和人类的表现在本质上是相通的。美第奇的维纳斯像就是一个典型的例子：立起身子缩紧臀部，同时一手遮住阴部，一首遮住胸部。[4] 两　38

①　贝尔，"关于两性爱情的初步研究"（A Preliminary Study of the Emotion of Love Between the Sexes），《美国心理学杂志》，1902 年 7 月。

②　斯塔布克（Starbuck）教授引述未发表的研究表明，进入青春期之后，青少年承认他人的权利的意识也会突然得到增强（《宗教心理学》[Psychology of Religion]，第 30 章）。

③　佩雷斯，《三至七岁的儿童》（L'Enfant de Trois à Sept Ans），1886 年，第 267—277 页。

④　必须记住，这种自然态度比美第奇的维纳斯像远为古老，早就给雕塑家们早留下了深刻的印象。所罗门·雷纳克（Salomon Reinach）相信遮住胸部的那只手准备挤出乳汁，表达健康丰茂之意，把美第奇的维纳斯视为羞怯的象征是后来才有的事情。（"欧洲的雕塑"[La Sculpture en Europe]，《人类学》[L'Anthropologie]，1895 年，第 5 期。）他还说到，就两只手所表达的态度，也表现在了塞浦路斯的一座公元前两千年的雕像上。毫无疑问，这一点他是对的。我要补充的是，还有巴比伦生育女神伊师塔（Ishtar）的雕像，双手紧紧抱住胸部或子宫。

者的共同之处在于防止不速之客接近性器官。①

史特拉兹不同意这种观点，他论证到（并附女子裸体照片），在突发状态下表达羞怯心的典型欧式姿势是双手交叉抱胸，胸部是最有性吸引力的区域，同时大腿一前一后交叉夹紧，抬肩，背部稍倾。他还说，有时候是双手捂脸，胳膊交叉捂胸。他认为美第奇的维纳斯像表现了一个漂亮女子在卖弄风情。位于皮蒂（Pitti）的卡诺瓦的维纳斯像（Canova's Venus）对羞怯心的表达更加准确（手持帷帐，双臂抱胸）。不过，史特拉兹承认，突然被看见裸体的女子若被持续盯着，她会扭头，目光朝下或闭上眼睛，一手遮住阴部（或其他她认为被看见的部位），一手遮住胸部或脸部。他把这种表现称作羞怯心的次要表达。

的确，美第奇的维纳斯像也许仅仅体现了某种一般性的艺术传统，不是建立在对羞怯心的精确观察之上；也有可能，女人在突然被看见裸体之时的本能动作真的像史特拉兹所说的那39　样。但是，若没有连续的观察记录作为佐证，史特拉兹对羞怯心之首要表达和次要表达的区分很难成为一条普遍适用的规律。当一名女子在赤身裸体之时被异性甚至同性撞见，隐藏主要的性器官是一种本能，首先是阴部，其次是胸部。具体的姿势和手势在不同的个体、不同的情况下也会有差异。有时候，

----

① 没有性恐惧，就不会有羞怯心。旧制度下的法国女士有时候对她们的贴身男仆就没有表现出羞怯心（如富兰克林［A. Franklin］在其《过去的私生活》［*Vie Privée d'Autrefois*］中所言），因为后者不可能对她们有性接近。例如，她们站在浴池里，男仆直接把热水倒在她们分开的两腿之间。

根本没有用手遮挡。事实上，羞怯心会本能地阻止用手来保护自己（脸红的时候转过身去是最主要的保护方式，甚至在穿衣服的状态下），只是用手是最原始和自然的方式。据海亚德和德尼凯的观察，在照相时用手遮住阴部的火地岛女子在这一点上与奥维德（Ovid）描述的罗马维纳斯像一样（《爱的艺术》[*Ars Amatoria*]，第 2 卷）：

> "维纳斯，她自己，脱下衣服的时候，
> （Ipsa Venus pubem, quoties velamnia ponit）
> 左手手掌向外，遮住她的阴部"
> （Protegitur læva semireductamanus）

还需要补充的一点是，在英国，社会底层的年轻男子在海边裸泳之时，在上岸之时往往用一只手抓住性器官用以遮掩。

雌性动物的性羞怯心源自于雌性的性周期，是对自身生理状态的一种非自主性表达：现在不是谈情说爱的时候。这一点适用于绝大部分人类之外的雌性动物，它是如此地根深蒂固，以至于在不需要它的时候也有所表现。同样可以用母狗的例子来说明：发情的母狗一开始跟在公狗后面，然后又跑开，需要公狗的苦苦追求才回心转意。由此，羞怯心不仅意味着对雄性的拒绝。它成了对雄性的一种邀请，并体现了雄性对性渴望对象的认识和选择。单这一点，就足以解释为什么羞怯心是一种精神上的第二性征。在这种意义上，也只有在这种意义上，正如科林·斯科特（Colin Scott）所言，"羞怯心是一种为了被克服才被创造出来的感觉"。它由此与其生理表达——处女膜——联系在一起，如古鲁斯所言，后者的破裂在一定程度上意味着羞怯心的瓦解。雄性在性关系中表现出侵略性的自然态度，这种态度不可避免地产生了一种副产品，这就是雌性的性羞怯心。在人类及相近的物种当中，雌性的性功能具有周期性，她们一生当中大部分时候都需要提防异性的接近，雄性很少甚至完全没有这种需要。①

　　然而，不论是雄性还是雌性，在进行性活动之时都需要防御心怀嫉妒的竞争对手，防御有可能乘虚而入的天敌。很有可能，这一点是羞怯心当中一个重要的性因素。它有助于我们解释，为何雄性身上的羞怯心一点也不比雌性少，在进行性活动之时知道躲起来。诺思科特（H. Northcote）特别强调了羞怯心当中的这一因素，它源自对竞争者的恐惧。"因为害怕，所以形成了在发生性行为之时躲藏起来的本能，这是一个非常自然的结果。认为一种行为需要被隐藏和认为这种行为是错误的，两者之间的逻辑距离并不算远。因此，很容易就会形成这样一种观念，即性交是一枚禁果，在某种意义是一种有罪的快乐。"②

---

　　①　在这里，我不是说雄性动物甚至男性不具有任何程度的正常周期性，只是雄性的周期性几乎没有涉及任何性恐惧的因素，不包含性防御的态度。在人类当中，男性身上潜在的性功能微不足道；至于其他雄性动物身上潜在的性功能，在雌性身上总是存在与之相对应的潜在性功能。

　　②　诺思科特，《基督教与性问题》（*Christianity and the Sex Problem*），第8页。克劳利（Crawley）曾论证到，在发挥进食、性交及排泄功能之时躲藏起来的必要性，也是导致这些功能被赋予神圣性的因素之一，于是隐藏它们成了一种宗教义务。

自然状态下的动物们通常都会找隐蔽之处进行性交，而家养动物都丧失了这种本能。若没有受到文明世界的影响，甚至最低等的野蛮人也知道在隐蔽的林子里或小屋中性交。公共场 41 合的性交通常具有某种仪式价值或社会意义，不是追求个体的满足。例如，在卢安果，在暴露的地方性交是非常不得体的行为。性交必须在晚上的小屋子里进行，门窗紧闭，不能有外人。①

撒娇或卖弄风情正是建立在羞怯心之性因素的基础之上。在这一点上，我和古鲁斯教授的观点是一致的。他在关于游戏本能的研究中，得出了相同的结论。撒娇是一个无情的游戏，女人在这个游戏中表现出了对男人的支配力。古鲁斯指出撒娇"具有非常重要的生物学和心理学意义"，它源自性本能与天生的羞怯心之间的博弈。他把撒娇的女人比喻成一头欲擒故纵的母鹿，从公鹿身边跑开，但又不跑远，绕着公鹿兜圈。（古鲁斯，《人类的游戏》，1899 年，第 339 页；同见其《动物的游戏》[Die Spiele der Thiere]，第 288 页及其他各处。）另一个撒娇的例子是雌翠鸟，一上午都在逗弄雄翠鸟，一会儿飞过来，一会儿又飞走，但从不让雄翠鸟离开自己的视线。（毕希纳 [Büchner] 在其《动物界的爱及爱情生活》[Liebe und Liebesleben in der Tierwelt] 中举了很多例子。）罗伯特・穆勒（Robert Müller）强调撒娇是雌性诱惑雄性的重要方式（《性生物学》[Sexualbiologie]，第 302 页）。

---

① 《民族学杂志》，1878 年，第 26 页。

一位女士在写给我的私人信件中写道，"'撒娇很廉价'，这一点说得很对，每一个挤奶女工都懂得撒娇。但是，女人撒娇的主要目的是自我防御，在这个过程中认清自己面对的男人是什么样的人。"马尔罗（Marro）的观点与此类此，认为羞怯心能够让女人"测试追求者，从中选出最佳人选与其共同完成爱情的自然使命。"雌性需要一段试用期来检验雄性的品质，因而女人往往会本能地拒斥操之过急和没有耐心的追求者。正如亚瑟·麦克唐纳（Arthur Macdonald）所言，"年轻女子似乎会本能地拒绝鲁莽的追求者，不管他有什么性格、能力和健康状况。"

羞怯心是求偶过程当中的必备因素，是追求者和被追求者的根本性态度，不论是其他动物还是人类，不论是野蛮人还是文明社会的男男女女，它都清晰可见，以或粗俗或精细的方式得到表达。莎士比亚笔下的安吉洛（Angelo）一直拒绝恶习的诱惑，他最后发现"比起女人的眼神，羞怯心更容易让我们背叛理智。"蒙田（Montaigne）曾经追问，"处子的羞涩，除了勾起我们更加强烈的征服欲望，吊起我们的胃口，还有什么用呢？她们看上去沉着冷静，表情凝重，假装一无所知，事实上心里比我们更清楚。触动和瓦解这种甜蜜、柔软和纯真的羞怯心，不仅是为了追求快乐，还事关尊严。"① 面对女性的忸怩，男性很容易获得一种施虐的快感，这种态度源自于一种天真的和本能的冲动。勒迪夫·德·拉·布列塔尼（Restif de la

①《蒙田随笔集》（*Essais*），第2卷，第15章。

Bretonne）在描述自己的羞怯和胆小之时，把它比喻成一位女孩们将竞相追逐和亲吻的俊美男孩。他还说："令人惊奇的是，与此同时，想象自己拥抱一位不情愿让我抱着的女孩，激起她的羞怯，让她逃跑并在后面追她，这一点让我感到快乐。这是我特别想玩的一个游戏。"[①] 这是一种共通的本能，不论是久经世故之徒，还是天真无邪的人。阿拉伯人的情欲理想侧重感官享受，但他们也强调了女性羞怯心的重要性，宣称"她看不到男人，男人也看不到她的女人"是最好的。[②] 女人在求偶期对男人的态度，这种根深蒂固的羞怯心，甚至在最原始的部落中也有所体现，与奇特的婚姻习俗交织在一起。在文明社会的诸多相关实践中亦是如此。[③] 妓女必须懂得如何假装害羞，毕竟作为老手往往没有这种感觉。在情事上，良家妇女之于妓女的巨大优势就在于她有着真实而强烈的娇羞之态。汉斯·门贾戈 43（Hans Menjago）评论道："看着某个女人出于内在或外在的原因与其生理上的羞怯心作斗争，我不知道还有什么比这更容易激起男人的性兴奋。她越是害羞，男人越是兴奋。"[④] 值得注意的是，甚至在异常的性激情当中，欲望的对象也是良家女子而非

---

① 《尼古拉斯先生》(*Monsieur Nicolas*)，第 1 卷，第 89 页。

② 莱恩（Lane），《阿拉伯社会》(*Arabian Society*)，第 228 页。阿拉伯人对处子羞怯心的看重，在"处女之镜的故事"（The History of the Mirror of Virginity）中得到了很好的体现，它是《一千零一夜》(*Arabian Nights*)当中最迷人的故事之一。

③ 克劳利在其《神秘玫瑰》(*The Mystic Rose*)中特别强调了这一点，见第181 页、第 324 页各处及 353 页。

④ 《性别与社会》(*Geschlecht und Gesellschaft*)，第 2 卷，第 8 节，第 358 页。

妓女，且通过意外的方式得到的满足感要比经过相互同意得到的满足感更加强烈。一位恋足癖人士给我写道："对我最有效果的，是偷偷瞥见一只漂亮的脚或脚踝。"将排尿功能性欲化的人（urolagnie symbolist）喜欢当着别人的面撒尿以此获得兴奋感，他们的对象主要是不知情的年轻女子。恋臀癖喜欢盯着良家女孩而非妓女的臀部看。暴露狂仅仅在正经女孩面前露出自己的性器官，几乎无一例外。

我的一位俄罗斯的通信人倾向于认为，这里面包含着某种变态的因素。他对女人这方面的魅力有着特别强烈的感受。"关于女性的鱼水之欢，其中的性行为，"他写道，"我认为存在某种变态的因素。事实上，这是因为在青少年时期，女人给我们的印象是高高在上（即便我们在理论上蔑视她们），几乎成了某种神圣的存在，对她们的神秘感进一步强化了这种印象。现在，感官享受和性欲被视为粗鄙之物，有一点肮脏，不说是一种兽行，却也被看不起，甚至觉得它荒谬。因此，享受鱼水之欢的女人就像一座被玷污的圣坛，或至少从天上跌落凡尘。和女人进行鱼水之欢，似乎是一种亵渎之举，或至少就像对神不敬。这种感觉通过漫长的社会文化一代又一代地往下传，不管我们如何用理性去克服。理性告诉我们，在性快感当中没有任何邪恶的东西，不论男女。但总有一种无意识的感觉（基督教及更古老的宗教在现代男性身上植入了这种感觉的胚芽）在指引我们的情感，让我们觉得女人本应是一种绝对纯洁的存在，她们具有超凡的感觉，不应该有鱼水之欢。无论如何，唤起一名女子的性情感，即便算不上亵渎圣人，却也是对纯洁无辜之人的一种玷污。不说是大逆不道，但至少是一种不敬或鲁莽之举。对于所有的男人来说，一个女人越是纯洁，就越是愿意使她获得性高潮。这是身体对灵魂的胜利，邪恶战胜了美德，尘世胜过了天堂。这种快乐包含些许邪恶的东西，尤其是当它来自于一个对心上人满怀虔诚的痴情男人。从理性的视角来看，这种感觉很荒谬；就其倾向性而言，也是不道德的。但是，那种撩人的神圣感和微妙性，确实让人觉得妙不可言。于是，踩蹒或玷污女人的贞洁，对于男人而言具有一种迷人的吸引力，一种被他们无意识或有意识地觉察到的力量。在婚姻当中，这种感觉更加复杂：在夺走新娘的贞洁之时，基督徒（任何在基督教文化氛围中长大的人）会有一种罪恶感（因为'肉欲'在他眼中总是与罪联系在一起），通过赋予他某种特权，这种罪行变成了一种合法行为。他具有了玷污贞洁的特权。于是，我们在雪莱（Shelley）的诗歌中可以读到关于基督徒之新婚夜的奇怪描述：'噢，快乐！噢，恐惧！在黎明之前，会发生什么呢？'"。这种感觉本身，若在正常范围内，算不上变态。但是，假如它经过了基督教情感的无限拔高，无疑会变得不正常，尤其是当它导致人们对刚刚进入甚至还没有进入青春期的女孩产生性趣。刚才那位俄罗斯的通信人在一定程度上就具有这种不正常的感觉。托马斯·阿什（Thomas Ashe）在很多诗歌中描述了女孩在这个阶段的性魅力。值得一提的是，阿什是一名牧师。也许，这一点为认为这种吸引力是建立在基督教情感之上的观点提供了支持。专注于让女人得到快乐，这本身不是一种变态，但正如科林·斯科特指出，随着文明程度的提升，它变得越来越不正常，当这种专注不复存在的时候——完全不在乎伴侣的快乐——它成了一种最严重的变态。

女人对于男人则没有这种本能上的要求。[①] 这是大自然决定的。这种情感属于被追求者的角色，绝不是追求者额外的加分项。不过，女人经常或明或暗地表现出一种相关的和对应的欲望：渴望获得偷来或被禁止的快乐。不能说这是一种邪恶或变态的迹象。它似乎是一种在所有良家女子身上都可以找到的自然冲动。在羞涩和胆怯面前，冒险对于女人有一股天然的魅力。夏娃和禁果的故事就体现了这一点，而禁果往往被视为男性生殖器的象征。正是基于这一点，很多人认为在情事上对女人设置各种外在的限制是一种愚蠢的行为。罗伯特·波顿（Robert Burton）引用一位伟大的意大利作家即后来的教皇庇护二世（Pope Pius Ⅱ）的话写道："埃涅阿斯·西尔维斯（Æneas Sylvius）认为，'那些心怀嫉妒的意大利人把自己的妻子锁起来，这种做法很不妥；你越是不让她们做哪一样，她们越是想

---

① 然而，这一点对于有经验的女人来说并不总是成立。前面提到的俄罗斯通信人告诉我，年轻的已婚女子经常在他面前做出一些让他感到害羞的行为，以此为乐。他年轻的时候习惯于假装对情事一无所知，部分是因为害羞。她们这么做的时候，一点也不害臊，反而很兴奋，并总是强调这是为他好，可以让他远离坏女人和自慰。妓女们也经常拿纯洁的男子取乐。汉斯·奥斯特瓦尔德（Hans Ostwald）提到了一个妓女（《性问题》，1908 年 6 月，第 357 页），她疯狂地爱上了一名对女人一无所知的男人；她自己以前从未遇到过这么纯洁的男人，感到很兴奋。有人和我提到过一名意大利妓女，她曾说起自己从一名纯情少男身上得到的快乐，对方的稚嫩和新鲜感（tutta questa freschezza）让她很兴奋。

做哪一样，她们的性情就是这样。给她们足够多的自由，她们反而不会怎么样。'"①

渴望情人表现出羞怯心，这是男人的一种自然本能。但是，男性决不能把羞怯心视为一种性情感，它充其量是女性性冲动的一种表达。动物身上普遍存在这种奇特的本能，大自然通过这种方式更有效地促成了它们的交配。这一点毋庸置疑，细心的观察者们早就进行了确证。维奈特（N. Venette）是最早的性心理学研究者之一，他在这个问题上给出过详细的讨论，认为胆怯的女人比大胆的女人更让人倾心。② 阅女无数的勒迪夫·德·拉·布列塔尼说过，"胆子最小的女孩最容易脸红，也最容易让人体验到爱情的乐趣。"他还说羞怯是一种早熟的性意识，男孩和女孩都是如此。③ 这种观点甚至体现在了通俗的谚语当中。有一句苏格兰谚语说"照姑娘们的做法去做——嘴里说不，但行动上接受"；还有一句威尔士谚语说"表现得越正经，其实越不正经"。④

刚开始，人们不理解为何最害羞的女人最可能与男性建立亲密的关系，因而经常指责她虚伪。但这不是虚伪的问题。害羞和保守的女人在普通的友谊关系中不会和他人过于亲近，因为她对他人的评价非常敏感，害怕自己表现得不够谦逊而招来

①《抑郁详解》（*Anatomy of Melancholy*），第 3 部分，第 3 节。

② 维奈特，《人类的繁衍》（*La Génération de l'Homme*），第 2 部分，第 10 章。

③《尼古拉斯先生》，第 1 卷，第 94 页。

④《克里普塔迪亚：民俗民歌集》（*Κρυπτάδια*），第 2 卷，第 26、31 页，同见第 3 卷，第 162 页。

不好的评价。而在情人那里，她知道自己的行为不会受到非议，羞怯心扎起的藩篱不复存在，如此建立的亲密关系让她更为沉醉，因为它完全不同于她和其他人建立的保守关系。如此，很多脸皮薄的女人不知道如何与同性进行生理上不那么保守的互动，却知道如何与男人进行这样的交往，只要她确定对方不会给出不好的评价。女人们彼此间生理上不那么保守、与性无关的互动也不是不常见。羞涩和敏感的男人在与女人交往之时也是如此。

羞怯心的动物性因素深入到了关于高等哺乳动物之性生活的自然事实当中，尤其是人类的性生活。但是，这种根本性的因素显然无法解释羞怯心的所有表现形式。我们必须转向羞怯心的另一个重要因素，即社会因素。

厌恶感（disgust）是人类一种最原始和最普遍的社会性特征，其基础是一种更加原始的和动物性的恶心感，后者鲜有甚47　至完全不具有社会意义。几乎在所有的人类民族当中，包括最原始的野蛮人，都可以发现对他人某种行为的厌恶感，这种情感会自然地反映在个人的行为当中，因而对个体行为具有引导作用。尽管人类胃部的恶心感与低等动物的恶心感是一样的，但似乎只有人类的恶心感得到了发展和转化，具有了独特的社会属性，成为了一种社会行为规范。① 虽然在不同的生活习惯

---

① "羞怯心最初是一种恐惧感，" 勒努维耶（Renouvier）说道，"害怕别人对我们不乐意，为自己的天生的不足感到惭愧。"（勒努维耶和普拉［Prat］,《新单子论》［*La Nouvelle Monadologie*］，第 221 页。）

和文化背景下，不同民族的厌恶感表现不同，但恶心的反应在根本上是一致的。

据我所知，对恶心现象研究得最为透彻的无疑是里歇（C. Richet）教授。[①] 他的结论是，引发恶心感的是危险性和无用性。消化系统和生殖系统的排泄物及分泌物，要么没有用，要么在广泛传播的原始观念看来非常危险，于是生殖 – 肛门部位成了恶心感的中心区域。[②] 毋庸置疑，这一点在很大程度上解释了为何野蛮人当中的男性不仅对女性表现出了羞怯心，也对同性表现出了羞怯心。很多最原始的野蛮部族在进行这些自然的生理行为之时而别注重隐私。人们常说，衣服的首要作用是突出表达它所包裹的身体，而不是遮盖身体。这种说法有一定的道理，稍后我将表明这一点。但是，它没有说明所有问题。除了具有突显自身性别特征的冲动，在大部分原始男女身上还存在一种隐藏自己的冲动，他们对脱掉围裙或内裤的行为往往表现出难以克服的抵触感。说衣物仅仅具有性引诱的功能，不足以解释这一点。

在我看来，考虑一种在部分野蛮部落当中得到强烈表达的　48

----

① 里歇，"导致恶心的原因"（Les Causes du Dégoût），《人类及其理智》（L'Homme et l'Intelligence），1884 年。这位杰出的生理学家关于恶心感的详细研究虽然不构成关于羞怯心的心理学研究，但它为我们研究羞怯心的社会性因素提供了一个很好的前提。

② 有意思的是，在爱斯基摩人那里，像尿这样的东西被当作一种高价值的东西得到保存，他们丝毫不觉得撒尿的行为有何不妥或让人感到恶心，即便在餐桌旁撒尿（伯克［Bourke］，《世界各国的粪石学习俗》［Scatologic Rites of all Nations］，第 202 页）。

特殊羞怯心，即进食的羞怯心，有助于我们理解羞怯心与恶心感之间的联系。若他人在公共场合吃东西，具有这种羞怯心的人会觉得受到了冒犯。库克提到，塔希提人（Tahitians）完全没有体面不体面的意识，但他们不会聚在一起吃东西，甚至兄弟姐妹也会分开吃，一般隔开一段距离，背对背，各吃各的。[①]在中非的瓦鲁阿人（Warrua）当中，卡梅隆（Cameron）发现他们在喝水或吃东西的时候，会用衣服挡住脸不让别人看见，因此每个人都必须自己生火做饭。[②]卡尔·冯·登·斯坦恩在其关于巴西的著作中提到，巴西中部地区的巴卡伊利人（Bakairi）尽管对于裸体没有羞耻感，但是羞于在公共场合吃东西，而是躲到一边吃。当他们看见他一脸天真地当着别人的面吃东西，不好意思地低下了头，满脸困惑。赫罗尔夫·沃恩·斯蒂文斯（Hrolf Vaughan Stevens）发现，每次他拿东西给奥朗–劳特（Orang-Laut，马来人的一支）妇女吃的时候，她们不仅不会当着丈夫的面吃，甚至不会当着任何男人的面吃，要么自己出去再吃，要么给小孩吃。[③]因此，在公共场合进食在这些人身上所引起的感觉，和我们在公共场合暴露身体所引起的感觉是一

---

① 霍克斯沃斯，《远洋日记》等，1775 年，第 2 卷，第 52 页。

② 《人类学研究所杂志》，第 6 卷，第 173 页。

③ 斯蒂文斯，"关于奥朗贝伦达妇女生活的报告"（Mittheilungen aus dem Frauenleben der Orang Belendas），《民族学杂志》，第 4 期，第 167 页，1896 年。克劳利（《神秘玫瑰》，第 8 章，第 430 页）给出了无数例子，甚至是欧洲的例子。不过，他的重点是性禁忌。我要说的是，下层社会的英国人，尤其是女人，在比自己社会地位更高的人面前吃东西之时，往往会表现出不好意思。无疑，这种感觉部分源于对自身劣势的意识，但这种意识又部分地源自害怕引起对方厌恶的恐惧感，后者是羞怯心的组成部分。

样的。①

很容易理解这种感觉是如何产生的。每当出现生存压力的 49
时候，正如野蛮人偶尔会遇到或一直所面临的，看到本可以放
进自己胃里的食物进入了别人的嘴里，必然会唤起一种混杂着
向往和厌恶的情感。② 人们有时候会看到，女人对进食的私密
性尤为看重，这种情况很可能是因为女性对这种情感的抵抗能
力更弱。随着社会情感的发展，一个人不仅希望可以安全地进
食，还希望避免自己成为被厌恶的对象，以免周围的人产生不
愉快的情绪。因此，私下吃东西成了维持体面的日常要求。一
个在公共场合进食的人——就像在光天化日之下脱光衣服的
人——成为了被厌恶和蔑视的对象。

多年前，我曾作为一名产科学生前往伦敦的贫民区履职。
我发现，在贫穷的妇女当中，尤其是那些不再年轻的女人，她
们的羞怯心主要源自于害怕被别人厌恶的恐惧感。在痛苦和不
适面前，她们脸上充满了可怜的焦虑感，这种焦虑感就是羞怯

---

① 也许可以补充的一点是，进食的羞怯感在文明社会偶尔表现为神经衰
弱型强迫性。杰尼特（Janet）将其作为一种精神衰弱症进行过研究。例如，有
一名 24 岁的年轻女孩，她从 12 或 13 岁开始（青春期）羞于当着他人的面吃东
西，认为这种行为下流丑陋，应该像撒尿那样被视为一种私密行为。（雷蒙德
［Raymond］和杰尼特，《强迫症和精神衰弱》[Les Obsessions et la Psychasthénie]，第
2 卷，第 386 页。）

② "当一个人自己的欲望没有得到满足，又看到别人满足了的欲望，"克
劳利写道，"向往和厌恶以奇特的方式混合在一起。从这里，我们可以看到利
他心的表达，表现为两个方面：一是担心引起别人的欲望，二是担心引起别人
的厌恶。无论哪一种，都会导致个人产生私下进食的心理。"（《神秘玫瑰》，第
139 页。）

心的一般表现。一旦她们意识到我在这种情况下并没有产生厌

50　恶感，羞怯心的所有表现都消失了。① 在分娩这种特殊情况中，

羞怯心可以被还原为害怕引发厌恶感的恐惧感。于是，一旦没

有了这种担心，羞怯心也就不复存在，她们的行为举止变得直

接和自然，就像小孩一样。有一位与我同行的同学也发现了羞

怯心的这个特点：假如他小心维护产妇的羞耻心，产妇自己也

会表现得很谨慎，假如他不这么做，产妇自己也不会这么做。

和我讨论的时候，他的语气比较悲伤，因为这似乎有损女人气

质在他心目当中一直以来的优雅地位。他没有想到它是如此之

浅薄，以至于可以按照自己的意志左右它。② 当时我就想，这

种看待问题的方式实在有失偏颇。任何现象，不能因为我们了

---

① 霍恩埃姆泽认为，害怕引起他人厌恶自己的恐惧感不是羞耻心的构成
部分。但他同时又说羞耻心纯粹是一种内在的精神冲突。而通过上面的例子，
很容易可以看到，害怕引发他人厌恶就是精神冲突的一种表现。一方面是女人
对自己的固有认识，另一方面是有可能被他人赋予更低的形象，两者之间发生
了冲突。一旦她发现两者是一致的，这种冲突就不复存在。

② 当时我们都没有意识到，古人早就发现了这一点。卡萨诺瓦在一个
世纪以前就引用一位朋友的话，说克服女人羞怯心的最简单的方式就是对它视
而不见。他还用了一句谚语，据他说出自亚历山大的克莱门，说看似在女人
身上根深蒂固的羞怯心，实际上仅停留在她们的衣服上，只要脱掉衣服，羞
怯心便荡然无存。卡萨诺瓦引用的这段话出自前面提到的《劝导书》。这一点
似乎对于教父们具有强大的吸引力，他们经常拿来针对女人。我在居普良的
《女人的习俗》(De Habitu Feminarum) 中看过。在杰罗姆 (Jerome) 驳乔维尼
安 (Jovinian) 的论著中也提到了这一点。更具学者天赋的杰罗姆引用了一句恰
当的引文给出了评论："希罗多德写道女人脱掉衣服就丢掉了羞耻心"(Scribit
Herodotus quod mulier cum veste deponat et verecundiam)。在希罗多德那里，这句
话出自古阿斯 (Gyges，第 1 卷，第 8 章)。可见，乔叟 (Chaucer) 在"巴斯夫
人的开场白"(Wife of Bath's Prologue) 的经典描述"他说，当一个女人把自己
的衣服丢掉，也就扔掉了羞耻心"，在古代就有了相应的表述。不用 （ 转下页 ）

解了它的前因后果，就觉得它有所贬低。现在我也这么认为。而且，我比以前更加相信，害怕引起他人厌恶自己的恐惧感在一般的羞怯心及更为强烈的女性羞怯心当中扮演了非常重要的角色。这种恐惧感，与担心失去性吸引力或害怕违反社会规则很不一样。如古罗马的卢克莱修（Lucretius）及后来的蒙田所言，我们的女神在情人面前小心地隐藏生命的隐秘活动（vita postscenia），奇妙的羞怯心将生理上的喜欢和厌恶感拉得如此之近，在很大程度上塑造了在求偶期出现的撒娇行为。一旦有了自信，不再担心引起对方的厌恶，如知道爱人对自己持正面评价，或者只是喝醉了，羞怯心就会自动消失。[1] 在我看来，这种社会性的恐惧感，和动物性的性拒绝态度，是羞怯心当中最根本性的因素。

当然，遮掩的部位是身体的骶椎－耻骨区，从这一事实推导不出社会性因素的重要性。但是，这个位置不仅包含生殖中心，也是排泄中心。在很多低等哺乳动物、鸟类甚至昆虫当中，都明显表现出了对脏污的恐惧感，尽管不同动物对脏污的定义各不相同。很多动物在保持清洁这件事情上所花费的时间和精力比人类还多，在清理或远离排泄物的问题上，经常表现

（接上页）我说，对羞怯心的上述分析可以消除这句谚语中对女性的诋毁。在这种情况下，是否表现出羞怯心，在很大程度上取决于旁观者的态度。就像我们前面看到的，澳大利亚中部地区的少女在脱下身上唯一的一件的衣服之时表现得非常害羞，一旦脱掉并得到认可之后，她们就不再担心了。

[1] 在精神迟钝的状态下，这一点体现得更加明显。格里马尔迪（Grimaldi）发现，有 50% 的精神病人缺乏羞耻心（《现代的精神病院》[Il Manicomio Moderno]，1888 年）。

出明显的焦虑感。[①]因此，羞怯心的社会性因素也许同样具有动物性的基础。

正是基于这种动物性基础，人类发展出了害怕引起他人厌恶的恐惧感。说衣物的目的仅仅是性防御，不足以解释人们用衣服遮盖这一区域的强烈欲望。很多野蛮人不愿意当着他人的面释放自己的自然需求，且他们对这一区域的清洁要求比文明社会的人更高。[②]还有一点可以作为证据：在世界上的某些地方，人们用衣物遮挡的不是前面而是后面。在文明社会，有时候让羞怯心得到最强烈表达的不是阴部而是肛门。这意味着，在这种情况下，羞怯心的最终基础是害怕引起他人厌恶的恐惧感。[③]

以肛门为核心的羞怯心有时候表现得很明显。很多女性对该区域表现出了高度的羞耻感和保守性，对性器官的检查则相对不那么敏感。男人身上也有这种情况。"医生检查我的生殖

---

① 相关案例，见胡赛（Houssay），《动物业》（*Industries of Animals*），第 7 章 "巢穴的防御与卫生"（The Defence and Sanitation of Dwellings）；同见巴利翁（P. Ballion），《动物的清洁本能》（*De l'Instinct de Propreté chez les Animaux*）。

② 斯蒂文斯提到（《民族学杂志》，第 182 页，1897 年），马六甲的迪雅克人（Dyaks）经常清洗性器官，甚至在撒尿后也，用左手仔细洗。尼日尔海岸的杰克里斯人（Jekris）也经常用左手完成这项任务（《人类学研究所杂志》，第 122 页，1898 年）。

③ 隆布罗索和费雷罗（Ferrerò）——区分了羞耻感（pudor）和恶心感（putere），如由变质的阴道分泌物所引发的嫌恶感——认为，在野蛮部落的女性当中，害怕引起男性的厌恶感是羞怯心的唯一来源，今天的一些妓女亦是如此（《女犯》[*La Donna Delinquente*]，第 540 页）。尽管这种恐惧感对于羞怯心的构成确实很重要，但不用说，完全忽视其他因素也必然不合理。

器，我一点也不觉得不舒服，"一位通信人写道，"但我也不会让他们检查我的肛门。"甚至有些医生本人都不愿意做这样的检查，宁愿忍受多年的肛肠失调问题。

"我经常注意到，"有一位医生给我写道，"普通的英国女孩在新婚之后不喜欢或羞于和男人性交，原因仅仅在于性器官与肛门及膀胱离得太近。假如女人的阴道在两个肩胛骨之间，且男人的性交器官与排泄器官是分离的，那么我认为女人对性交的看法和感觉会有所不同。因为不了解人体的结构，女人往往把子宫和阴道看作是肠组织及其排泄口。例如，她们有时候把子宫发炎叫做'肠炎'。而且，有很多甚至大部分女人都相信自己是通过阴道排尿，不知道存在独立的尿道口。她们认为阴部和肛门在一起，并以此为耻。在女人彼此间的对话中，甚至在她们和自己的丈夫或医生的对话中，都不会直呼其名（我指位于上部的产道），而是说'下面'等。"

尽管这种感觉在很大程度上是建立在错误的认知之上，但我们必须承认，它也具有一定的自然基础，甚至不可避免。"爱情在隐私部位面前会面临多大的风险啊！"杜加斯感慨道，"被看见之后，它有可能导致理想的破裂，让你感到恶心，意识到生理上的缺陷，看到生活残忍或冷漠的一面，让美感幻灭，只留下震惊和伤感。这意味着，若一个人没有或不需要羞怯心，不害怕接受爱情的考验，那么他或她必须对自己有充分的信心，坚信自己是优雅的，对自己的生理感受了如指掌，且知道它对另一个人的神经系统和想象力会造成什么样的影响，导致什么样的心理感受。假设把羞怯心还原为一种美

53

学上的不适感，就像一个女人害怕自己不招人喜欢或看上去不够漂亮。然而，这种意义上的羞怯心就能够使人摆脱不安获得内心的安宁吗？有几个女人能像芙丽涅（Phryne）那样镇静自若？即便有女人能做到，谁又能证明其中的镇静不是出自职业性的傲慢？"（杜加斯，"羞怯"［La Pudeur］，《哲学杂志》［Revue Philosophique］，1903 年 11 月。）舒尔茨指出，"男人和女人当然能够互补；但是，一旦未能达成互补，两者之间的差异也许很容易导致一种强烈的厌恶感。"（《年龄分组和男性结合》［Altersklassen und Männerbünde］，第 41—51 页。）他还进一步发觉了这一事实的广泛意义。

我之所以强调排泄中心与生殖中心的距离很近，是因为羞怯心是一种极其复杂难懂的情感，尽可能地把它的本质和基础呈现出来，有助于我们对它的分析。显然，在一般的文明社会，这些基础性的事实通常不会直接呈现人们眼前，甚至根本没有被意识到。随着爱情的复杂化和精细化，以它们为基础生成了各种被理想化的忧虑感、微妙的保守心理以及赏心悦目的优雅性，这使得基础本身的简单性反而逐渐被遮蔽了。

54　　　羞怯心的另一个因素是礼制观念，尤其是关于不洁的礼制观念，后者以对超自然力量的敬畏感为基础，性器官及其功能被认为发挥了这种力量。这一因素在原始文化中得到了高度的发展。也许，它在一定程度上源自于上面提到的因素；不过，它所涉及的领域比羞怯心更为宽泛。因此，在这里我们只是稍做讨论。弗雷泽（Frazer）和克劳利对其有过充分的研究。神秘的敬畏感必然导致这种礼制观念的产生。人们相信，违背它的后果，要比打破性保守或害怕自己招人厌恶的恐惧感更加严重。但是，这三个因素显然是紧密结合在一起的，相互强化，很难厘清它们的关系。

几乎世界上所有的原始文化都相信，看见男性或女性的性器官或性行为，看见性器官的图片甚至名字，都会产生奇特而强烈的作用。有时候是有利的影响，但通常是有害的作用，甚至是既有利又有害。普洛斯和巴特尔斯引用里德尔（Riedel）说，[1] 安汶岛（Ambon）的岛民在水果树上刻上象征女阴的图案，部分是为了提高果树的产量，部分是为了吓跑那些有可能偷果子的人。在卢安果，[2] 所制订的关于性交的预防措施明显与宗教敬畏感有关。在锡兰，（有一位医生写信告诉我）人们崇拜阴茎，奉之为圣物，当地人从不让外人看见自己的阴茎，除非医生强制要看。甚至妻子都既不能看也不能触碰丈夫的阴茎，不能要求丈夫与之性交，妻子必须随时满足丈夫的欲望。野蛮人当中所有经过高度发展的礼制观念，不仅涉及性功能，还或多或少以严肃的方式涵盖了排泄功能。[3] 类似的礼制观念还体现在了犹太人《旧约全书》中的礼仪书、赫西俄德（Hesiod）的诗篇以及伊斯兰教徒的习俗当中。此外，关于进食 55

---

① 《女人》，第 6 章。

② 关于野蛮人当中的一种类似感觉，参见韦斯特马克，《人类婚姻史》（*History of Human Marriage*），第 152 页。

③ 例如，见伯克，《粪便学习俗》，第 141、145 页等。

的羞耻心，其根源绝不仅仅是害怕自己被人厌恶的恐惧感，在很大程度上还应归结为礼制观念。克劳利已经表明，吃喝在原始文化当中通常具有宗教内涵。[1] 敬畏性的神秘和神圣，其影响是如此之深远，以此为基础产生的礼制观念几乎随处可见。有人甚至认为，基于这一点就足以彻底解释羞怯心。雷纳克宣称，"羞怯心的源头是某种禁忌。"[2]

涂尔干（Durkheim）认为，女人所激起的所有厌恶感，都必然是以子宫为核心，因而涉及最严格的禁忌。他顺便说道，这就是羞怯心的源头。"性器官在早期就被遮盖起来，以防它们释放的臭气进入周围环境。遮盖通常是一种拦截巫术的方式。一旦形成，这种做法就会维持下去并随时间发生变化。"

无疑，如雷纳克所示（《戴着面纱的献祭》[Le Voile de l'Oblation]，同上，第 299—311 页），这是面纱所具有的一种派生意义，就是罗马人及天主教堂中所表现的那样，是供奉神明的标志。

在早期文化中，月经被视为一种净化程序，是排除有害体液的危险行为。于是，希腊人称之为"Katharsis"（意为净化）；波爱修斯（Boethius）说"美丽的女人就像一座有下水道的寺庙"（ Mulier speciosa templum ædificatum super cloacam ），体现了中世纪时期对女人的看法。女性的骶椎－耻骨区包括了月经的

---

[1]　克劳利，前揭，第 7 章。

[2]　雷纳克，《迷信、神话和宗教》（ Cultes, Mythes et Religions ）。

源头，因而被视为一种特别重要的禁区。根据摩西律法，若一
个男人脱掉经期女子的衣服，两人都会被砍头（《利未记》，第
20 章，第 18 节）。

很可能，羞怯心的礼制观念因素构成了穆斯林妇女戴头巾
习俗的唯一源头。必须记住，这个习俗不是从穆罕默德开始
的，而是早就存在于阿拉伯人当中。德尔图良也做过描述。[①]　56
在阿拉伯早期，长相俊美的男人同样用头巾遮面，以免被邪恶
的眼睛看到。戴头巾的习俗很可能源自这种巫术 – 宗教性的预
防措施。[②] 据布胥勒（Büchler）的观点，[③] 同一时期的犹太女
人也戴头巾，且从不剪头发；不戴头巾上街就会被看作是妓
女，足以导致离婚；对于通奸女子，惩罚就是摘掉她们的头
巾和剪掉她们的头发。圣保罗（St. Paul）隐晦地劝诫女人戴头
巾，理由是"因为天使"，其真正的理由也可能源自一个古老
的信念，即不戴头巾可能遭到灵体的任意攻击（哥林多前书 [1
Corinthians]，第 11 章，5—6 节）。[④] 类似地，锡兰女人认为
自己必须遮住阴部以防与恶魔性交。甚至到了今天，基督徒们

---

① 德尔图良，《论女人的着装》（De Virginibus Velandis），第 17 章。霍屯督
人（Hottentot）中的妇女同样用衣物遮头，且怎么劝说都不会摘下来（古斯塔
夫·弗里奇 [Gustav Fritsch]，《南非土著》[Eingeborene Südafrika's]）。

② 韦尔豪森，《阿拉伯异教遗俗》，第 196 页。图阿雷格部族（Tuareg）
部落的男人必须戴头巾，而女人可以不戴（杜韦里埃 [Duveyrier]，《北图阿雷
格斯》[Les Touaregs du Nord]，第 291 页）。

③ 引自《人类学文摘》（Zentralblatt für Anthropologie），1906 年，第 1 期，第
21 页。

④ 或者，看见她们的脸蛋有可能导致天使们犯罪。见萨姆纳，《民俗》，
第 431 页。

还在遵守圣保罗的教导，尽管作为其基础的民俗已经不再被认可，甚至无法被理解。

克劳利就头巾的意义总结了一些证据：

"女人的性羞耻心在结婚时得到了强化，男人亦是如此；男女双方对彼此的性畏惧感，其首要特征就是羞耻心。完全礼制化之后，形成了一种观念，即认为在婚礼上满足这些感觉就可以达到中和它们的效果。事实亦如此。在古斯巴达，新郎在新婚之夜与同伴吃完饭之后再去拜访新娘，然后在天亮前离开。此后一直如此，有时候孩子都生出来了，夫妻双方在白天还未见过面。在巴巴群岛（Babar Islands）的婚礼上，新郎需要在黑暗的房间里寻找新娘。假如新娘很害羞，他可能需要找好一阵子。在南非，新郎在婚礼仪式结束之前都可能见不到新娘。在波斯，丈夫在结婚前从未见过妻子。在阿拉伯世界的南部，新郎和新娘需要坐在不同的房间，保持相同的姿势从中午待到半夜，一动不动，不能吃东西；新娘由女人照顾，新郎由男人照顾，两人直到第四天晚上才能见面。在埃及，新郎在仪式完成之前不能看见新娘的脸，甚至不能偷瞥；新郎在仪式中需要揭下新娘的盖头。当然，在埃及，女人戴头巾的习俗更加强化了这一点。在摩洛哥，在婚礼开始前的宴会上，新娘和新郎一同坐在主座上；新娘必须全程闭上自己的眼睛，一动不动地坐着。第二天婚礼结束后，新娘在天黑后被领着走回未来的家。陪同人员打着灯笼带着糖果。新娘闭着眼睛，左右手各被一名亲戚率着，另一名走在她后面的女亲戚帮她让头部保持适当的姿势。新娘蒙着面纱，直到坐上婚床都不能睁开眼睛。到了之后，由一名未婚女性友人陪她坐着。在祖鲁人（Zulus）的婚礼中，新娘的亲友团往新郎家走，新娘躲在其中。到了以后，新郎面对他们站着。在他唱着歌的时候，亲友团突然散开，留下新娘站在那儿，脸上带着珠子串成的面纱。在古毛恩人（Kumaun）那儿，丈夫与妻子牵手之时是他们的第一次见面。在非洲东北部的贝都因人（Bedui）当中，新娘由她的未婚女性朋友带到新郎的房子，全身裹得紧紧的。在耶路撒冷的犹太人那儿，新娘在婚礼仪式上站在篷盖下双眼紧闭，直到入洞房都看不见丈夫的脸。在美拉尼西亚（Melanesia），新娘是由别人背到新家的，背上垫上很多垫子，棕榈扇遮脸，以体现她的羞怯或不好意思。达马拉人（Damaras）的新郎在婚后四天内不能见新娘。当有人在婚礼上向达马拉人的新娘问话，她会用特制头饰的下沿暂时挡住自己的脸。在斯林基特人（Thlinkeet）的婚礼仪式当中，新娘必须目光朝下，全程低着头；在结婚期间，她始终躲在房间的某个角落，新郎不得入内。在耶泽迪（Yezedee）的婚礼上，新娘从头到脚盖着厚厚的纱巾；到了新家之后，再躲到某间黑暗房间的帘子后面，三天后丈夫才能与她见面。在朝鲜半岛（Corea），新娘在婚礼上看到新郎时，必 58
须长袖遮面。满洲（Manchurian）新娘从婚车上下来时第一次露出自己的脸。在原始观念当中，视线是一种传染介质。看见危险的东西有可能给自己带来危险。这种观念与心理上的厌恶感吻合，看见危险的事物会让我们产生厌恶感。这也与性的羞耻感和胆怯心相吻合。在这些习俗当中，我们可以看出来，新娘觉得新郎看见自己是一件危险的事情。这种感觉不同于让她不愿看见新郎或被新郎看见的羞怯感。这些观念解释了新娘面纱或类似隐藏措施的起源。在中国、缅甸、朝鲜、俄罗斯、保加利亚和波斯，新娘用盖头或面纱完全盖住脸部。"（克劳利，《神秘玫瑰》，第 328 页及以下诸页。）

1846 年，亚历山大·沃克（Alexander Walker）写道："在守旧派当中，如英国乡村地区的中产阶级，被别人看见光着脑袋是一件不体面的事情。有这种观念的女人若被看见光着脑袋，会被吓坏了；假如有人推门进来，她会大声尖叫，赶紧跑开躲起来。"（沃克，《美人》[Beauty]，第 15 页。）亨纳普（M. Van Gennep）告诉我，在法国部分地区，如布列塔尼（Brittany），现在还有害怕被别人看见光着脑袋的人。

到现在为止，我还没怎么谈论羞怯心与衣服的关系，更多地是在强调一个确定无疑但经常被遗忘的事实，即羞怯心的起源与着装无关。生理上的羞怯心优先于解剖学意义上的羞怯心，其主要因素的出现时间远早于人们使用衣物或饰品的时间。衣物的出现，最初的心理基础很可能就是羞怯心。有一点必须要注意，即羞怯心的两种主要因素在发展的过程当中必然相互结合，自然而然地发展出更加复杂的情感，尽管这种情感可能不是那么强烈。导致雌性动物牢牢蹲坐在地上的冲动——包括一些非洲妇女，在未束腰布的情况下被他人看到，也会如此——促使她们发展出了更加精致和宽泛的姿态、着装及佩饰。从对男性肢体动作的防御发展为对男性目光的防御，意味着一

种巨大的进步。如此，我们就可以解释羞怯心之于身体各个部 59
位的敏感性，甚至在他人的目光并无恶意的情况下。女性的胸
部或乳房很早就成了羞怯心的核心部位。这一点在诸多全裸
或接近全裸的黑人身上得到了确证。在非洲很多地方，臀部
逐渐成为了羞怯心的首要区域，这种转移在很大程度上也能
够借此得到解释。毕竟，充分发育的臀部往往是一名非洲女
子所能拥有的最大魅力。[①] 类似地，在另外一些地方，脸部成
了羞怯心的核心区域。世界各地的女性在体态或着装上做出
了各种预防措施，以防陌生人和欧洲人的目光，欧洲人的目
光更加无礼。

　　如此一来，仅仅防御目光而不抗拒行为，羞怯的姿态便立
即成了撒娇。当冒犯行为不会带来真正的危险，防御措施也就
是做做样子。既然不存在真正的担忧，做样子的防御就会被视
为一种伪装的邀请。于是，男女双方的互动得到了最文明的表
现，成了一出求爱的喜剧。

　　与之类似，羞怯心的社会性因素，即害怕他人厌恶自己的
恐惧感，可以轻易地与着装或配饰结合起来。甚至在最文明的
民族当中，我们也能够看到女性的服装（有时候香水也是如此）
具有双重目标，即掩藏和吸引。野蛮人当中穿着小围裙的年轻
美女就是如此。事实上，害怕自己招人讨厌，本来就可以提升

----

① 埃明·贝（Emin Bey）说道，莫鲁兰人（Moruland）中的妇女多半是
裸体，有些则束一块腰布，边上挂着树叶。有些黑人部落中的妇女用这种方式
挡着后面；假如身上仅有的遮盖物被脱掉，她们会立即躺在地上以隐藏自己的
裸体。

自己的吸引力。

60　　　有些民族学家认为，[1] 遮羞布及其他原始衣物有可能具有某种生理基础，因为它们保护了最敏感但又未设防的身体部位，尤其是女人。就这一点，必须提到卡尔·冯·登·斯坦恩的观点：巴西部落用的"乌鲁里"等物品，其目的是在遮盖最少部位的前提下实现对性器官黏膜的最大保护。南森（Nansen）提到，爱斯基摩人的遮羞布非常小，以至于经常看不见。这一点在霍尔姆（Holm）给爱斯基摩妇女拍的照片中可以看出来。

　　但显然，往身上系东西的动机一开始不是为了保护身体。澳大利亚中部地区的部落不穿衣服，尽管饱受严寒之苦。除了臂环、项圈和头带，他们有细绳或毛发做的腰带，女人穿围裙，男人戴流苏状的遮羞布。男人的遮羞布很窄，不比一枚硬币宽，根本藏不住性器官，上面一般涂着白色的黏土，尤其是在众多男女相会的舞宴期间。它的目的是引起对他人对性器官的注意。[2] 福斯特在 18 世纪拜访太平洋诸岛上的岛民时，后者还没有被文明社会污染。他说尽管他们没有穿衣服，但觉得有必要用各种饰品打扮自己，尤其是性器官。他补充道，"尽管男性在这方面看上去和女人一样上心，但他们的打扮不但没有隐藏性器官，反而让它更加显眼。"[3] 福斯特提出了一个很有意义的观点，"羞耻感和体面意识只有在性成熟之后才会表现出来"，

---

　　① 　如莱图尔诺，《道德的演化》，第 146 页。

　　② 　斯宾塞和吉伦，《澳大利亚中部地区的北方部落》（*Northern Tribes of Central Australia*），第 683 页。

　　③ 　福斯特，《环球航行观察记录》，1728 年，第 395 页。

正如澳大利亚中部地区的妇女从青春期开始才穿短裙。

　　蒙田写道，"有些东西之所以被隐藏起来，是为了更好地表 61
现它们。"显然，韦斯特马克等人的观点是经得起考验的，即着
装和佩饰的首要目的不是为了隐藏甚至也不是为了保护身体，
在很大程度上是为了增加性吸引力。① 基于前面的讨论，我们
不能认为着装和佩饰是导致羞怯心的唯一原因。只能说，以着
装为核心的诸多感觉构成了羞怯心当中一个非常重要的因素。

　　据说，在澳大利亚的一些部落当中，性器官只有在他们跳
表现性爱的舞蹈之时才会被遮起来；还有人说，有些地方只有
妓女才穿衣服。韦斯特马克发现，"小小的遮羞布，是他们能够
找到的、最有催情能力的东西。"毋庸置疑，这一点不仅适用
于野蛮人，在文明社会同样如此。所有的观察者都看到，野蛮
人的裸体不同于文明社会的"袒胸露肩"，没有性诱惑的涵义。
（在这一点上，韦斯特马克给出了无数案例作为佐证，见《人类
婚姻史》第 192 页及以下诸页。）关于中非地区，费尔金（R. W.
Felkin）医生提到，他在乌干达见过的猥亵行为是最多的；而在
那儿，成年人在大街上裸体会被判处死刑（《爱丁堡医学杂志》
[*Edinburgh Medical Journal*]，1884 年 4 月）。通过对画像或雕塑的
研究，就足以表明裸体远比露骨的着装更纯洁。正如著名艺术
家杜·莫里埃（George Du Maurier）所言，这是一个"所有用

---

　　① 韦斯特马克（《人类婚姻史》，第 9 章）借助大量的插图巧妙地提出了
这种观点。克劳利（《神秘玫瑰》，第 135 页）指出性器官被视为禁区并加以装
饰，不是为了好看，而是为了防止性器官受到魔法攻击，装饰物事实上是一种
永久性的护身符，且性魅力因此得到提升。

过裸体模特的画家和雕塑家都知道的事实（除了一些内心阴暗和心术不正的冒牌货，这些人不够资格欣赏裸体之美），没有什么比裸体更纯洁的了。当美丽的模特们脱光衣服一步步走上舞台，身上已经没有任何能够勾起男人粗俗欲望的东西。"（《软帽子》[Trilby]。）波顿在《抑郁详解》（第 3 部分，第 2 节，主题 3）中用了很多篇幅谈论"爱的诱惑"，并总结说"着装是最能激起欲望的东西。"有人和我说，艺术家的模特什么都不穿比穿 62 一点点更容易让男人有想法。在巴黎的工作室，裸模们就在屏风后面脱衣服。

　　情欲心理学的大师赫里克（Herrick）在"水晶中的百合"（A Lily in Crystal）中对这种穿衣哲学给出了诗化的描述。他说水晶中的百合、溪水中的琥珀以及冰激凌中的草莓，都因为半遮半掩而具有一种别样的风情。他总结说"这是一种裸露的艺术。"斯坦利·霍尔基于近千份的调查问卷总结出了一份调查报告，大多数受访者都是教师。他发现衣服具有三种功能——保护、装饰和洛采主义的"自我感觉"（Lotzean "self-feeling"）——其中第二种功能在童年期表现最为明显。儿童的态度印证了我们对衣物的原始态度。

　　然而，并非所有文化都是如此。在裸体无关乎羞耻的日本，穿衣服的目的是遮掩和隐藏身体，而不是暴露身体。中国也是如此。有一位长期待在欧洲的中国绅士曾经告诉贝尔茨，说他自己已经逐渐理解了欧洲人的视角，但不可能说服他的同胞，让他们相信一个女人借助衣服炫耀自己身材并不意味着她不知廉耻。（贝尔茨，《民族学杂志》，1901 年，第 2 期，第 179 页。）

配饰和衣物经常被设计得非常巧妙，即便是非常小的东西——如卡尔·冯·登·斯坦恩提到的巴西人的"乌鲁里"——它们一般起着装饰作用，这两点足以证明它们的目的是吸引而非避免别人的注意力。有些人极不情愿脱下这些东西，饰品越是微小，抵触感越是强烈；还有些人则完全不在意，围裙有没有穿好关系不大。这些东西给人带来一种自尊感，满足了人类尊严和性渴望所要求的某些情感。因此，脱掉一个人的衣服意味着羞辱此人，甚至在荷马时代就是如此，如尤利西斯（Ulysses）威胁要脱光梯厄斯忒斯（Thyestes）的衣服。[①]

穿衣服的习俗一旦形成，另外一种因素的重要性就会得到彰显，并增强女性解剖学意义上的羞怯心，即社会－经济因素，它涉及一种把女性视为财产的观念。瓦伊茨及后来的舒尔茨、莱图尔诺都坚持认为，丈夫们的嫉妒心是女人穿衣服的首要原因，因而是引发羞怯心的间接原因。18世纪的狄德罗（Diderot）曾明确表达过类似观点。的确如此，有些女人是在婚后穿衣服，有些女人在结婚前不穿衣服，即便已经成年。正如曼泰加扎及其他人所表明的，有些地方是男人裸体而女人穿衣服，穿衣服被视为一种不体面的行为，必须费口舌才能让男人接受这种行为。女人在婚前通常更自由，不会被要求保持纯洁，同时也裸体；婚后则穿上了衣服，失去了自由。在丈夫的

63

----

① 《伊里亚特》（*Iliad*），第2卷，第262行。瓦伊茨给出了很多例子表明裸体有时候代表着屈服（《人类学》[*Anthropology*]，第301页）。

心里，衣服似乎是一种道德和物理防御，可以保护其资产。①
这种想法不合逻辑但很自然。于是出现了一种人为的观念，即
认为女人裸体是一种不雅的行为。财产权的观念也因此有所延
伸，父亲获得了对女儿的处置权。人们开始赞赏女人的贞洁，
并影响到了未婚的女人。非洲西海岸的女子必须始终保持贞
洁，因为她首先属于父母，其次属于她的丈夫。② 甚至到了 17
世纪，基督教的伯内特（Burnet）还基于同样的理由要求女人保
64 持贞洁。③ 在诸多构成羞怯心的复杂情感当中，这种观念也许是
人类文明从野蛮时代所继承的一种首要的和最顽固的因素。

　　这种经济因素必然会导致羞怯心产生一种新的道德因素。
假如一个女人的贞洁属于另一个人的财产，那么羞耻心就成了
女人的一种必要品质，以使男人们不会因为侵犯他人财产权而
受到惩罚。女人们被反复灌输要有羞耻心，以免让别的男人受
到诱惑。因此，男人们不允许女人太随便，这是一个激发女
性羞怯心的新因素。在灯塔骑士（Knight of the Tower）兰德
里（Landry）于 14 世纪完成的著作中，他对女儿们的教导就
真切地体现了这一点。兰德里给女儿们讲述了大卫因为拔士巴
（Bathsheba）的轻率之举所遭遇的麻烦，警告她们"每一个女
人都应该虔诚地守护自己，在穿衣打扮和洗浴之时不要露出身

① 凯尔特民族在野蛮时代似乎不怎么把女性视为一种资产。很可能（从
17 世纪莫里森的《游记》可知），裸体的习俗在在爱尔兰上层社会女性当中持
续时间最久。

② 埃利斯（A. N. Ellis），《西非黄金海岸的坻语民族》（*Tshi-Speaking Peoples*），第 285 页。

③ 伯内特，《罗彻斯特传》（*Life and Death of Rochester*），第 110 页。

体，不能为了虚荣心或引起他人的注意而露出头发、脖子、胸部或其他任何应该遮住的部位。"辛顿甚至认为"身体羞怯感"（body modesty）完全是一种由男性强加给女性的习俗，目的是成全男人自己的美德和利益。这种动机虽然不是羞怯心的唯一源头，但它是羞怯心之经济因素的必然产物。

在欧洲，人们一般所理解的中世纪骑士精神很可能与羞怯心存在某种联系。在中世纪早期，人们对异性身体的了解程度应该远超过野蛮时代。在浴室中必然发生过大量的乱交行为，对裸体毫不在意。涂尔干指出，[①] 这种现象部分因为基督教道德力量的日益强大发生了变化，后者认为异性之间任何形式的亲密接触都有罪，部分因为骑士精神的影响而有所转变。骑士精神在道德和美学上对女性存在理想化，认为她们是体现文明之优雅性和精美感的典范。这种理想化的形象与当时流行的两性关系不相容，于是男人和女人被一股奇特的力量逐渐隔离开来，刚开始仅仅发生在艺术和文学领域，后来逐渐影响人们的现实生活。

当人们从野蛮状态慢慢进入文明社会，羞怯心会表现出一种新的特征——其实也不算新——即繁杂的社会礼节。[②] 文明扩展了羞怯心的范围，同时使它具备了更多的形态。17 世纪

65

---

① 《社会学年鉴》（*L'Année Sociologique*），第 7 年，1904 年，第 439 页。

② 1657 年，雷亚尔的塔莱蒙（Tallemont des Réaux）开始创作他的《故事集》（*Historiettes*）。他对朗布耶侯爵夫人（Marquise de Rambouillet）有过一番评价："她的礼节太周到了……我们都不好意思张口。其实是没有必要。"半个世纪之后，英国的曼德维尔（Mandeville）在其《蜜蜂的寓言》（*Fable of the Bees*）的附录中写到，儿童从很小的年纪就被灌输了过于正经的羞怯心。

的法国和 18 世纪的英国代表了早期的现代欧洲文明，两者都对羞怯心的细枝末节有着特别的关注。朗布依埃旅店（Hotel Rambouillet）的常客们，莫里哀（Molière）讽刺地称呼他们为"宝贝们"（précieuses）。他们不仅言语精致，还使得相关的感觉和观念得到了进一步的提炼，扩展了羞怯心的边界。[①] 在英国，在斯威夫特（Swift）和斯特恩（Sterne）等著名畅销书作家的作品中，随处可见的省略号、破折号和星号体现了羞怯心的另一种狂热。以斯特恩为代表的色情文学，在当时的社会风气之下只能以这种方式得到表达。那些不通世事和沉迷书本的有闲人士主导了羞怯心的规则，毫无疑问，主要是指经常出现在沙龙和会客厅的女士们；她们不断对女性的言行举止提出新的要求，精益求精；规则一直在变，日甚一日，一旦违背或忽略它们就会被视为粗俗或不庄重。

有一种习俗很可能就是在这时候形成的，即随意选择一些私人用语来指代某些被视为不体面或不庄重的身体部位或功能。这些不同家庭当中独立形成的私人俚语，尤其是在女性之间，还有情人之间，现在几乎成了通用语。这种现象不仅仅发生在某一个欧洲国家。意大利的尼科福（Niceforo）将其视为一种社会防御武器，以应付他人的好奇心或不利环境。借助这种方式，可以谈论某些只有自己人才能听懂的事情。它既有交流

---

① 有时候，礼仪化的羞怯心成了一种假道学，福莱尔称之为"程序化的性道德"。假道学是一种僵化的羞怯心，失去了互动的生命力。在理性的文化人身上，真正的羞怯心本能地受动机与环境的影响，在各种关系中进行敏锐的互动。

上的便利性，又可以表达一些被认为不适宜直接说起的事情。此类俚语主要涉及骶椎－耻骨区域，这一点足以表明，这种现象背后的动机之一就是避免不体面的话语，后者是羞怯心在文明社会中的主要特征之一。羞怯心不仅要求身体被遮盖，还进一步要求语言的伪装。从表面上看，这种伪装似乎是半开玩笑半认真；但从整体上看，也是必然的。

　　体现在话语上的羞怯心还有一个更深层和更原始的基础。在现代欧洲，这个基础仅在 18 世纪早期有着明显的表现。正如杜福尔所言，"做可以，说不行，全世界都是如此。"说这是因为羞怯心从行为扩展到了对行为的语言描述，这种观点不足以解释语言的保守性，因为语言当中的羞怯心要比行为当中的羞怯心更加根深蒂固。克莱保尔（Kleinpaul）说得对，"对于不体面的事情，相较于做这样的事，害羞的女人更害怕说这样的事；她们相信遮羞布是给嘴巴准备的。"（克莱保尔，《暗语》[Sprache ohne Worte]，第 309 页。）这种心态与我们前面讨论过的宗教和礼制因素有关。它在语言上的表现似乎是出于本能，因为在最原始的部落当中也能找到它的痕迹，后者经常觉得某个名字过于神圣或危险而不能被说起。在澳大利亚中部的部落当中，人们不仅有一个普通名字，还会给自己取一个圣名或私密的名字，只有长者和充分信任的内部成员才知道。瓦拉孟加人（Warramunga）甚至不允许女人说出男人的普通名字，尽管她知道。（斯宾塞和吉伦，《澳大利亚中部地区的北方部落》，第 581 页。）在神秘的性领域，这种心态很容易生根发芽。在很多地方，男人有男人的说法，女人有女人的

67

用词。在异性之间，对它们的使用会很谨慎。异族通婚不足以解释这一点。（克劳利，《神秘玫瑰》，第 46 页。）用某个特殊的词来表示生殖器官或功能，这种现象非常普遍。在中昆士兰的西北地区，性器官既有体面的说法，也有不体面的说法。例如，在米塔科迪人（Mitakoodi）的语言中，阴部的体面说法是"me-ne"，而"koon-ja"和"pukkil"是两种最下流的表达。（罗斯，《昆士兰土著居民的民族学研究》[*Ethnological Studies Among the Queensland Aborigines*]，第 184 页。）在马来人当中，"puki"是对女阴的粗鄙表述，只有患有强迫性神经紊乱的人才会当众这么说。（吉尔曼·埃利斯 [W. Gilman Ellis]，"拉塔病" [Latah]，《精神科学杂志》[*Journal of Mental Science*]，1987 年 1 月。）对于性事，斯瓦希里人（Swahili）当中的女性有自己的隐喻表达。（扎克 [Zache]，《民族学杂志》，1899 年，第 2—3 期，第 70 页及其以下诸页。）萨摩亚的年轻女孩委婉地用一个不常用的词"aualuma"称呼阴茎。（《民族学杂志》，1899 年，第 1 期，第 31 页。）在今天的欧洲也是如此，相较于其他阶层的女性，年轻的农家女子表现更为明显，她们在任何情况下都会避免直接说出性器官的名字。

　　看似奇怪的是，罗马人在文学作品中对生活中最隐私的内容都有着赤裸裸和事无巨细的描述，但是对最普通的性交行为却不敢说粗鄙之语——这种敬畏感的最终基础显然是宗教——甚至远不如我们的胆子大。杜福尔指出，"值得一提的是，古罗马的妓女羞于在公共场合用不雅之词。即便是高等妓女和色情诗人的对话，用语也不会怎么露骨。诗人称呼她'我的玫瑰'、

'我的王后'、'我的女神'、'我的白鸽'、'我的光'和'我的星星',后者回之以'我的珠宝'、'我的甜心'、'我的小鸟'、'我的佳肴'和'我眼中的苹果',从不用直白之语,最多说'我要爱!'(Amabo),这是常用的一种表达,千言万语尽在其中。在亲密关系建立之初,他们彼此以兄弟姐妹相称。这些称谓在所有的妓女那儿都是一样的。"(杜福尔,《卖淫史》,第2卷,第78页。)罗马人对不雅词汇的恐惧感是如此之强烈,甚至于医生们都不得不用委婉的用语称呼尿,尽管人们可以在餐桌上公开谈论尿壶(据阿森努斯[第12卷,第17章]的说法,这种行为源自希巴利人[Sybarites]的一种习俗)。懂礼貌的客人不会直接说自己要小便,而是弹一下手指(杜福尔,前引,第2卷,第174页)。

在现代欧洲,从各个国家早期的现实主义戏剧和文学作品可以看出来,人们在17世纪之前并不害怕直接谈论骶椎－耻骨部位及其功能。不过,月经是一个例外。不难理解为何如此。月经不仅仅是一种女性的功能,它还与另一种更重要的信念的有关:罗马人普遍相信,月经具有特殊的神秘性和危险性。世界上其他地方的人同样有这种信念。在西方,这种信念在中世纪得到了延续。(如见普洛斯和巴斯特尔的《女人》,第1、14卷;霭理士,《男人和女人》[Man and Woman],第4版,第9章。)"menses"(每月的)是一种委婉的表达,大部分古老的称谓都差不多。关于18世纪以前的女性术语,舒里格斯(Schurigius)给我们提供了大量的信息(《处女学》[Parthenologia],1792年,第27及以下诸页)。他指出,不论是在拉丁国家还是日耳曼国家，人们一般都用表示"花朵"的概念指代月经，因为绽放的花朵意味着孕育果实。他说德国的农家女子称之为玫瑰花环（Rosenkrantz）。他还列举了一些当代女性表示月经的名称，有些还相当稀奇。例如，意大利的女人称之为"侯爵大人"（marchese magnifico）；德国女士一般说"我收到了一封信"，或者说她们的表亲或姨妈来了。这些称谓和女人们今天的表达方式非常类似。

对月经的委婉表达不仅限于欧洲，在野蛮部落当中亦是如此。据希尔·陶特（Hill Tout）的记录，对于经期女子，有一种说法是"正穿着鹿皮鞋"，而同一部族的另一支则说"正并着膝盖"，"出去了"（暗指在此期间单独待在小屋里），等等。

69 　　不过，我们不能认为这个过程强化了她们的羞怯心。恰恰相反，它的作用是稀释羞怯心。对羞怯心的服从变成了完成一系列社会礼节要求的身体动作，尽管根深蒂固的自然基础没有变。巧的是，18世纪不仅出现了这种社会礼节，还出现了一种全新的哲学冲动，后者致力于分析甚至消解羞怯心的概念，尤其是在法国。

　　17世纪，逻辑和理性的思维方式迅速占据了主导地位，再加上几何学和数学科学的新进展，18世纪的法国出现了一种得到普遍认可的观念，即认为人类习俗和人类社会应该建立在某种严格的逻辑和理性基础之上。这种信念忽视了自然的情感需求，后者在19世纪之后才得到研究。但它也起到了一种巨大的作用，即扫清了一切无用的偏见和迷信，这一要求在法国大革命中达到了巅峰。对于 18 世纪的知识分子看来，羞怯心是一个诱人的未知领域，有待人们用理性精神去探索。

18 世纪的杰出人物把握羞怯心的方式，在 1750 年的一场对话中得到了最生动的体现。这场对话发生在一位杰出女演员吉诺娜小姐（Mlle. Quinault）的餐桌旁，记录在了德毕内夫人（Madame d'Epinay）的回忆录中。杜克洛（Duclos）首先说道，"一种好的美德，是人们早上一睁眼就牢牢抓住的东西。"他进一步说，"一条道德法则必须在任何地方任何时候都有效，而羞怯心不满足这个条件。"诗人圣兰伯特（Saint-Lambert）回应说，"必须承认，没有堕落过，就不知道纯洁有什么好。"杜克洛接着说，"或者说没有放肆过，就不知道羞怯有什么好。"最后，圣兰伯特带着诗人的热情滔滔不绝地说了起来，提出在结婚时当着他人的面圆房是可取的。[1] 看待羞怯心的这种态度，再加 70 上希腊潮流的复兴，18 世纪末女人们开始穿透明的薄纱，甚至什么都不穿走在香榭丽舍大道。这不仅有损于她们的健康，事实上也过于暴露了。[2] 如我们所知，18 世纪的这种精神最终并没有消解人们的羞怯心。不过它也让我们清楚地看到，其中哪些因素源自永恒的自然基础，哪些因素不过是暂时性的表达。获得这种认识并不是一件容易的事情，即便对现在很多人来说

---

[1] 《德毕内夫人回忆录》(*Mémoires de Madame d'Epinay*)，第 1 部分，第 5 章。30 年前，英国的曼德维尔写道"女人的羞怯心完全是习俗和教育的结果。"

[2] 龚古尔（Concourt），《管理委员会期间的法国社会史》(*Histoire de la Société Française pendant le Directoire*)，第 422 页。衣服都变得和薄纱一样，不再遮住手脚，甚至宽松的连衣裙一度被视为粗陋的古董而被抛弃。

也很难。如毕晓普夫人（Mrs. Bishop）即伯德小姐（Miss Bird）这般聪慧的旅行者，在第一次去日本之后还得出结论说日本女人不知羞耻，因为她们不介意在洗澡时被他人看见自己的裸体。二十年后，她向贝尔茨医生承认自己错了，"一个裸体的女人也可以是一位体面的女士。"[①] 在文明国家，对羞怯心的态度因地域、社会阶层的不同而有着不同的表现。但不论表现形式如何，这种冲动本身根深蒂固。[②]

因此，羞怯心足以成为或塑造一种传统，一股模糊但巨大的力量；它不仅对那些缺乏理性精神的人具有特殊的影响力，且植根在所有人的本能之中。[③] 如今，它已经转变成了一系列与体面意识相关的情感，"羞怯心已经僵化成了社会风俗"。相较于它最初的状态，这种情感更容易屈服，只要理由足够强烈或充分。于是我们看到，文明社会的潮流可以轻易地征服解剖

[71]

---

① 《民族学杂志》，1901 年，第 2 期，第 179 页。

② 在汉诺威的乡村地区，帕斯托尔·格拉斯霍夫（Pastor Grashoff）说"自然需求不论以何种方式得到满足，都无关乎羞耻心。"不过，他又说"从总体上来看，乡村地区的男人没有羞耻心的概念。"这种说法就不对了，也和前面的观点相矛盾。(《德国的性道德关系》[Geschlechtlich-Sittliche Verhältnisse im Deutsche Reiche]，第 2 卷，第 45 页。)

③ 经常有人说妓女没有羞耻心，但这不符合事实。在很多时候，她们的羞耻心虽然相对较弱，但仍然真实存在（如见罗伊斯 [Reuss]，《卖淫》[La Prostitution]，第 58 页）。隆布罗索和费雷罗（《女人》，第 540 页）指出，相较于良家妇女，妓女在月经期间对卖淫的抗拒感通常更加强烈。卡拉里（Càllari）曾说，让西西里岛的妓女在交易时脱光衣服不是一件容易的事情。阿雷蒂诺（Aretino）也早就说过，妓女最厌恶无偿的袒胸露肩（《皮帕》[La Pippa]。没有羞耻心的妓女通常会假装有。费里亚尼（Ferriani）（在其《少年犯》[Delinquenti Minorenni] 中）提到，曾经有 97 名未成年人（大部分是女性）被控败坏公德，其中 75 人假装有羞耻心。在费里亚尼看来，他们事实上根本没有。

学意义上的羞怯心，迅速地说服人们展示或凸显身体的任何部位，而美洲印第安人中的女性和伊斯兰教国家中的蛮族妇女尚不愿意在生孩子的时候抛开她们的羞耻感。在原始民族当中，尽管羞怯心有时候表现得非常古怪和专制，但仍然得到了严格的遵守。在他们身上，羞怯心接近于一种不可抗拒的真实本能。然而在文明国家，把羞耻心置于真正的人类需求之上的做法只会招来嘲笑和蔑视。

第三章

脸红意味着害羞——脸红的现象——影响脸红难
易程度的因素——黑暗，隐藏脸部等

72　　羞怯心是如此之根深蒂固，不论外在形式如何变化；又是
如此之延绵不绝，贯穿于文明的每一个阶段。尽管算不上一种
真正的本能，但是说它不存在生理学的基础，也是不可能的。
毋庸置疑，血管舒缩机制属于这个基础的构成部分；在人类身
上，最明显的标志就是脸红。所有与恐惧感相关的情感——羞
耻、腼腆和胆怯——在一定程度上都得到了该机制的支持，尤
其是羞怯心。[①] 脸红是对害羞的确证。

---

① 梅里诺指出，脸红一直与恐惧相关，意味着有些东西需要隐藏起来，
害怕被发现。在害羞、胆小或困惑的时候，就可能出现脸红。（"为什么脸
红？" ［Pourquoi Rougit-on？］，《两个世界评论》［Revue des deux Mondes］，1893 年
10 月 1 日。）帕特里奇（Partridge）说道，"所有的证据都似乎表明，脸红时的
心理状态属于某种恐惧感。感到害怕、心跳加速、逃跑的冲动、想躲起来和
感到震惊，所有的这些都支持这种观点。"

事实上，脸红只不过是机体紊乱的部分表现，甚至是一种偶发性的表现。研究过 120 例脸红案例的帕特里奇发现（《教育学院》[*Pedagogical Seminary*]，1897 年 4 月），脸红一般具有如下特征：腰部附近发抖，四肢无力，有压力、颤抖，发热，胸部有重压或击打感，从脚部热气上涌，心脏颤抖，发懵然后心脏剧烈跳动，忽冷忽热，眩晕感，脚趾和手指刺痛，麻痹感，喉咙里有东西上来，眼睛刺痛，耳鸣，脸部有刺痛感，脑袋发沉。帕特里奇认为这主要是一种中枢系统的紊乱和大脑血液循环的变化；先是强烈的神经刺激，然后脸部皮肤泛红；脸红确实属于变化的一部分，但不过是很小的一部分。

曾经有人讨论过为什么只有脸部泛红，以及皮肤泛红的现 73 象在多大程度上局限在脸部。亨勒（Henle）认为，我们之所以脸红，是因为精神状态所引发的神经活动首先出现在脸部，取决于神经系统的解剖学结构（《关于脸红》[*Ueber das Errȯthen*]）。达尔文提出，我们关注某一个部位，就会导致这个部位的毛细血管活跃起来，而脸部是注意力的首要目标（《情感的表达》[*Expression of the Emotions*]）。也有人认为，脸红是性兴奋的残留特征，羞耻感来自于一般意义上的性兴奋；脸红现象一度普遍存在，如今在一些原始民族的妇女当中依然如此；仅在脸部泛红的原因是性选择，以此增强美感。费雷（Féré）曾经检查过一个 13 岁男孩的裸体；当费雷说他有自慰习惯的时候，小男孩的脸、脖子、躯干和四肢，前后都泛红了，除了手和脚。费雷追问，这种全部泛红的现象是否比我们认为的更普遍，或者它更容易在裸体状态下发生。（《生物学学会报告》[*Comptes-rendus*

Société de Biologie]，1905 年 4 月 1 日。）还有，帕特里奇提到过一
个手都红了的案例。

　　脸红与性相关，这一点毋庸置疑。它主要发生在女性身上，
在青春期表现最为强烈，主要发生在出现性暗示的情况下。在
帕特里奇调查过的 162 个案例中，最常见的原因是与异性相关
的玩笑。有人说"勃起就是阴茎的脸红"。斯坦利·霍尔似乎
认为，脸红是生殖器泛红的替代特征，从生殖器周围转移过来
的，目的是抑制恐惧感；就像女孩们经常咯咯地笑，这是排遣
羞耻感的替代方式；因此，脸红源自于一种古老的性恐惧感；
它是性兴奋的一种表现形式，其中也许包含着某种快感。①

　　布洛赫（Bloch）认为脸红与性相关，因为脸部及性器官泛
红是性情感的伴随特征（《对性精神病的病理学研究》[*Beiträge*
74 *zur Ætiologie der Psychopathia Sexualis*]，第 2 卷，第 39 页）。有一位
通信人写道，"您不觉得，脸红和勃起现象背后的血管扩张非
常相似吗？之所以觉得尴尬，是因为知道某些事情不适合在当
下的场合发生。抑制不合时宜的事情发生，有可能引发一种害
怕他人厌恶自己的恐惧感。我曾经注意到，有一名年轻和敏感
的女子在听到他人的持续恭维之时脸红了。这种脸红似乎伴随
有某种快感而不是恐惧或厌恶感，反而感觉很好。在脸红的时
候，大部分女性说自己之所以感到不舒服，是因为'它似乎不

---

　　① 斯坦利·霍尔，"论恐惧感"（A Study of Fears），《美国心理学杂志》，
1897 年。

受她们控制。'当她们意识到没有必要去控制它，恐惧感也随之消散；血管的舒缩产生了一系列的影响，如产生某种美好的感觉，阴茎的勃起等。如此，脸红既是血管舒缩的轻微表现，又具有一定程度的性意义：通过它发出的警示信号和唤起的恐惧感，使得其他的性效果受到了抑制。当性刺激不再受到限制，如在婚姻关系中，就不会那么容易出现脸红；即便发生，它也很少是因为担心才出现的。"

毫无疑问，脸红具有性吸引力。脸红意味着想要躲藏和抗争，它会自动唤起对方追求的冲动，而这正是求偶期的状态。女性多少意识到了这一点，男性也是如此。若郎无情或妾无意，这种心知肚明会进一步加剧彼此的尴尬。胭脂的古老用途证明了脸红的魅力。达尔文说过，在土耳其的奴隶市场，越是容易脸红的女孩价格越高。让女人脸红甚至难堪，是男性获得满足感的常见手段。

野蛮部落中的男女，虽然皮肤黝黑，但同样脸红。（关于不同民族的脸红现象，见瓦尔茨的《关于原始民族的人类学考察》[*Anthropologie der Naturvölker*]，第 1 卷，第 149—150 页。）很可能，自然选择及性选择支持脸红现象的出现。人们经常发现，相较于正常人，罪犯或其他反社会分子——不论是因为生活习惯还是先天异常——更不容易脸红。克罗纳（Kroner）说："害羞和脸红之间的特殊关系，源自于某种社会选择机制。不会脸红，对于一个男人而言显然可以带来直接的好处；但同时，它也是一种劣势，因为别人可以通过其他方式知道他没有羞耻心。一般来说，这样会使他失去繁衍的机会。这种社会选择在 75

女性身上体现得尤为明显。正因如此，女人比男人更容易脸红，程度也更深。"(《身体感觉》[Das körperliche Gefühl]，1887，第 130 页。)

脸红的重要性，脸红所体现的情感困惑，体现在了如下事实当中：通过缓解情感上的困惑和混乱，可以获得平息羞怯心的效果。换句话说，我们所面对的是一种恐惧感——在很大程度上是一种自我恐惧——它驱使我们去隐藏或掩盖；一旦有理由不再担心，即便引起脸红的表面原因没有变化，恐惧感也会自动消失。

这就是裸体本身无关乎羞耻心的原因。裸体能否唤起人们的羞怯心，取决于这一点。假如羞怯心的所有因素都没有被激活，不存在令人尴尬的自我关注，本人和旁观者都认为这种举止没有任何问题，那么裸体与最严谨的羞耻心也是相容的。安格尔（Ingres）的学生杜瓦尔（A. Duval）告诉我们，美术学院有一个女模特，有一次安安静静地坐在那里做裸模，突然尖叫起来拿起衣服盖在身上。她说自己看到屋顶上有一个工人透过天窗好奇地盯着她。[1]隆布罗索也曾描述了一位外交官的妻子，在一次聚会的时候突然发现自己是唯一穿着晚礼服的女士，突

---

[1] 男性对异性好奇的目光同样非常敏感。这个原因，以及害怕他人厌恶自己的恐惧感，也许解释了为何男人不愿意在女画家和女医生面前脱衣服。有人告诉我，很难说服男人在女艺术家眼前一丝不挂地摆姿势。数年前，乔纳森·哈钦森（Jonathan Hutchinson）爵士被迫将自己博物馆里的女性专业人员从教育示范组调离，"因为男性病人不愿意在她们面前脱衣服。"女性病人则没有这种不情愿。不过要知道，女性已经习惯了男医生，而（英国的）男性还没有习惯有女医生。

如其来的羞耻感让她忍不住掉下了眼泪。

如此看来，羞怯心必然依赖于身边其他人的感受。一个人 76
没有表现出羞怯心，并不意味此人没有羞怯心；旁观者一旦用
好色、好奇或责备的目光看着他或她，就会立即表现出羞怯的
反应。在世界各地的原始部落中都可以发现这种情况。日常生
活中偶尔裸体的日本女性，只要没有引起不愉快的关注，就会
表现得十分坦然；一旦欧洲人用好奇和不礼貌的方式打量她
们，就会立即让她们感到不堪。史特拉兹是一名医生，他长期
生活在经常裸体的日本人当中，发现日本女性在他面前不会觉
得尴尬。

很多人发现，黑暗可以抑制羞怯的表达，可以掩盖或让人
看不到脸红。古人早就看到了这一点。波顿在《抑郁详解》中
引用丹迪努斯（Dandinus）的话"夜色意味着放纵"（Nox facit
impudentes），直接将它与脸红联系起来。西爱那（Siennese）的
小说家巴尔加利（Bargagli）在 16 世纪写道，"人们都说，女人
们会在晚上做自己白天不会做的事情。"的确，大城市中的妓女
纷纷在晚上出来活动，而卖淫通常被视为不知羞耻的典范，更
能说明黑暗与羞耻心的联系。与此同时，在最有羞耻心的女性
身上，同样可以看到这种联系。据说，晚上的女人比白天的女
人更加真实。钱伯伦（A. F. Chamberlain）把女人的这个特点称
之为"暗夜激发的活力"。

"暗夜激发的活力，这种原始力量的影响，在女性身上有多
方面的体现。事实上，女人在某种意义上是一种夜行动物；现

代女性（欧洲南部国家和美国的情况很好地体现了这一点），无论是在生理方面还是道德方面（如跳舞和夜间的智力活动），在晚上明显更加活跃。也许，白天的日常活动于她们而言是一种休息，展现了生活平凡无奇的一面，夜生活才能展现她们真实的一面。"（钱伯伦，"工作和休息"［Work and Rest］，《大众科学月刊》［*Popular Science Monthly*］，1902 年 3 月。）吉斯勒（C. M. Giessler）研究过黑暗对人类精神生活的一般影响，他也同意这种看法。（吉斯勒，"黑暗对人类精神生活的影响"［Der Einfluss der Dunkelheit auf das Seelenleben des Menschen］，《科技哲学季刊》［*Vierteljahrsschrift für wissenschaftliche Philosophie*］，1904 年，第 255—279 页。）我没能读到吉斯勒的文章，据评论，他的结论是：在运动极（motor pole）和感受极（sensitive pole）之间，在暗处的精神生活更接近运动极，属于早期发育阶段的现象表现得更加明显，运动记忆的机能大于表征记忆的机能，注意力多于统觉，想象比逻辑思考多，自私心高于利他心。

有一点看上去很奇特，就是近视对羞怯心的影响和黑暗类似。尽管不合逻辑，但这一点很自然。我很确定，不论男女，近视的人戴上眼镜比不戴眼镜更容易感到害羞。近视的人很难意识到，自己在他人眼中的形象，远没有他人在自己眼中那般模糊不清。待在盲人身边似乎同样可以防止害羞。[①] 有意思的

① 坎贝尔医生在"病态的害羞"这份有趣的研究中写道（《英国医学杂志》，1896 年 9 月 26 日），"我认识一位害羞的男人，他经常待在一位盲人的房子里，帮助自己酝酿信心；然而，一旦盲人的家人走进房间，他又会像以前那样害羞，希望自己离得远远的。"

是，先天性眼盲的儿童对抛头露面的敏感度和正常儿童一样，且容易脸红。[①] 原因可能是，他们精神上的焦点被一直以来的眼盲永久性地改变了，于是和正常人的反应一模一样。他们的眼盲是永久性的，完全意识不到自己有没有被别人看见，和没戴眼镜的近视眼不一样。

当然，黑暗之所以带来勇气，不仅仅因为可以掩盖脸红；它还能够平息当下的自我认知，这种有意识的自我认知一直构成恐惧感的源头，而脸红就是恐惧感的表现。因为脸红现象的存在，我们必须承认脸部和作为羞怯心之核心区域的骶椎－耻骨部位构成一种奇特的补充关系。埃明·贝提到，部分非洲部落中的女性平时裸体，但在害羞时会用手捂住脸部。马尔西亚（Martial）早就观察到，纯真的女孩在看到阴茎时会捂着脸，透过手指缝偷偷地看。若羞怯心的首要关注点是脸部，就像很多伊斯兰教徒那样，往往不会在意暴露身体的其他部位，甚至有时候包括骶椎－耻骨区，更别提胳膊和大腿了。[②]

78

---

① 关于这一点，斯坦利·霍尔（"抛头露面和脸红"［Showing Off and Bashfulness］，《教育学院》，1903 年 6 月）引用过珀金斯盲人研究所（Perkins Institute for the Blind）阿南诺斯医生（Dr. Anagnos）的研究。

② 18 世纪的索尼尼（Sonnini）写道，埃及的乡村妇女仅穿一件衣服，从腋窝到膝盖，两边都敞着，因而任何动作都会使身体暴露出来。"但是女人们很少为此困扰，只要没露脸就行。"（《埃及游记》［Voyage dans la Haute et Basse Egypte］，1779 年，第 1 卷，第 289 页。）卡萨诺瓦在君士坦丁堡的时候，改信伊斯兰教的德邦内瓦尔伯爵提醒他，对于可以轻易赢得其好感的女子，千万不要去看她的脸，那将适得其反。伯爵向他保证，"最保守的土耳其女子，其羞怯心仅体现在脸上。一旦戴上面纱，做任何事情她都不会脸红。"（《回忆录》［Mémoires］，第 1 卷，第 429 页。）

　　隐藏脸部不仅仅是一种传统的习俗，它具有某种心理学的基础。也许，我们在自己身上就能发现明显的女性化倾向，如感觉到要脸红的时候把脸捂起来，避开别人的目光以弱化对自己的想法，这些和鸵鸟把头埋进沙子的行为具有相同的目的。[①] 有时候，害羞的女人在捂着脸的情况下愿意让情人看身79 体的任何部位。在妇科实践中，检查性器官是必要程序，经常可以看到女人们捂着脸接受检查，尽管没人注意她们的脸。若她不小心说了什么自己觉得很不好意思的话，就可能背过身去。据说，"女人在遮住脸的时候，内心最坦诚。"天主教堂显然认识到了这一点，所以在忏悔室里忏悔的人是不露脸的。女人们在狂欢节期间的快乐和无拘无束，不仅仅因为此刻的放纵是被允许的，或者没人知道自己的真实身份，更因为她们用面具遮住脸。在英国的伊丽莎白时期和复辟时期，端庄得体、受人敬重的女性也可能出现在剧场里，即便戏中的台词很露骨，因为她们都戴着面具。扇子往往具有类似的作用和目的。[②]

―――――――――

　　① 值得一提的是，这种冲动源自于自然的本能行为和童年的观念。斯坦利·霍尔写过一篇"早期的自我意识"（Early Sense of Self），他认为相较于手、脚和嘴，眼睛更接近"这种自我认知的中心，即总是在意别人怎么看待自己。"他还说，"幼童身上有一种常见的认识，以为只要闭上或遮住眼睛，别人就看不见自己。有些甚至以为自己的身体会从别人眼前消失；有些觉得别人看不见自己的脑袋；最奇怪的是，有些小孩认为闭上眼睛之后，别人看不见自己的灵魂。"（《美国心理学杂志》，第 9 卷，第 3 期，1898 年。）这种本能和非理性的特征在智障人士那儿也有体现。纳克提到，他曾经有一次给一位智障人士检查腹部，后者立即用左手扯住衬衫往下拉，用右手捂住眼睛。

　　② 参见斯坦利·霍尔和史密斯（T. Smith），"抛头露面和脸红"，《美国心理学杂志》，1903 年 6 月。

　　所有的这些事实足以表明，尽管羞怯心的表现方式可能发生变化，但它是人类天性当中一种最基础性的构成，贯穿于所有的文明阶段；而且，它在很大程度上是由脸红机制维持的。

第四章

小结：羞怯心的诸要素——羞怯心的未来——羞
怯心是爱情的必要因素

80　　　我们已经看到，在羞怯心当中存在诸多的要素。认为它仅
仅是精神瘫痪的一种表现，这不过是老生常谈，回避了实质问
题。羞怯心是一系列情感的聚合体，它们彼此相伴相生，我们
必须通过阐明才能理解。

　　我们已经发现了下面几种因素：（1）一种是原始的和动物
性的性防御态度，表现在女性身上，意味着此刻她们未处于生
殖周期，不希望男性接近。（2）其次是害怕他人厌恶自己的恐
惧感，它的产生主要是因为性中心与排泄口很接近，而排泄物
既无用又令人不快。这一点甚至体现在很多动物身上。（3）害
怕性现象的神秘力量，各种仪式和礼制主要就是建立在这种恐
惧感之上，并最终演变为简单的礼仪规则，后者既是羞怯心的

一种体现，也是对羞怯心的一种守护。（4）佩饰和着装的发展，起到了强化羞怯心的作用，抑制了男性的性欲并降低了女性表现出媚态的可能性，后者容易激起男性的性欲。（5）视女性为一种财产的观念，这种观念体现了对一种古老情感的支持与认可，后者建立在一些更加自然和原始的事实之上。

必须随时记住，这些因素通常不是单独发生的。它们一般同时蕴含在羞怯的冲动之中。我们分别对它们进行阐述是为了更好地理解羞怯心的结构，但在现实生活中，它们相互纠缠彼此渗透，在一定程度上是不可分的。

最后有人可能会问，从整体上来看，羞怯心能否被视为一种体现文明进步的卓越情感？我认为答案是否定的。就像大家已经看到的，羞怯心的领域变得越广，并不代表它变得更强。相反，广度越大，它反而越弱。野蛮部落所表现的羞怯心 81 远比文明社会更加根深蒂固和不可战胜。关于智利的阿洛柯族（Araucanian）妇女，特罗伊特勒（Treutler）说她们显然比白人基督徒更有羞耻心。无疑，还有很多这样的案例。前面已经提到，我们在一个新发现的原始文明中，发现了一种夸张和不可思议的焦虑感，急着在生活、艺术和文学领域扩展羞怯心的边界。这个文明渴望逃离野蛮状态，但显然还没有做到。在更加古老和成熟的文明当中——如古典时代、古代的日本和法国——尽管羞怯心还有真正的影响力，但这种影响力已经大不如前了。在生活中，它让位给实用性，退缩到了艺术和文学领域。

也许，在我们身边也可以看到，相较于有教养的上层社会，羞怯心在下层社会表现得更加强烈，甚至相关的职业也不能弱化它的影响。有人告诉我，有一位芭蕾舞女孩认为去海边游泳是一件不体面的事情，尽管当时人们都这么做；在这件事情上，别人无法说服她，尽管她每晚穿着紧身衣在舞台上练习。法妮·肯贝尔（Fanny Kemble）在她的《回忆录》（Reminiscences）提到了一个女演员，后者经常穿紧身衣，但宁死也不愿意让男医生看她受伤的膝盖。的确，羞怯心是自尊的组成部分。但是真正成熟的人类自尊心不会允许出现极端的羞怯心。①

不过我们必须知道，羞怯心屈从于文明的发展，这背后还有更多的基础。我们已经看到，它包含很多因素，其中大部分因素是以某些情感为基础的，这些情感对于原始状态的民族来说不是那么不可或缺。如里歇所指出来的，恶心感必然随着知识的增长慢慢消退。② 随着我们对自身经验有了更好的分析和理解，它们也不再让人感到恶心。臭鸡蛋令人恶心，但是化学家不会对硫化氢感到恶心。汗臭难闻，人们并不会因此觉得自己的身体令人恶心。恶心感被分析得越透彻，身体在自尊心面前也越纯洁，于是羞怯心当中的厌恶感因素越来越弱。关于不洁的观念礼制因素，在某些阶段的文化当中扮演了非常重要的

①　人们可能知道，弗洛伊德提到一些老年妇女，她们年轻的时候在乡下因为产道出血几近崩溃，因为害羞而不去看医生和做检查。他还说，在今天的年轻女性身上很少出现这种情况。（弗洛伊德，《论神经官能症》[Zur Neurosenlehre]，1906 年，第 182 页。）这一点在今天很容易得到确证，它体现了文明的进步，尽管我们有些法律和规则还没有做到。

②　他说，"厌恶感是一种与目标整体形态相关的综合症，随着科学分析将整体看起来恶心的东西分解成各个部分，恶心感必然慢慢减弱和消失。"

角色，但是在今天的礼仪中，它已经失去了对羞怯心的影响力。与之类似，羞怯心当中视女人为财产的社会－经济因素，在发达的文明社会已然失去了根基。甚至是最根本性的因素，即性拒绝的态度，在今天也只是在动物和野蛮人身上具有强制性的影响。因此，文明的发展即便没有让羞怯心最小化，却也使它不再那么重要，从一种根本性的社会规则变成了一种优雅的气质。而且，这是一种必要的气质；不论如何变化和表现，我们很难想象它会完全消失。

在爱情的艺术中，羞怯心不仅仅意味着优雅，它还是根本性的。它不是爱情最后的屏障，而是爱情中一切勇敢行为的必然基础，它所带来的那种价值和甜蜜感，被塞纳库尔（Senancour）称为"美妙的无耻"。[①] 失去了羞怯心，我们既无法拥有爱情中的勇敢、纯粹，也无法真正仿量其价值。

霍恩埃姆泽甚至认为，由于人性是不完美的，羞怯心应该 83
具有一种很高的诊断价值，因为"通过它，一个男人的价值基于理想人格的标准得到了衡量。"霍恩埃姆泽相信，完美男人不会感到害羞，因为羞耻心建立在自身人格的内在冲突之上，而"完美的男人不存在内在的冲突"。

杜加斯甚至走得更远，断言羞怯心随着人类的进化得以发展，总是产生新的和更好的表现形式。他宣称，"自然态或真实性，与羞怯心具有非常紧密的联系，因为在爱情当中，理想

---

① 塞纳库尔，《论爱情》（De l'Amour），1834 年，第 1 卷，第 316 页。他认为无用和虚假的保守源自愚蠢而非羞怯心。

目标是彼此的真实性，羞怯心仅仅是一种担忧，担忧自己不符合这种真实性。真实性既是完美爱情的标志，也是完美爱情的试金石。说它是标志，是因为爱情展示了自身真实自然的一面，净化了其中难以启齿的缺陷或不完美的地方，如可怜和狭隘的激情、其中的粗鄙以及荒唐的想法，变得更加强大、健康和有活力；说它是试金石，是因为要做到始终如一地展现自身自然的一面而毫不畏缩，它必须具有所有良好的品质，这些品质浑然天成，是本来就有的，不是强求而来的。我们所说的'自然的'，事实上是后天获得的。它是生理和道德进化带来的礼物，也是羞怯心所要维持的目标。在爱情中，羞怯心是一种真实感，一种健康的感觉。长期以来，它一直是作为一种愿望而存在，事实上尚未达到。尽管很模糊，但任何对它的偏离都会带来厌恶和痛苦。最开始，它是一种遥不可及的理想；慢慢地，它变得越来越真实，离我们越来越近，最终从梦境走进了现实，不再被当作一种理想，甚至被认为是真实的存在。

　　"从表面上看，把羞怯心定义为爱情中对真实的渴求，似乎是矛盾的，因为它看起来完全是一种人为的感觉。为了简化问题，我们假设羞怯心就是它的一般性功能，将其简单的真实性质从各种迷信、偏见和各种习俗中分离出来，剔除其中的假正经。在爱情中，我们认为真实和自然的东西，不过是两种想象的混合体，人们错误地认为这两种想象不相容：对理想的渴求和对生活真相的渴求。在这种定义下，羞怯心不仅否定了那种冷漠和毁灭性的批评，后者使得爱情彻底失去了诗意，还为一种残忍的现实主义提供了基础。同时，它也排除了漂浮在爱情上空的想象，一种理想化的英雄主义情怀，这种情怀沉溺于诗化的幻觉，不知不觉中传递了真实和生动的爱情。真正的羞怯心意味着爱情的对象不是浪漫的虚幻人物，而是活生生的人，他们是尘世中的凡人。另一方面，羞怯心也是对爱情的尊重。假如它没有被生理的必然性触动，假如它接受所有的生理状况 84 和心理状况，它同样保持了某种道德理想，对于我们所有人来说，这种理想是爱情的快乐之源。若感受到了真正的爱，而不是一种幻想，羞怯心是对理想尊严的要求，并将其视为爱情的一个前提。从真实的、凡人的爱情中分离出来的羞怯心，其心理的现实性、里面的尖酸和悲剧特征，都不复存在。"（杜加斯，"羞怯"，《哲学杂志》，1903 年 11 月。）如此，羞怯心成了一种美德，几乎与罗马的谦逊美德一模一样。

性周期现象

第一章

各种生理和心理的律动——月经——据说是因为月亮的影响——原始民族中的妇女往往很少行经——经间期痛——未来月经周期的可能趋势——动物中的月经现象——猴子与猿类的月经——什么是月经——主因尚不清楚——月经与排卵的联系——健康状态下偶尔不来月经——月经与发情的联系——经期禁止性交——行经前后明显的性兴奋——经期无性兴奋只是表面现象

无论是植物还是动物，性功能都呈现出一种周期性。植物 85 精子和胚珠在花期的结合及种子的产生，动物不同时期的性精力差异，女性每个月的生理期，无一例外表明了性周期的存在。这种性现象一开始受到了太阳周期的影响，后来据说受到了月亮周期的影响。要理解这些现象，我们不仅要承认它们的存在，还应该了解它们的意义。

周期性显然不只是性活动的特征，也是所有生物学活动的特征，包括生理方面和精神方面。身体器官似乎处于一种收缩和扩张的永恒律动之中。心脏、呼吸、脾脏和膀胱，都是如此；子宫每隔一小会儿就有规律地收缩一下；循环系统，包括最小的毛细血管，受到三重律动的影响；肌肉组织的每一个部分都具有规律性的收缩能力。生长过程本身就具有节律性，正如马林－汉森（Malling-Hansen）后来发现的，生长过程同时遵守年周期和另一种更长的周期。在精神方面，注意力具有节奏性；我们总是无可救药地赋予连续的声音以节奏感，不论多么均匀单调；一个熟悉的例子就是引擎启动时候的轰鸣声。博尔顿（Thaddeus L. Bolton）在三十名实验对象身上做过一系列的实验，结果发现人们发电报的敲击动作几乎总是具有节奏性，通常是 2 或 4 下，很少有 3 或 5 下，对节奏的感知导致人们产生强烈的冲动做出相应的肌肉动作。[1]

在这里，我们关注的是宇宙律动影响——这种影响在一定程度上是真实的，在一定程度上也许只是一种表象——所造成的有机体律动。神经活动的节律性，及其导致的生理和心理的律动，只有在如下视角下才具有研究意义：它是一种被强加给有机体的、周期性的生物学倾向。[2] 人们一直认为，月经与月

---

[1]　博尔顿，"律动"，《美国心理学杂志》，1894 年。

[2]　不用说，这种说法虽然与西蒙（Semon）的记忆遗传理论相符，但它并没有对获得性特征的遗传问题给出判断。我们可以同时设想，有机体是在某些先天变异的影响下适应了环境的律动。或者，基于魏斯曼（Weismann）的理论，认为环境直接改变了有机体的遗传物质。

亮周期存在某种联系。^① 达尔文虽然没有直接谈论月经，但他曾指出，哺乳动物的生殖周期以及鸟类的孵化，也许与潮汐运动为海鞘动物创造的高低潮环境有关。^② 不过，认为脊椎动物起源于海鞘动物的观点仍然存在争议。即便脊椎动物及其祖先早期真的受到了月亮周期的影响，我们也必须记住，只有人类身上才存在明显的月经周期。^③ 考虑到月光在夜晚对人类甚至其他动物的生活习性和情绪的影响，认为行经周期对应月亮周期，这种说法并不夸张。也许，宇宙的整体律动及特殊的月圆周期，不仅影响了有机体的神经系统，还为性功能的发挥提供了特殊的机会，使得有机体在漫长的进化过程中形成了与之对应的月经周期。这种影响的重要性还体现在，人们在日常生活中仍然遵循七天一周的节奏，后者显然属于月球历的一种节奏。

　　曼泰加扎认为，性周期之所以对应月亮周期，是因为月光

---

　　① 一些地区的巴布亚新几内亚人（Papuans）相信，月亮变成一个男人，在梦中与之发生关系导致了月经初潮，女孩梦见有一个男人在拥抱她。（《赴托雷斯海峡剑桥人类学远征队报告》，第 5 卷，第 206 页。）

　　② 达尔文，《人类的起源》（*Descent of Man*），第 164 页。

　　③ 尽管大部分女性的行经周期对应 28 天的月亮周期，但是有不少女性要么少于要么大于 28 天，还有很多女性的行经周期是不连续的。奥斯特罗（Osterloh）发现，在 68% 健康女性当中，28 天是最常见的；有 21% 的健康女性，经期从来没有规律性。见纳克"月经及其对慢性精神病的影响"（Die Menstruation und ihr Einfluss bei chronischen Psychosen），《精神病学档案》（*Archiv für Psychiatrie*），1898 年，第 28 卷，第 1 期。

为求偶活动创造了条件。^①内尔松（Nelson）提出，根据他的个人经验，年轻人和体格强健的人在晚上会定期地醒来，他们把这种现象归因为月球的活动。还有人指出，明亮的月光有可能影响年轻人的情绪，尤其是青春期的时候，神经过敏的年轻人在这种影响下可能会有病态的表现。^②

88　　有意思的是，离人类文化的源头越近，月亮所扮演的角色也越重要。除了日夜交替，月亮的阴晴圆缺是一种最明显、最让人震惊的自然现象。它首先可以用来计时和推演节气，在原始农业当中，这是最主要的作用。世界各地的人们普遍相信，月亮对有机体的生活具有重大的影响。哈尔姆（Ed. Halm）认为，之所以没有看到神秘文化把月亮置于至高无上的位置，是因为它的重要性在远古就已经得到了承认，以至于随着神秘文化的发展，其他神秘元素层层叠加，月亮被埋在了最下面。^③据塞耶（E. Seier）的观点，墨西哥万神殿中最重要的两尊神灵克扎科拉特尔（Quetzalcouatl）和特兹卡蒂波卡（Tezcatlipoca），就是对月亮之神圣性的表达。月亮是墨西哥人最主要的计时方

---

①　杜阿拉人（Duala）及相关的班图族（Bantu）黑人在月圆之夜会进行具有明显情欲特征的舞蹈活动。加松（Gason）描述了南澳大利亚黑人在月圆之夜进行的舞蹈和性庆典活动，他们通常在庆典结束之后进行乱交。（《人类学研究所杂志》，1894 年 11 月，第 174 页。）事实上，世界各地的庆典活动往往受到了月相的影响，包括基督教的庆典活动。

②　经常有人说精神病与月亮有关。近年来，持这种理论的有科斯特（Koster），他详细地论证了，精神病的发作倾向于七天一个周期，或者天数是七的倍数。（《关于精神病的周期性规律》[*Ueber die Gesetze des periodischen Irreseins und verwandter Nervenzustände*]，1882 年）

③　哈尔姆，《德米特和鲍博》（*Demeter and Baubo*），第 23 页。

式。① 众所周知，在巴比伦，太阳被视为最高的存在；但是在更早的时候，月亮的地位在巴比伦人心目当中比太阳重要，只是后来才被太阳崇拜所超越。② 尽管这些观点不足以解释月经的出现，但是，它们在一定程度上体现了月亮在人类早期进化过程中所扮演的重要角色。

人类女性每月行经的特征也有可能在未来会发生变化。值 89
得注意的是，在很多原始部落当中，经期的间隔时间特别长。爱斯基摩妇女在一种奇特的条件下行经。库克是皮尔里北格陵兰岛远征队（Peary North Greenland expedition）的民族学家，他发现她们19岁之后才行经，且在没有太阳的冬季月份里通常不会行经，只有十分之一的爱斯基摩妇女例外。③ 据维尔波（Velpeau）说，拉普兰和格陵兰的妇女通常每三个月行经一次，甚至全年只有两到三次。据说法罗群岛（Faroe）的妇女经常出现不行经的情况。曼泰加扎提到，萨莫耶德妇女的行经量很少，以至于有些外来的旅行者认为她们不行经。阿扎拉（Azara）注意到，巴拉圭的瓜拉尼妇女（Guaranis）不仅行经量少，间隔时间也很长。在北美的印第安人当中，女性同样很少

---

① 塞勒，《民族学杂志》，1907年，第1期，第39页。关于月亮在原始文化中的重要性，还可参见弗雷泽，《阿多尼斯，阿提斯，奥西里斯》（*Adonis, Attiss, Osiris*），第8章。

② 加斯特罗（Jastrow），《巴比伦的宗教信仰》（*Religion of Babylonia*），1898年，第68、75—79、461页。

③ 甚至在英国，巴尔内斯（R. Barnes）知道有一些性生理状况不是很好妇女只在夏天行经。（巴尔内斯，《女性疾病》[*Diseases of Women*]，1878年，第192页。）

行经。霍尔德在谈到蒙大拿的克劳人之时说道："我很确定，这个地区的印第安人妇女行经时间没有白人妇女那么长，通常不会超过3天。"[①] 据说火地岛（Tierra del Fuego）的裸体女性中，通常6个月都不会行经。这些例子表面上预示着民族或文明的原始性与行经周期相关，但事实上这里有一个更重要的因素，就是寒冷的气候。另一方面，有理由相信，在欧洲的某些妇女身上存在一种潜在的趋势，就是月经周期可以被进一步分成两个子周期，两个子周期之间潜藏着一个小高潮，后者就是通常被称作经间期痛（Mittelschmerz）的现象。

90　　在古德曼（Goodman）、斯蒂芬森（Stephenson）、范奥特（Van Ott）、赖恩尔（Reinl）、雅可比（M. P. Jacobi）及其他人的研究之后，人们普遍认为经期是一个连续的过程，是一种潮起潮落的生理波动，流血代表着经期的高潮。在女性的活动中，这种波动随处可见，如在新陈代谢、呼吸、体温等方面，还有神经和精神方面。身体越健康，越不容易察觉生命体征的周期性。但是，这种周期性有可能在青春期之前就已经开始了（如黑加尔［Hegar］曾发现的）。萨莱尼（Salerni）发现，甚至在闭经状态下，月经周期仍然会通过体温和呼吸体现出来。（《精神病学实验杂志》［Rivista Sperimentale di Freniatria］，第30卷，第2—3期。）

　　关于月经周期现象的总结，参见霭理士的《男人和女人》，

---

　　① 霍尔德，"关于美洲印第安人的妇科笔记"（Gynecic Notes among American Indians），《美国妇产科杂志》，第6期，1892年。

第 4 版，第 11 章；凯勒（Keller）的"女性的功能性周期"（The Functional Periodicity of Women），《医学综合档案》（*Archives Générales de Médecine*），1897 年 5 月；黑加尔，《精神病学普刊》（*Allgemeine Zeitschrift für Psychiatrie*），1901 年，第 2—3 期；海伦·麦克默基（Helen MacMurchy），《柳叶刀》，1901 年 10 月 5 日；贾尔斯（A. E. Giles），《伦敦妇产科学会汇刊》（*Transactions Obstetrical Society London*），第 39 卷，第 115 页等。

　　经间期痛是一种出现在两次月经中间时点的疼痛感，有时候只有疼痛感，有时候伴随轻微的流血，但前一种情况更常见。（据范·沃诺维尔［Van Voornveld］描述的一个案例，唯一的表现是体温有规则地升降。）每个人的情况各不相同，但通常发生在第 14 天，并持续两三天。1840 年，莱科克（Laycock）给出了一些女性表现出经间期症状的例子（《女性的神经系统疾病》［*Nervous Diseases of Women*］，第 46 页）。德鲍尔（Depaul）和盖尼奥（Guéniot）讨论了经间期的各种症状，提到了在健康状态极佳的女性身上出现的阴道流血症状，其表现和经期一样，是一种真正意义上的"临时性行经"（règles surnuméraries）。（《医学百科全书词典》［*Dictionnaire Encyclopédique des Sciences Médicales*］，"月经"［Menstruation］，第 694 页。）不过，据说就经间期现象首次给出充分描述的是瓦雷（Valleix）；1872 年，威廉·普利斯特列爵士（Sir William Priestley）进行过讨论；接下来是费林（Fehling）、法斯本德（Fasbender）、索雷尔（Sorel）、哈利迪·克鲁姆（Halliday Croom）、芬德利（Findley）、阿丁塞尔（Addinsell）及其他人。（如见哈利迪·克鲁姆的"经间期痛"〔Mittelschmerz〕,《爱丁堡妇产科学会汇刊》〔*Transactions of Edinburgh Obstetrical Society*〕, 第 21 卷, 1896 年; 克里格〔Krieger〕的《月经》〔*Menstruation*〕, 第 68—69 页。) 弗利斯甚至宣称, 经间期的经期症状——他称之为"次月经"(Neben-menstruation)——是"一种大部分健康女性都熟知的现象。"当前已有的案例和数据还不足以给出明确的结论, 在有些案例中, 存在性器官的病理学因素。不过, 克拉科夫 (Cracow) 的科斯纳 (Kosner) 认为, 只有十二分之一的案例存在病理因素 (《妇科》〔*La Gynécologie*〕, 1905 年 6 月)。斯托勒 (Storer) 遇到过 20 个这样的案例, 他坚持认为这种规律性的明显症状和神经痛完全不一样 (《波士顿医学和外科杂志》〔*Boston Medical and Surgical Journal*〕, 1900 年 4 月 19 日)。关于经间期痛的原因, 现在还没有一致的结论。阿丁塞尔将原因归结为一种输卵管的疾病。然而, 卡林沃思 (Cullingworth) 和布兰德·萨顿 (Bland Sutton) 等权威专家反对这种观点。普利斯特列及后来的马什 (Marsh) 等人, 试图从排卵过程寻求解释。然而, 这种理论没有得到事实的支持, 只是建立在一种过时的看法之上, 即认为月经是由排卵作用导致的。罗斯纳 (Rosner) 和里什莱 (Richelet) 类似, 模糊地将其归结为普遍出现的充血现象。范·德·维尔德 (Van de Velde) 也认为它是由充血异常导致的, 导致盆腔脏器血瘀。1898 年 5 月 2 日, 阿曼德·劳思 (Armand Routh) 和麦克莱恩 (MacLean) 在伦敦妇产科协会的一次关于经间期痛的有趣讨论中提出, 可以假设存在一种类似于月经周期的经间期周期, 基于这种"双月经"(double menstruation) 来解释经间期现象。

尽管表现明显，但解决这个问题的时机在当前还不够成熟。经间期痛的发生频率越来越高，主要原因在于我们的营养状况随着文明的发展得到了提升，热量和阳光都属于营养因素。不过，在文明社会当中，这种现象也许不仅与一般性的营养条件有关，还涉及这种条件对神经发育的影响。

接下来，我们自然会好奇动物当中是否存在类似的现象。遗憾的是，正如我们对人类月经周期的理解是有限的，我们对动物身上对应现象的认识更加碎片化和不充分。在大部分动物身上不存在月经现象，取而代之的是发情现象，通常每年一到两次，发生在春天和秋天，有时候表现在雄性身上，有时候是雌性。[①] 不过，通过比较人类和其他相关动物，还是可以发现很多共同点。家养的母牛通常每3周发情一次。有人发现，动物园里的母河马每个月都会表现出性兴奋，阴部膨胀并有分泌物。动物等级越高，或驯化程度越高，不仅出现类似现象的频率增高，而且还表现出与流血相对应的现象。如威尔特夏（A. Wiltshire）在讲座"关于月经的比较生理学"（Comparative

92

———————

① 雄性表现的发情被称作"rut"，最熟悉的例子是雄鹿。马歇尔（Marshall）和乔利（Jolly）谈到过雄性不怎么发情的现象："科克斯告诉我们，雄性野猫（和雄鹿一样）'有一个发情期，在此期间会不停地大声叫喊，几乎日夜不停，比母猫吵人多了。'这个现象很有意思，因为大部分雄性肉食动物好像不存在周期性的发情期，尽管有时候在某些时间段也表现出更明显的性活力。据目前的了解，公狗和雄性家猫身上就不存在这种现象，雄雪貂也是。它们似乎在每年的任何时候都可以交配。另一方面，雄性海豹似乎也有一个发情期，且时间大体和此行海豹的发情期重合。"（马歇尔和乔利，"哺乳动物繁殖生理学研究报告"，《哲学汇刊》[Philosophical Transactions]，1905 年，第 198 卷。）

Physiology of Menstruation）中认为存在一条普遍的规律，即动物进化程度越高，月经排泄物中的血液含量也越高。①

到了猴子身上，流血的特征就比较明显了。人们在很多猴子身上观察到了每月一次的流血现象。17 世纪，世界各地的观察者——博尼乌斯（Bohnius）、派尔（J. Peyer）、海尔比基斯（Helbigius）、范·德·维尔（Van der Wiel）——都记载了猴子的月经。② 布丰（Buffon）在各种猴类那儿都发现了这种现象，还有猩猩（orang-utan）。圣希莱尔（J. G. St. Hilaire）和居维叶（Cuvier）在很多年前就宣称月经存在于各种猴类和低等猿类身上。里格（Rengger）描述了巴拉圭的一种卷尾猴的阴道排泄现象；拉齐博尔斯基（Raciborski）发现植物园中的长尾猴的月经排泄物非常之多，笼子的地板几乎都被覆盖了。希尔是荷兰军队里的医生，他在苏里南（Surinam）的很多猴子身上也发现了这种现象。据他记载，这些猴子每个月都会有大量的带血排泄物，约持续 3 天，在此期间表现出明显的性兴奋。③

93　　在人类之外，我们对猕猴和狒狒的月经现象的观察也许是最充分的。布兰德·萨顿发现，猕猴不仅有阴道排泄物，而且"所有裸露或原本苍白的皮肤，如脸部、脖子和臀部区域会变成

---

① 威尔特，《英国医学杂志》，1883 年 3 月。据我所知，关于发情现象的最佳阐述出现在埃伦贝格尔（Ellenberger）的《家畜的比较生理学》（*Vergleichende Physiologie der Haussaügethiere*），1892 年，第 4 卷，第 2 册，第 276—284 页。

② 舒里格斯有过很多引述（《处女学》，1729 年，第 125 页）。

③ 转引自伊卡德（Icard），《女人》（*La Femme*），第 63 页。

粉红色；有时候，会变成鲜红色。"① 阴道排泄物量很少，但持续好几天，有血色；天气暖和的时候，阴唇明显隆起。

希普（Heape）对猴类的月经现象给出了最详细的描述。他发现，加尔各答（Calcutta）的长尾猕猴（Macacus cynomolgus）在每年的 12 月 20 日、1 月 20 日和 2 月 20 日行经。狒狒（Cynocephalus porcaria）和长尾叶猴（Semnopithecus entellus）每个月都会行经，持续 4 天。恒河猴（Macaci rhesus）和猕猴（cynomolgus）在行经期间，"乳头和阴部鼓起胀满，臀部皮肤鼓起变紧，颜色亮红，甚至呈紫色。腹部往上一点，以及大腿内侧，有时候一直到膝盖，还有一大半被尾巴盖住的区域，都变成鲜红色；脸部皮肤，尤其是眼睛周边，变得通红。"在妊娠期，这种颜色甚至更鲜亮。雄性身上也有类似的现象。

迪斯坦特（W. L. Distant）曾经饲养过一只雌狒狒，并记录了它在一年里行经的日期。他发现，这只狒狒一年行经 9 次，平均约 6 周一次，不过发生在晚秋和冬天的次数比夏天多。②

希普提到，有一个有意思的事实是，尽管季节会影响行经或发情，但这种现象在他研究的猴子身上具有持久性。

在类人猿身上，哈特曼（Hartmann）提到，有几位观察者 94 记录了黑猩猩的月经现象，外生殖器充血和胀大，通常看不到的外阴唇会突出来；在性兴奋的时候，这些部位以及臀部往往

① 布兰德·萨顿，"关于卵巢的外科疾病"（Surgical Diseases of the Ovaries），《英国妇科杂志》（*British Gynecological Journal*），第 2 卷。

② 迪斯坦特，"大狒狒观察笔记"（Notes on the Chacma Baboon），《动物学家》（*Zoologist*），1897 年 1 月，第 29 页。

会膨胀变红。然而，在更高等的类人猿身上，我们似乎没有发现明确的月经现象。德尼凯对类人猿进行过专门的研究。他告诉我，现在还不能下定论说它们有月经。莫尔提到有人告诉他在猩猩身上发现了类似现象。数年前，柏林动物园有一对猩猩，据说其中的雌猩猩每隔一段时间就会像女人那样行经，且在此期间不会有性行为。在正常情况下，它们隔几天就会性交，至少两三天一次。莫尔补充说，尽管消息来源可靠，但时间久远，细节上可能不准确。基思（Keith）在一篇宣读于伦敦动物学学会的论文中描述了一只黑猩猩的月经现象，它每隔 23 或 24 天一次，持续约 3 天；阴道排泄物量大，首次出现在 9 或 10 岁。①

　　什么是月经？从外在表现来看，这个问题也许不难，它是指每个月子宫排出血状物。但是，当我们进一步追问月经的成因与机制，我们还是一头雾水。"月经的首要原因仍未明了"，"导致月经的原因还像以前那样模糊不清"，这是该领域内两位经验最丰富的研究者所给出的结论。② 不过人们普遍相信，月经的主要原因是子宫的一种规律性收缩运动——未能成功受孕的结果——这种运动相当于一种微型的生产活动。关于月经，这似乎是目前最合理的观点。例如，布尔达赫（Burdach）最先将月经理解为某种形式的流产（据比尔德［Beard］所言），因为月经期间会排出子宫蜕膜。马歇尔和乔利总结认为，"说整

95

---

　　① 《自然》，1899 年 3 月 23 日。

　　② 希普，"长尾叶猴的月经"（The Menstruation of Semnopithecus Entellus），《哲学汇刊》，1894 年，第 483 页；布兰德·萨顿，《关于卵巢的外科疾病》，1896 年。

个发情过程是为卵子的进驻做准备，这是符合事实的。"[1] 不过，本书的首要关注点是它的心理学特征，其生物学原因和生理学性质与我们关系不大。

不过，有一点不得不提，且现在已经确定，这就是月经和排卵的关系。人们一度认为，卵细胞在卵巢的成熟必然伴随甚至导致月经。现在我们知道，排卵活动贯穿生命始终，甚至发生在出生前和怀孕期间，[2] 且移除卵巢并不一定导致闭经。在卵巢或输卵管先天性缺失的情况下，还是会出现规律性甚至过量的月经。[3] 另一方面，在子宫发育不全和完全没有月经的情况下，卵巢也可能发育良好并正常排卵。[4] 在某种意义上，我们必须把子宫视为一个独立的器官，而月经作为一个过程，它的目的是与排卵活动进行更有效的合作，但同样具有很大程度的

96

---

① 布莱斯（T. Bryce）和蒂彻（J. Teacher）的理解所有不同，他们认为月经是一个维护子宫内膜的循环过程，为怀孕生产创造合适的条件，这个过程有可能发生在每个月的任何时候，尽管大多数发生在经期前后，伴随着排卵活动。（《人类卵细胞的早期发育研究》[*Contributions to the Study of the Early Development of the Human Ovum*]，1908 年。）

② 罗宾逊（Robinson），《美国妇产科杂志》（*American Gynecological and Obstetrical Journal*），1905 年 8 月。

③ 博西（Bossi），《妇产科年鉴》（*Annali di Ostetrica e Ginecologia*），1896 年；《英国医学杂志》，1896 年 10 月 31 日。关于卵巢对子宫的正常影响，可参见卡迈克尔（Carmichael）和马歇尔，"卵巢和子宫功能的联系"（Correlation of the Ovarian and Uterine Functions），《皇家学会会刊》（*Proceedings Boyal Society*），第 79 卷，B 系列，1907 年。

④ 拜特纳（Beuttner），《妇产科指要》（*Centralblatt für Gynäkologie*），第 49 期，1893 年；《英国医学杂志》，1893 年 12 月。很多案例表明，在没有月经的情况下也可能怀孕。见让维耶（Janvier），《妇产科新闻档案》（*Nouvelles Archives d'Obstétrique et de Gynécologie*），第 25 期，1894 年。

独立性。①

　　有人说，完全不来月经，有可能出现在没有任何健康问题的女性身上。关于这种情况的案例太少，且缺乏细节信息，不足以支持这个结论。米歇尔（H. W. Mitchell）医生研究过一个这样的案例，在一篇宣读于 1892 年 2 月 22 日纽约郡医学学会（New York County Medical Society）会议的论文中给出过描述（见《医学档案》[Medical Reprints]，1892 年 6 月）。主人公是一位 24 岁的未婚年轻女子，出生于爱尔兰，移民前一直在家安静地和父母生活在一起，20 岁的时候，来到了纽约，这时还没有来月经的迹象，也从未听说过这回事情。很快，她找到了一份侍应生的工作。过了一段时间，别人注意到了她的这个特点。朋友们告诉她不来月经的后果会有多么地严重。意识到自己的异常之后，她吓坏了，面色变得苍白，没有一点精神，吃不好、睡不好，神经高度紧张。于是开始求医问药，坚持做了

---

　　① 仍然有可能，甚至很可能，月经和排卵的根本原因是一致的。希普认为（《伦敦妇产科学会报告》，1898 年，第 11 卷，第 161 页），月经和排卵都与充血有着紧密的联系，且它们最初在很大程度上是由同样的原因导致的。至于首要的原因，他倾向于认为是一种紊乱，后者是由气候及食物导致的血液结构变化所引发的，他称之为性腺素（gonadin）的变化。（希普，《皇家学会会刊》，1905 年，第 76 卷，第 266 页。）马歇尔发现，在雪貂和其他动物身上，排卵依赖于交配；他也认为月经和排卵尽管彼此联系和相互影响，但两者也许有共同的原因；他发现，通过注射发情期的卵巢提取物，可以导致母狗和母鼠发情（马歇尔，《哲学汇刊》，1903 年，第 196 卷；马歇尔和乔利，同上，1905，第 198 卷）。参见邦德（C. J. Bond），"关于兔子子宫和卵巢的生理学与病理学研究"（An Inquiry into Some Points in Uterine and Ovarian Physiology and Pathology in Rabbits），《英国医学杂志》，1906 年 7 月 21 日。

子宫检查，结果发现子宫没有问题。终于，她确信自己不会因此死去或精神失常，也不是什么慢性病。结果，她很快忘了自己的与众不同。通过服用补血药品和改善饮食，整体健康状况逐渐恢复，她很快回到了以前的正常状态。经过数年的观察，她又做了一次彻底的检查，还是没有发现任何异常，其生理指标如下：体重 105 磅（离开爱尔兰前有 130 磅），胸围 29.5 英寸，腰围 25 英寸，臀围 34.5 英寸，大腿上三分之一处周长 20 英寸；心脏健康，心音和心率十分正常；脉搏 76；肺功能正常，呼吸音清晰，节奏分明，呼吸流畅，每分钟 20 次；乳房发育良好，坚挺圆润，乳头小，无乳晕；皮肤光滑柔软，很健康；身材挺拔，丰满，对称；内脏正常，肾功能良好。胃口很好，睡眠质量也高，看不出任何毛病。子宫检查显示阴道较短，宫颈呈圆形，直径远小于平均值，往阴道稍微前探。从宫口到子宫底部，距离约 2.25 英寸，与平均值很接近。从外面看不出卵巢有何异常。她是一位发育良好的健康女性，除了不来月经，所有的生理机能都正常。在过去的两年里，医生对她进行了非常仔细的观察，没有发现任何月经的迹象，也没有表现出周期性的性兴奋。还有，尽管她的阴蒂正常，但阴阜几乎没有体毛，阴唇发育十分不充分；同时，"据已有的观察，"她也没有表现出任何性本能和性欲。这一点似乎表明，尽管她的整体健康状况正常，但生殖系统的发育似乎隐藏着某种先天性的缺陷。在普兰特（Plant）记录的案例中，主人公的外生殖器几乎完全没有发育，不来月经，阴唇也没有发育，阴毛稀少，腋窝处的体毛几乎没有，尽管有一头健康的长

发。(《妇产科指要》，1896 年，第 9 期;《英国医学杂志》，1896
年 4 月 4 日。)

98　　纯粹从学术角度来看，女性的月经是否对应其他雌性动物
的发情? 数百年来，两者之间的相似性一直被提及。拉齐博尔
斯基和普歇（Pouchet）最先论证了哺乳动物的排卵具有周期
性，他们认为发情和月经是一回事。[1] 然而，最近 20 年的研究
却倾向于认为两者之间不存在任何真正的联系。但是，这种立
场也没有给出足够的证据。劳森·泰特（Lawson Tait）以及后
来的比尔德认为，经期不可能是发情期，因为女性在经期对男
性不感兴趣。[2] 稍后我们将看到，这种说法站不住脚。在动物
身上，发情期是唯一的交配期;在人类身上，经期性交有时候
会受到严厉的惩罚，甚至被处死。然而，人类的这种习俗是社
会性的，不是一种生理学的事实。

　　普洛斯和巴特尔斯提醒人们注意这种差别。他们还指出，
中世纪传教士认为有必要警告听众们不要在经期性交。还有，
阿奎那及诸多早期神学家们相信经期性交不仅是死罪，还会导
致生下来的小孩患上麻风病和畸形。不过，后来的一些神学家
如桑切斯觉得摩西律法不再适用（如《利未记》，第 20 章，第

---

　　[1]　普歇，《论自发性排卵》（*Théorie de l'Ovulation Spontanée*），1847 年。如布
莱尔·贝尔（Blair Bell）和波特兰·希克（Pontland Hick）所言，未孕动物的周
期性发情（兔子是两周一次）显然和月经具有相似性。

　　[2]　泰特，《省医学杂志》（*Provincial Medical Journal*），比尔德，《妊娠期》（*The
Span of Gestation*），1897 年，第 69 页。劳森·泰特直接说排卵和月经是一回事。

18节）。现代神学家们——部分受利果里（Liguori）宽容传统的影响，部分受现代医学的影响，如迪比尼（Debreyne）——不再禁止经期性交，或者仅仅将其视为一种轻微的罪过。

这一点再次表明，人类在发展过程中具有反抗原始天性的倾向。宗教对天性具有重塑作用，压制自然的冲动，力图改变它们的轨道。禁止经期性交属于原始礼制观念的根本特征，具有普遍性，因为它的产生条件和推动人类心理发展的原因是普适的——这一点已然赢得了普遍的认可。在性问题上，原始部落和文明社会的反差，还体现在二者对性器官的态度上。在原始人当中，若没有宗教观念的干预，性器官被视为美丽的，可以给人带来快乐。现代社会则不这么认为。这种态度的反差体现在了雕塑上。原始部落雕刻的人像，不论男女，性器官往往有着极其夸张的表达。所罗门·雷纳克研究过的一些古老欧洲雕像就是如此，而现代雕塑，在古希腊达到完美形态之后，男女雕像性器官的尺寸统统被缩小了。①

随着文化的发展，出现了各种彼此冲突的观念。有些观念被认为更"高等"，比那些"自然"观念更有说服力。裸体比穿衣服更自然，在一般的生活境遇中，保持裸体的理由有时候更充分。但是，在"高等"观念的压力下，所有人都倾向于在原

---

① 如莫尔所言，甚至第二性征都发生了类似的变化。胡须在以前是性吸引力的重要加分项，但现在的男人都剃须，胡须成了减分项。（《性活力》[Libido Sexualis]，第1卷，第387页。）在《性心理学研究》的第四卷"男性的性选择"部分中，对这些问题给出了更多的讨论。

100　本可以裸体的情况下穿上衣物。经期性交与之类似，[①] 视月经为超自然现象的观念压制了这种可能性，认为它会给每一个人带来伤害。[②] 出于美学上的考虑，主张在经期遮掩身体和保守的观点，进一步强化了这种倾向。此类观念在人类文明早期具有重要意义，但我们不能因此忽视行经和发情的相似性。甚至可以说，这种相似性或同一性在今天已经得到了大部分研究者的认可。[③]

　　约翰斯通（A. W. Johnston）说"女人是唯一的一种一年四季都发情的动物。"这种说法不无夸张，但我们必须承认，这两种现象存在相互融合、彼此渗透的一面，其目标是一致的，且涉及相似的心理状态。在动物当中，雄性和雌性都存在发情现象；在人类身上，只有女性保留了这种原始的现象。发情和行经，尽管细节有所不同，但事实上属于同一种现象。除非认识到这一点，否则我们无法理解月经。

　　就心理方面来说，经期最主要的特征就是出现比平时更为强烈的性冲动，同时伴随有情绪和精神上的易怒、不稳定，有时候导致发脾气或抑郁，偶尔也会引发犯罪。[④] 更强烈的性欲，无精打采，害羞和反复无常，更多的属于人类的心理表现，低

---

　　①　动物在经期不性交，这一点不是绝对的。动物在经期一般不性交，可能受到了更具基础性的繁殖期的影响，后者不仅影响雄性动物，也削弱了行经对雌性的影响。猴子有繁殖期，尽管它们一年四季都有周期性的经期。

　　②　见附录 A。

　　③　布兰德·萨顿，同上，第 896 页。

　　④　见霭理士，《男人和女人》，第 11 章。

等动物在发情期间表现为狂躁。

在欧洲妇女身上，开始行经的前两三天通常不会表现出更强烈的性情感。[①] 它一般出现在经期数天前，在经期后半段尤为强烈，经期结束后立即消失。[②] 不过，通过调查我相信，性 101 感觉在经期高峰期的缺失在很大程度上只是一种表面现象。的确，行经一般会抑制生命活动，有可能直接导致情绪低落，并在接下来的几天里因为局部淤血和整体情感状态而情况加剧。但是，在一些正常和十分健康的女性身上，整个经期都伴随着强烈的性感觉。有一位已婚女子写道："我的感觉总是很强烈，不仅在行经之前和结束以后，经期也是如此；不幸的是，它当然无法得到满足。"有一位 19 岁的优雅女孩过着贞洁的生活，既没有性交也从未有进行过自慰，在经期到来之前经常感受到强烈的性兴奋，在行经期间更是如此。这种欲望让她备受折磨，晚上睡不着觉，以至于以为自己生病了。[③] 类似的案例还有很多。大部分研究者要么忽视要么否认这种关系的存在，这

---

① 不只是欧洲女性如此。阿拉伯著作《芳香花园》(The Perfumed Garden) 提到了女性在经期对性交的反应。另一方面，古印度医生苏斯鲁塔（Susruta) 似乎说过，追求男人是行经的标志之一。

② 据希普的观点，女性经期对应雌性动物的充血阶段或前发情期。前发情期之后紧接着就是发情期或性欲旺盛期，前者直接导致后者。见希普 "哺乳动物的发情期"(The Sexual Season of Mammals)，《微观科学杂志季刊》(Quarterly Journal of Microscopical Science)，1900 年，第 44 卷，第 1 部分。

③ 需要注意的是（巴尔内斯和奥利弗［Oliver］等人所言)，血压会在经期升高。海格（Haig) 发现，血压随着性欲的增强而增高（《尿酸》［Uric Acid］，第 6 版，第 155 页)。

体现出人们在这个问题上的普遍无知。①

102　　女人经常伪装自己真实感受的事实进一步强化了人们的这种无知。有一名女士说自己在经期非常想性交，但又觉得这不可能，于是干脆对性交的想法置之不理。我认为，这种心理代表了很多女人的真实感受。对性交的抵触是真的，但这不是因为没有欲望，而是出于强烈的外在原因。于是，女性在经期缺乏主动的性欲，在某种意义上被视为一种生理学的事实；同时，经期性交可能造成审美上的不适，再加上人们普遍相信经期性交是不可能的，女性在经期缺乏主动的性欲在某种意义上又成了一种心理学上的事实。羞怯心当中的一些强烈因素，尤其是害怕他人厌恶自己的恐惧感以及对礼仪的需求感，在这个时候会抑制性情感的表达。有时候因为精神问题，不存在这方面的考虑，性欲与经期之间的相关性就会表现得更加明显。②

_____

①　不过，数年前韦德爵士（Sir W. F. Wade）在其英格尔比讲座（Ingleby Lectures）已经说道："在经期出现强烈的性欲，这并不罕见。"他补充说，"在有些案例中，欲望在经期最为强烈；在另一些案例中，几乎只在经期有性欲。"很早以前的哈勒（Haller）也注意到了同样的事实。后来，伊卡德就这种观点提出了诸多的证据（《女人》，第 6 章及其他地方，如第 125 页）。也许还需要补充的一点是，女性在笑气（氧化亚氮）作用下产生的性幻觉，也更容易出现在月经期。（巴克斯顿［D. W. Buxton］，《麻醉》（Anesthetics），1892 年，第 61 页。）

②　格亨（E. C. Gehrung）认为，在健康的年轻女孩身上，经期出现性欲比较正常；部分女性终生如此。但更常见的是，在没有受孕的情况下，随着月经的反复发生，经期性欲也会逐渐减弱，取而代之的是不适和疼痛感。他说这是因为生命组织对血液的消耗超出了有机体的更新能力。"如此，性欲要么停滞不前，要么被破坏掉。再加上日常的道德和宗教观念，足以扑灭或阻止大部分人的这种欲望。隔离经期女性的做法，就像古时候那样，起到了同样的作用。"（格亨，"月经的地位"［The Status of Menstruation］，《美国妇产科学会汇刊》［Transactions American Gynecology Society］，1901 年，第 48 页。）

还有一点需要补充的是，尤其是在下层社会，认为经期性 103
交不好的原始观念仍然存在。普洛斯和巴特尔斯提到，德国部
分地区的农民相信经期射精不会导致怀孕，因而在此期间频繁
性交，丝毫不考虑好不好的问题。① 无论是现代还是古代，认
为经期性交可能诞下怪物的想法也很普遍。②

尽管经期性交面临诸多障碍，但我们有理由相信，人们的
第一次性交往往发生在这一时期，遇到的精神阻力最小。当我
还是一名学生的时候，有几个女孩在月经期间受到引诱的案子
让我感到很震惊。那时候的我无法理解这种情况，只是觉得引
诱者太残忍。内格里耶（Négrier）在昂热主宫医院（Hôtel-Dieu
at Angers）的产房发现，来自全国各地的孕妇都是因为经期或
临近经期的性交而受孕，尤其是经期与节日重合的时候，如圣
约翰节或圣诞节。

说女性在经期有主动的性欲，人们也许会表示怀疑。但有
一点可以肯定，就是女性在行经前和行经后性欲旺盛。不同个
体稍有差别，一般前后都是如此。正是在两个时间段（有时候
在经期），女性有可能进行自慰，而她们在其他时候没有强烈的
自体性冲动。有些女性在此期间没有表现出强烈的性情感，有 104
可能是因为还没有明确的性意识；有少数女性是因为存在性功

---

① 这种想法可能有一定的道理。里昂的迪代（Didey）发现，经期性交偶
尔会导致慢性尿道液溢。拉齐博尔斯基也注意到了这点（《论月经》[Traité de la
Menstruation]，1868 年，第 12 页），他认为经期性交将导致一方或双方出现某些
特殊状况。

② 见巴兰坦（Ballantyne），"畸形的发生"（Teratogenesis），《爱丁堡妇产
科学会报告》，1896 年，第 21 卷，第 324—325 页。

能紊乱或其他的健康问题，导致严重的性障碍。①

　　大部分研究权威承认女性行经前后的性欲旺盛，如克拉夫特－埃宾（Krafft-Ebing）认为性欲旺盛出现在行经之后（《性心理学》（*Psychopathia Sexualis*），英文版第 10 版，第 27 页）。阿德勒认为性欲在行经之前、行经期间以及行经之后逐步增强（《不完美的女性性感觉》，1904 年，第 88 页）。科斯曼（Kossmann）建议在行经结束后性交，甚至在经期最后几天性交，因为那时候性欲最旺盛。（塞纳托尔［Senator］和卡米纳［Kaminer］，《与婚姻有关的健康与疾病》［*Health and Disease in Relation to Marriage*］，第 1 部分，第 249 页。）居约说月经之后的 8 天是女人的性欲高峰期（《爱情实验枕边书》［*Bréviaire de l'Amour Expérimentale*］，第 144 页）。哈里·坎贝尔通过询问伦敦医院的男病人（丈夫们），调查过工人阶层健康女性在经期的性欲。因为他们不善观察，这种调查方法会忽视很多细节。但即便如此，也有三分之二的案例表明月经与性欲存在联系，性欲在行经前后、行经期间或这三个时间段都有所增强；在行经前增强的案例，与行经后增强的案例，其比例大致为三比二。（坎贝尔，《男人和女人的神经组织》［*Nervous Organization of Men and Women*］，第 203 页。）

　　然而，有两位女医生否认这个基本的事实。纽约的玛丽·普特南·雅可比（Mary Putnam Jacobi）医生对关于月经的生理学

---

　　①　在《性心理学研究》第三卷的"女子的性冲动"（The Sexual Impulse in Women）一节，我讨论了女性的性障碍问题。

研究做出过宝贵的贡献，她在数年前的一篇文章"关于月经的理论"（The Theory of Menstruation）中，就性欲和月经的联系说道："女性的性本能具有周期性，月经也具有周期性，但不能因此得出结论说月经是对这种本能的表达。"伊丽莎白·布莱克威尔（Elizabeth Blackwell）医生也在她的著作《性中的人格因素》（The Human Element in Sex）断言，月经使得女性从性欲中彻底解脱出来（就像男性的夜遗），因而否认经期结束后普遍存在性欲旺盛。相反，按照这种理论，行经后的性感觉是最弱的。需要补充的一点是，一个世纪之前就盛行过一种类似的观点，布莱克威尔医生的观点不过是它的一个变种。如伊卡德所指出来的，那时候有很多人（鲍尔德［Bordeu］、鲁塞尔［Roussel］、迪菲厄［Duffieux］、阿尔努［J. Arnould］等）把月经视为上帝发明的某种机制，用以保护女人的贞洁。

105

第二章

男性的月生理周期问题——关于男性生理周期的最早观点——疾病的周期性——精神病、心脏疾病等——23 天周期之说——夜遗的生理周期——第一手资料——14 天周期和周周期

数百年来，有一些充满探索精神的观察者提出，男性具有类似于女性的月生理周期，期间会表现出各种症状。支持这种观点的声音有很多，但可靠的证据却极少。男人们费尽心思确证了太阳系和彗星的周期性，却不屑于去完成这项更简单的任务，验证作为一种生物有机体的自己是否具有周期性。[1] 直到半个世纪之后，莱科克才写道"不认识有机体系统内部持续发

---

[1] 甚至测脉搏这种生理检测方式出现得也不早，直到 1450 年，库萨的尼古拉斯（Nicolas of Cusa）才提出了这种方法。（宾兹［Binz］，《德国医学周刊》［ *Deutsche medizinische Wochenschrift* ］，1898 年 10 月 6 日。）

生的神秘循环，就不可能对疾病进行科学的观察与治疗。"然而，总结出我们关于这种"神秘循环"的认识，即便到了今天也没有被视为一项重要的工作。必然，关于男性性本能的月生理周期，据我所知还没有任何人试着给出确凿的证据。[①] 从这个角度来看，我将要提供的证据具有一定的创新价值，尽管它还不足以完全解决这个问题。

伟大的意大利医学家桑克托留斯（Sanctorius），将精密的设备应用于多方面的生理学研究，因而被视为现代生理学研究方法的先驱。据我所知，他也是提出男性具有月生理周期的第一人。桑克托留斯曾仔细研究过身体的重量，包括排泄物，他认为男性的体重每个月增加一磅或两磅，接下来有一个尿液排放的临界点，然后心情变得沉重，有厌倦感。[②] 另一位伟大的现代生理学先驱高尔（Gall），也曾表达过类似的看法。他认为男性每个月都有一个关键期，在神经敏感的男性身上体现更为明显，表现为心情沉闷，呼吸更加沉重，吃东西不易消化，有时候伴随着排尿紊乱；心神不宁，脾气不稳定，想问题更加困难，有抑郁的倾向，易怒，什么都不想干，持续好几天都是如此。后来，创建月经周期波动理论的斯蒂芬森也坚持认为男性具有月生理周期，说它事实上属于"生命力的一般性规律"。[③]

桑克托留斯似乎没有发表导致他产生这种看法的具体资料。

107

---

① 我认为这种说法仍然成立，尽管在本书第一次出版之后，情况有一定程度的改善。

② 桑克托留斯，《静态医学》（*Medicina Statica*），第 1 部分，第 65 节。

③ 《美国妇产科杂志》，第 14 卷，1882 年。

他的英国追随者基尔（Keill），在其 1718 年的《静态医学大英百科全书》（*Medicina Statica Britannica*）中记录了全年每天的体重变化（上午和晚上），没有提到月周期的问题。根据基尔的数据，大致每月会出现一个最高体重期，但从整体上看没有规律性，没有表现出明显的间隔期。古代和现代都有关于男性每个月从性器官和其他身体部位排血的记录，古代的研究者把这种异常归咎为男性具有女性的生殖系统。（莱科克，《女人的神经系统疾病》，第 79 页。）古尔德（Gould）和派尔（Pyle）对此类案例有过总结（《疑难杂症》[*Anomalies and Curiosities of Medicine*]，1897 年，第 27—28 页）。莱科克提到过一些案例，有些病具有每月一次或两次的周期性，他断言"作为一条普遍原则，有机体内部存在更大或更小的周期运动，它们彼此渗透，与个体的组织结构具有紧密联系。"莱科克倾向于认为它受到了月亮的影响，并相信生理周期明显呈 7 天的倍数或分数，尤其由多个 3 天半组成。阿尔布雷希特（Albrecht）是一位多少有点古怪的动物学家，他在数年前指出男性也有月经，理由如下：（1）雄性就是残遗的和未发育的雌性，（2）在所有的雄性哺乳动物身上，仍然存在退化的子宫（苗勒氏管 [Müller's ducts]），（3）尿道口完全下裂（totally hypospadic）的男性来月经。阿尔布雷希特相信，男性也有一种退化了的月经，持续三四天，表现为尿液中的白细胞增多（《异常》[*Anomalo*]，1890 年 2 月）。坎贝尔·克拉克医生（Dr. Campbell Clark）数年前记录过收容所服务员在 5 周之内的体温变化，发现正常男性服务员的体温在一定限度内变化很大。"根据我的观察，每个月或每隔 5 周，体温有一

108

个明显的上升期，平均持续约 3 天；平时偶尔体温无规律地稍稍上升，持续时间短。我的观察对象只有 3 人，没有证据表明这和性欲有关系。"（坎贝尔·克拉克，"性生殖功能"［The Sexual Reproductive Functions］，英国医学会生理学分会，格拉斯哥［Glasgow］，1888；同见私人通信。）哈蒙德（Hammond）说："我很确定，我有些男性朋友每个月都有一些异常表现，如头疼、鼻子流血、腹泻、尿酸偏高或其他不同寻常的症状，"他补充说，"我认为这些现象比人们通常所认为的更加普遍，通过仔细地检查和询问，应该可以证明它们具有周期性。"（《论精神病》［Treatise on Insanity］，第 114 页。）

哈里·坎贝尔医生在《男人和女人的神经组织》中论及二者之间的差异之时，充分地阐述了月生理周期（第 270 页及以下诸页），并用了一章的篇幅讨论了"月经是女性所独有的吗？"的问题。他提供了一些病理学的案例以表明男性同样具有这种周期。然而，尽管他在《柳叶刀》上请求医生们为他提供证据，但他所提供的证据完全是病理学的，远不能证明这一点。不过，他认为男性具有月生理周期的观点应该是合理的。他总结说，"人类——包括男人和女人——也许是月球脉动的承受者，与生俱来，至死方休"，而月经恰好是基于这种原始脉动所获得的一种功能。

假如我们相信女性的月经周期在没有外在表现的情况下仍然存在，那么男性具有月生理周期的可能性也不是没有。埃提乌斯（Aëtius）说月经会在妊娠期发生变化，后来的布丰也是如此。莱科克也说月经变化发生在妊娠期（《女性的神经系统

109

153

疾病》，第 47 页）。弗利斯认为，说月经过程在妊娠期只是被延迟的观点显然是错误的，他指的是经期的鼻出血和其他鼻部症状（弗利斯，《鼻子与女性性器官之间的联系》，第 44 及以下诸页）。比尔德强调月经周期在妊娠期仍然持续，就像时钟到点仍然在响，只是声音被蒙住了。哈里·坎贝尔发现有极少数年近 60 岁的女性在更年期之后还有月经周期（《病因》［Causation of Disease］，第 54 页）。

　　需要注意的是，据我所知，这些作者都没有提到男性在月生理期存在性欲高涨的现象。这说明此现象以前一直不为人所知，就像女性在经期性欲旺盛的事实也没有被明确地说起。不过，近些年来，有很多人开始相信男性的性欲每隔一个月都会迎来一个高峰期，尤其是精神病学家，尽管他们无法给出明确的证据。

　　例如，克劳斯顿（Clouston）经常说起这一点。在为图克（Tuke）的《心理学词典》（Psychological Dictionary）撰写的词条"发展性精神病"（Developmental Insanity）中，他称之为繁殖冲动的心理高峰；在论文"精神疾病的交替、周期和复发"（Alternation, Periodicity, and Relapse in Mental Diseases）中，他记录了一个相关的案例（《爱丁堡医学杂志》，1882 年 7 月）。"有一位 49 岁的绅士精神失常，在过去的 26 年里，每个月都会发作，非常有规律，甚至精确到天数。发作的时候一般表现激烈，持续一到四周；偶尔表现不明显，甚至从外在行为都看不出来。发作前，总是首先头部感到不适，背部有疼痛感，精神变得迟钝，情绪低落。生殖冲动变得极为强烈，他说这时候若发生夜遗，发作就会停止；假如没有，就会继续。服用溴化钾或碘化钾往往可以停止发作，但并不总是有效。走远路有时候也会起作用。发作高峰过后，接下来总会有一周左右的抑郁期。"在同一篇文章中，克劳斯顿说道："一直以来，精神病人在心理和身体方面表现出的交替性及周期性，这种周期性与生理周期之间的联系，给我留下了深刻的印象。渐渐地，我开始相信它们在本质上都是一样的，只是强烈程度和持久性有所区别。到目前为止，大多数女性精神病案例的周期性和月经周期相吻合；大部分男性精神病案例和不怎么有规律的男性生殖周期相吻合。不论男女，有很多案例都遵循季节的周期性，而后者也许只是多数低等动物的发情周期在人类身上的残留。"他发现，在 338 个精神病案例中，主要是狂躁症和抑郁症，有 46% 的女性和 40% 的男性表现出了周期性——日周期、月周期、季节性周期或年周期——且女性比男性表现明显，狂躁症患者比抑郁症患者表现明显。克劳斯顿补充道："我发现患者越年轻，越可能摆脱周期性和避免复发，这一点在青少年精神病患者身上表现最明显。"

康诺利·诺曼（Conolly Norman）在他的文章"狂躁症，歇斯底里症"（Mania, Hysterical）中说道，"不论男女，性器官的活动很可能具有根本性的周期性。"（图克，《心理学词典》）

克拉夫特－埃宾记录了一个案例，主人公是一名 24 岁的俄罗斯人，患有神经衰弱症患。此人每隔四周就会体验到具有泌尿学特征的性欲，非常有规律性（《性心理学》）。纳克

110

（Nücke）提到有一名男性每隔四周就会发生夜遗《犯罪人类学档案》（*Archiv für Kriminalanthropologie*，1908 年，第 363 页）。莫尔记录了一名其他方面非常正常的男性，此人每隔四周就会产生同性恋的感觉（《性活力》，第 1 卷，第 621—623 页）。罗勒德（Rohleder）提到，一名有轻微神经质的未婚男医生，每隔三到五周就会体验到近乎辛辣的性兴奋，持续好几天（《性科学杂志》［*Zeitschrift für Sexualwissenschaft*］，1908 年 11 月）。

　　费雷多次注意到了这一点，指出了性周期的存在。他的第一个案例是一名全身麻痹并痴呆的男性，每隔 28 天就会表现出持续的性兴奋，导致失眠；在其他时间，这名 42 岁的男性睡得很好，没有性兴奋的迹象（《生物学会》［*Société de Biologie*］，1900 年 10 月 6 日）。还有一名男性没有任何遗传问题，健康状况在中年以前一直很好，从青春期开始就有周期性的性表现，如生殖器局部充血，满脑子情欲场景，尿多，这些特征大概持续两三天，每月一次，两次之间有一个兴奋期，很有规律，只是强烈程度没有变化。在 36 至 42 岁期间，两个月一次的兴奋期逐渐消失了。到了 45 岁，每月一次的性表现也消失了。不过，这种周期性依然持续，但仅仅表现为排尿频率增高（《生物学会》，1904 年 7 月 23 日）。在第三个案例中，费雷发现有一名患有性神经衰弱的男性，从青春期开始，一直到中年，似乎每隔 25 至 28 天，乳头变软，胸部胀起，伴随有轻微的性兴奋，做春梦，持续一两天（《医学杂志》［*Revue de Médecine*］，1905 年 3 月）。

　　正是在疾病的范畴内，人们成功地发现了男性的月生理周期现象。从表面上看，这个领域的研究似乎不难，因为神经系统的诸多病态异常或缺陷，似乎可以突出或释放有机体这种基础性的节律活动。在正常人身上，因为社会因素的存在，这种节律性将被更高的精神活动和外在刺激引发的压力所覆盖。18世纪的伊拉斯谟·达尔文（Erasmus Darwin）写过一篇有趣的文章，题目是"疾病的周期"（The Periods of Disease），讨论了太阳和月亮对生物学过程的影响。[①] 从那以后，很多作者提出了自己的证据，尤其是神经和心理疾病，似乎为这种观点提供了病理学的辩护，即认为男性具有明显的月生理周期。

心脏活动的节律性是最明显的。在异常条件下，心脏也会表现出一种月周期性。佩里-科斯特先生认为有理由相信正常人的脉搏具有月周期。我有一个案例似乎支持这种周期性的存在。有一位绅士在去世之前的数年里，饱受心脏瓣膜疾病的折磨，该病可能引发肺充血和心源性哮喘。他的妻子很聪明，记录了丈夫每天的状况，[②] 最后发现病情发作具有一定的周期性。112 尽管不是很规律，但大概可以看出来是 30 天发作一次，一般是月前或月尾的几天。最终，他在一次发作中去世了。值得注意的是，此人生病之前就发觉到了某种周期性，并俏皮地写道："和女人一样，每个月总有那么几天，我会感到很兴奋。"

人们在诸多神经紊乱症中发现了周期性。间歇性精神病很早就被人所知并得到研究（如见皮尔茨 [Pilez] 的《周期性精

---

① 《有机生命的规律》（*Zoonomia*），第 36 章。

② 其笔记详见本书的上一个版本。

神障碍》[*Die Periodischen Geistesstörungen*]，1901 年)。女性身上的周期性表现更加明显。哈里·坎贝尔、奥斯勒（Osier）等人发现了口吃的周期性，尤其是偏头疼的周期性。（弗雷泽·哈里斯[D. Fraser Harris] 详细地研究过一例偏头疼的周期性，见《爱丁堡医学杂志》，1902 年 7 月。）不过，这些疾病所表现出的周期性并不总是以月为单位，甚至很少出现月周期。

现在，我们似乎有了一定的理由去认真对待男性是否具有月生理周期的问题。假如这种类似女性月经的生理周期真的存在，那么它必定是一种反复发生的神经兴奋，且同时表现出更强烈的性活动。在 1888 年的《美国心理学杂志》上，罗格斯大学新宾士威克（New Brunswick）校区的农学院生物学教授朱利斯·内尔松（Julius Nelson）发表了一项研究：在两年多的时间里，他详细地记录自己的梦和夜遗。内尔松发现两者都表现出了 28 天的生理学周期。出现最复杂的梦（取决于描述梦境的用词多寡）和出现最大量夜遗的时间点重合，夜遗的周期性比梦的周期性更明显。

113　　无法确定这种周期的准确时长，在很大程度上使得男性的生理变化周期变得更加复杂。内尔松认为 28 天是一个令人满意的数字，佩里－科斯特则认为它遵循严格的月亮周期，即 29 天半。弗利斯曾论证过，不论男女，有很多生理学过程都具有 23 天的周期性，他把 23 天的周期称作男性周期，把 28 天的周期称为女性周期。（弗利斯，《鼻子与女性性器官的联系》，1897 年，第 113 页及以下诸页。）尽管弗利斯给出了大量详尽的案例，我还是无法相信 23 天的周期是对的。不过令人奇怪的是，还有一位研究者从不同的角度，独立于弗利斯提出了 23 天的周期理论（约翰·比尔德［John Beard］，《孕期时长和生育原因》［*The Span of Gestation and the Cause of Birth*］，耶拿，1897 年）。比尔德是从胚胎学的视角来把握这个问题的。他提出，在月经结束和下一次月经开始之前，存在一个 23 天半的"排卵周期"（ovulation unit）；两个"排卵周期"构成一个"临界周期"（critical unit）；孕期时长始终是多个临界周期的倍数。他认为在男性身上，生殖周期大概由 6 个临界周期构成。以上观点试图论证新的生理学周期的存在，值得我们做出进一步的研究。我们应该时时记得可能存在此类周期，只是当前还无法给出确凿的证据。

内尔松教授的有趣观察首次将男性月生理周期的问题置于一个合理的、具有可操作性的基础上加以考察，但据我所知，他的研究没有直接激发后来者做进一步的观察。事实上，在内尔松的文章发表之前，我已经掌握了更长期限内的夜遗数据，只是得出最终结果的时间相对较晚。接下来，我将简要地给出我的观察结果，看看它们在多大程度上与内尔松的结论相符。我的观察持续有 12 年之久，从 17 至 29 岁，观察对象 W. K. 原来是一名学生，后来成了一名教师。从整体上来看，在此期间他过着一种贞洁的生活，相关记录真实可信。我想，这些数据可以作为论证男性具有月生理周期的可靠基础。不过，尽管我的结果在很多方面富有启发性，但不能说它的论证是绝对的。 114

在内尔松的观察当中，完全可以将出现在第 19 天至第 21 天的最大量夜遗视为真正的夜遗月周期峰值，因为除此之外不存在连续 3 天频繁夜遗的情况，且在 4 天前即第 16 天表现出了明显的抑郁。但假如把我观察的 12 年分成大致相等的两个阶段，前面 7 年，后面 4 年，然后在两个期间内分别计算，最后得出的两条曲线与月经周期没有任何相似性。因而在我看来，它们不能证明夜遗月周期的存在（因而我没有把它们放在这里），尽管它们看上去暗示此类周期的存在。同时，也没有理由认为它们证明存在某个 30 天或 23 天的周期，从中我们不能得出任何决定性的结论。

然而，假如我们仔细观察这些曲线，它们也不是没有任何意义。虽然不能证明月周期的存在，但从中可以看出，夜遗具有一个模糊的 14 天周期和一个明确无误的 7 天周期。14 天周期出现在前 7 年的曲线上，但是在 12 年的曲线上不甚清晰，因为首个高峰期持续有两天，每个月的第 7 天和第 8 天。假如以两天为最小单元调整整体曲线图，14 天的趋势就会显得更加清晰（图 11）。

7 天周期更容易被发现，是曲线图所表现出的最确定的事实。最大量的夜遗都出现在周六或周日，最少量的夜遗出现在周二、周三、周四或周五。这种明显的 7 天周期或多或少淹没或掩盖了 28 天周期的现象。尽管图的表现形式有所夸大，但它属于整体夜遗曲线图的明显特征。[①] 有几位年轻的男女告诉我，

---

① 莫尔提到有一名男性每隔 14 天做一次春梦，且总是发生在周五晚上（《性活力》，第 1 卷，第 136 页）。也许有人怀疑这里存在心理暗示，但即便如此，这种巧合本身也值得注意。

尤其是那些每周辛勤工作的人，每到周六或周六的下午，脑子里的想法总是往情欲方面走，这时候特别想自慰或出现自发性兴奋的现象。从盖里（Guerry）的统计表中可以看出，[①] 发生在周五、周六、周日和周一的自杀案例最少，发生周二、周三和周四的自杀案例最多，其中周三相对较少。由是观之，似乎性活动与放弃生命的想法和行为是相悖的。而且，（据巴伐利亚工厂巡视员的报告）工厂中最可能出现事故的时间是每周开始和结束的时候，而不是在中间。[②] 甚至如弗莱施曼（Fleischmann）的研究所表明的那样，儿童的生长过程都具有 7 天一周期的节律。显然，源自周周期的社会效应对儿童的神经系统造成了深远的影响。

对上述夜遗曲线的分析，也许会让我们想起莱科克的观点，他认为月经周期事实上由四个周周期构成，每个周期 3 天半。但是在我看来，更准确的表述应该是，月经周期最初源自月亮对人类及其他动物的性活动和社会活动的影响，后来逐渐被分割成 14 天和 7 天构成的小周期。假如有理由认为男性存在月生理周期，那么基于以上分析，我们必须相信周周期已经完全取代了月周期。

无论如何，存在某种生理学的周周期，这一点似乎是确定无疑的。事实上，爱德华·史密斯（Edward Smith）在很多年前就清楚地指出，脉搏、呼吸、体温、碳酸含量、尿素含量和 116

---

① 见涂尔干，《自杀论》（*Le Suicide*），第 101 页。

② 当然，这里我们必须考虑假期和劳作过度的影响，但这些影响同样属于周周期的社会效应。

体重的变化具有周周期性，星期天是身体自我恢复和增加体重的时间点。①

本书的附录之一，是一份佩里-科斯特关于夜遗的观察记录。他经过仔细地计算，深信基于严格意义上的阴历月，可以消除周周期的干扰性影响，从而发现真正的夜遗月周期。②

不过，对于男性是否存在月生理周期的问题，我还是认为最终的答案不一定是肯定的。在我看来，虽然很可能在诸多案例当中发现它的存在，但是在得出最终结论之前，必须有足够多的数据支撑，让更多的人参与进来，对自己进行长时间的观察。

自本书首次出版以来，我收到了无数来自世界各地的夜遗记录。其中最引人注目的记录来自于一位受过科学训练的专业男性，此人在过去6年里在印度的不同地方生活。这份记录也持续约6年，其中有两次中断，一次是因为去了英国，另一次是因为失去了兴趣。记录中既包括非自主射精，也包括自主射精。非自主射精发生在睡眠期间，通常有做春梦，总是醒来，频繁检查有无遗精。大部分自主射精始于睡觉的时候，或者半睡半醒状态下，完全清醒状态下的主动自慰相对较少。非自主射精和自主射精的比例大概是3比1。还有第三种性表达，即在半睡半醒状态下获得高度性兴奋，但是在性高潮的时候可以

117

---

① 史密斯，《健康与疾病》（*Health and Disease*），第3章。另外，据凯姆索斯（Kemsoes）的观点，在校学生在周一和周二表现最好。（《德国医学周刊》，1908年1月20日；《英国医学周刊》，1898年1月29日。）

② 见附录B。

主动抑制射精冲动。（其发生频率介于前两者之间。）主人公 E. M. 在他 32 岁的时候开始做记录。他来自于一个健康的家庭，身体状态不错，身高 5 尺 6，但婴儿期因佝偻病导致体重较轻，早年间有严重的口吃。性格上，情感丰富，比较自觉。他的工作非常严格，因而大部分时间生活在紧张的氛围下。少年时代，他非常虔诚，总是尽全力抗拒性的诱惑，尽管偶尔失去警惕。

关于月亮周期，E. M. 基于自己的数据画了一条曲线图，就像佩里－科斯特那样，以新月为起点。时间涵盖 54 个农历月，共有 176 次射精，平均每 28 天 3 次。曲线在大部分时候位于 4 和 9 之间，但是在第 24 天降到 1，然后在第 27 天的时候持续升高到 11，第 28 天又降到 2。图中是否包含真正的月周期，我无法做出判断。不过，我同意 E. M. 的看法，他认为没有明显的证据可以证明这一点。"在我看来，"他写道，"假如真的有周期的话（先不管年周期），那应该是两次射精之间的平均时长。不同的人可能不一样，在我这里，大概是九又八分之一天。也许，男性的遗精周期和女性的月经周期不一样？男性的代谢强度比女性更高？这里存在一个积蓄期，射精是对前期积蓄的释放；周末的到来会使这种释放提前，但每到第三个周末，释放就会被延迟，整个系统重新调整到 9 或 10 天一次的节奏。这也许可以解释曲线为什么有这种走势。最近的射精几乎都是发生在睡眠期间的非自主性射精。年龄也许和这种变化存在一定的联系。"

E. M. 的曲线图到处都表现出了周周期性，遗精一般发生在周日，偶尔在周六或周一。最近几年，遗精高峰期有往中间转移的倾向。不过，从整体上看，周三依然是频率最低的时间点。

还有一个案例，主人公 A. N. 几乎一辈子都没有离开印第安纳州，他记录了自己 30—34 岁期间的性表达，时间持续约 4 年整。这些数据被寄给我的时候，我无法基于它们绘制任何的月曲线图。不过，A. N. 本人以农历月为基础，结合数据给出了一张月曲线图。他写道，"我的记录表明，遗精往往发生在新月的第 1 天、第 2 天和第 3 天。在第 14 天和第 15 天的时候又会出现一个周期，这说明可能存在某种半月周期。第 7 天、第 8 天、第 22 天和第 23 天发生遗精的次数最少。"需要补充的是，数据显示，每年遗精次数在 50 至 55 次之间波动，平均 52，刚好每周 1 次。

A. N. 的数据清晰地表明了周周期的存在。周日再一次成为频率最高的时间点，具体数字如下：

周日	周一	周二	周三	周四	周五	周六
48	21	24	35	28	26	27

还有一个案例来自美国，数据相对较少，但值得一提，因为它来自于一名受过训练的心理学家，下面我将引用他的原话。在这里，我们会看到一个大致由 6 个星期构成的遗精周期，其中高峰期同样发生在周六或周日。"X. 是一名 38 岁的未婚男子，非常健康，无任何遗传问题；上过大学，从事学术研究事业。尽管没有证据，但他认为自己的青春期在 13 岁就结束了，

尽管直到 15 岁零 3 个月才具备完全的性能力（第一次遗精）。他的性生活正常，刚成年的时候，和其他男孩（或成年男性）一块儿睡的时候有时候会自慰，但比较有节制。

"1889 年秋天（当时 28 岁），他有时候发现自己的睾丸发痒，感觉有点轻微过敏，阴茎稍受刺激就会勃起，这些感觉通常会在一次夜遗之后就会消失。这种现象非常有规律性，他知道要发生的时候就会穿上内裤，以防精液弄到床上。这种奇怪的感觉通常会持续两三天。他回忆说，每当这时候就想和别人摔跤，因为肌肉会绷紧。这种情况发生的时间间隔约为 6 周，尽管直到 1893 年才进行计算。下面的内容来自 X. 的日记：

周四，1892 年 12 月 29 日，奇怪的感觉。 119

（唯一的内容）

周四，1893 年 2 月 9 日，奇怪的感觉。

（笔记记载 X. 晚上醒来发现阴茎勃起，这种感觉直到周六晚上遗精之后才停止。）

周五，1893 年 3 月 27 日，奇怪的感觉。

（笔记记载第二天晚上发生了遗精，感觉消失。）

周三，1893 年 5 月 3 日，奇怪的感觉。

（笔记记载持续到周六晚上，X. 与别人发生性关系后，感觉消失。）

周三，1893 年 6 月 14 日，奇怪的感觉。

（笔记显示 X. 第二天晚上遗精，感觉消失。）

周四，1893 年 7 月 27 日，奇怪的感觉。

（笔记显示下午三点的时候感觉最强烈，X. 晚上十点性交，第二天感觉消失。）

　　周五，1893 年 9 月 8 日，奇怪的感觉。

　　（持续到周二，然后消失，没有性交，也无夜遗。）

　　周三，1893 年 10 月 25 日，奇怪的感觉。

　　（持续到周六晚上，当天晚上有少量夜遗。）

　　周六，1893 年 12 月 9 日，奇怪的感觉。

　　（持续到周一晚上，当晚发生性关系。）

　　"需要注意的是，间隔期大概是 6 周，除了 9 月到 10 月那次有将近 7 周。

　　"这些记录始于 1893 年。X. 认为 1894 年的间隔期变得更长了，其中有将近 6 个月既未性交，也无夜遗。在此期间的'奇怪感觉'非常微弱，几乎不会被注意到。1895 年，这种感觉似乎变得比以前都要强烈，X. 相信周期缩短到了一个月一次。在 1896、1897 和 1898 年，他认为周期又变长了，有时候甚至完全消失了。到了 1899 年，这种感觉不怎么出现了，即便出现，夜遗也没那么频繁了。这时候，睾丸产生了一种奇怪的'负重'感，阴茎明显有勃起的倾向，尤其是在晚上（睡觉的时候）。X. 经常醒来发现自己强烈地勃起。而且，这种情况会持续一周。

　　"1. 从整体上来看，X. 相信随着年龄的增长，间隔期也变得越长，不过这个观点不是基于记录在案的数据得出来的。

　　"2. 他注意到射精（通过性交或夜遗）总是可以让这种奇怪的感觉消失。

　　"3. 他注意到，在有这种感觉的时候性交，性交可以使它消失；但假如性交发生在产生这种感觉之前的十天或一周之内

（基于 1893 年的记录），则不会阻止它的到来。"

第四个案例来自于一位出生于爱尔兰沃特福德（Waterford）的农民 F. C.，尽管相关的数据很少，但据说其中所呈现的周期性却很明显。此人性格稳重，操行良好，自我节制很严格，只是偶尔放纵；身体健康，精神状态正常，生活在村子里，远离城市的声色犬马。相关记录始于 20 岁，一直到 27 岁。在此期间，夜遗每隔一个月发生一次，夜遗之前会表现出轻微的易怒和抑郁，夜遗当晚通常没有做梦。遗精量很多，导致身体虚弱，但精神症状可以得到缓解，尽管夜遗有时候也会让他精神沮丧，因为这和他一丝不苟的宗教情怀不相符。一些愚蠢的宣传册夸大了夜遗的不良后果，这也让他杞人忧天。

我还知道一个案例，一位过着贞洁生活的年轻人每隔 10—14 天就会经历一次持续好几天的性兴奋。

最后，关于本书所讨论的这个问题，罗默尔医生（Dr. L. S. A. M. Von Römer）曾发表过一篇题为"论月亮周期与性的关系"（Ueber das Verhältniss zwischen Mondalter und Sexualität）的论文，给出过有趣的讨论（1907 年的阿姆斯特丹国际心理学大会［Proceedings of the Amsterdam International Congress of Psychology］）。罗默尔的数据所记录的不是非自主性的夜遗，而是一名未婚男子的主动性交行为，持续时间约 4 年。罗默尔相信，未婚男性的这项数据比已婚男性的数据更加可靠。假如男性生理周期真的存在，也更可能在未婚男性身上表现出来。通过绘制基于农历月的曲线图（类似于佩里－科斯特），他发现每两个月出现两次性交高峰期和两次性交低谷期，这一点在某

些方面与佩里－科斯特的曲线相符。然而，在罗默尔这里，要
点在于它和现实中的月相具有一致性：第一次高峰期出现在满
月，第二次出现在新月；两次低谷期分别出现在上弦月和下弦
月。他相信没有任何理论可以解释这种一致性，但同时坚持
认为这种一致性还有待进一步的观察。可以看出，A. N. 的情
况（见前文［边码］第 117 页）似乎与罗默尔的观察结果大体
类似。

第三章

关于性的年周期——在动物身上的体现——在人类身上的体现——性冲动在春天和秋天变得更强烈的倾向——性爱节日在特定季节的流行——愚人节——复活节和仲夏节的篝火——出生率的季节变化——变化的原因——代表性的观念——欧洲的出生率曲线图——夜遗的季节性——第一手资料——非自主性兴奋主要发生在春天和秋天——强奸案发生率的季节性——囚犯的季节性精神病——自杀的季节性波动——儿童生长的季节性——监狱中面包消耗量的年曲线图——猩红热的季节性——此类季节性现象的潜在原因

生理学家们经常提到，人类有机体，尤其是和性功能相关 122
的生理系统，每年随着季节的变化而发生改变。其他人也有过类似的表达，如诗人们经常说春天是恋爱的季节。

　　60 年前，研究人类有机体的先驱莱科克，提供了诸多有趣的证据来表明我们的生理系统大致在春分和秋分的时间节点上发生变化，且这些变化主要与性有关。（见其《女性的神经系统疾病》，"女性生殖器官的周期性变化"［The Periodic Movements in the Reproductive Organs of Woman］，1840 年，第 61—70 页。）

　　另一位研究人体周期性规律的先驱爱德华·史密斯，在他的著作《人体系统的日常、季节和其他周期性变化对健康和疾病的影响》（Health and Disease as Influenced by Daily, Seasonal, and Other Cyclical Changes in the Human System，1861 年）中总结道，相对于温度和气压，季节变化对人体系统的影响更大。"在春天的早期和中期，人体系统的所有功能都处于巅峰状态"，而秋天"在本质上是一个变化的时间节点，生命力从低谷攀向顶峰。"他发现，在 4 月和 5 月，碳酸含量是最高的，然后逐渐降低，直至 9 月，然后又逐渐升高。呼吸率在 4 月达到最大值，然后逐渐降低，整个 8 月、9 月、10 月和 11 月都处于最低值。肌肉力量同样在春天达到峰值，秋天最小；春天，人体对触感和气温变化也更加敏感。

　　库利希（Kulischer）研究过不同民族的性习俗。他的结论是，在远古时期，人们仅仅在两个特殊的季节求偶，即春天和秋天。尽管后来不再受季节限制，但某些象征性的表现仍然所有体现，甚至在欧洲的文明社会也是如此。他进一步论证道，某些生理冲动只有在这两个季节才会产生。（库利希，"人类在史前时代的性选择"〔Die geschlechtliche Zuchtwahl bei den Menschen in der Urzeit〕,《民族学杂志》,1876 年,第 152、157 页。)科恩斯坦(Cohnstein)也认为,女人有时候只会在一年中的某些时候怀孕("怀孕的时间偏好"〔Ueber Prädilectionszeiten bei Schwangerschaft〕,《妇科档案》,1879 年)。

威尔特夏曾经就月经的生理学给出过诸多有趣的讨论,他写道:"很多年前,我就相信每一个女人都有一份属于她自己的时间表,后者决定了她怀孕和生孩子的时间;在某些时间段,她做这些事情要更容易一些。我后来所作的研究提高了这种预测的精确性。"他进一步提到,他相信"生育具有某种根本性的季节属性,它的影响仍然存在,且在一定程度上决定着人类的生育进程。"(威尔特夏,"关于月经的比较生理学讲座"〔Lectures on the Comparative Physiology of Menstruation〕,《英国医学杂志》,1883 年 3 月,第 502 页等。)

韦斯特马克在其《人类婚姻史》中讨论了"人类在史前时代的求偶季节"问题,并提出证据表明性本能在春天或初夏变得更加强烈,认为这是远古求偶季节在人体当中的残留。他指出,对于以果实为食物来源的物种来说,春天是一个食物匮乏的季节。但是,人类以植物的根茎和动物为食,春天就是一个食物充沛的季节,适合生育小孩。他进一步推断,在人类及动物身上,什么时候怀孕取决于什么时候最适合生育。

罗森斯塔特(Rosenstadt)同样相信今天的人类继承了某种远古的生理习俗,在特定的时间生育,他从出生率的季节变化寻找证据。

　　希普也相信"人类在某个时期具有特定的生育季节。"和威尔特夏一样，他认为"有理由相信女性一年四季并不总是适合怀孕。"（希普，"恒河猴的月经和排卵"［Menstruation and Ovulation of Macacus rhesus］，《哲学汇刊》，1897 年；"哺乳动物的发情季节"［The Sexual Season of Mammals］，《微观科学杂志季刊》，1900 年。）

124　　然而，很少有人去证明人类在性方面的这种年周期性，而这一点很重要，这正是我们现在要处理的问题。动物具有明显的发情季节，认为人类也具有这种周期的假设往往只是从中得出的一个推论。大部分高等动物每年仅生育一次或两次，一般是在食物最充足的时节。在其他季节，雌性动物无法生育，也没有性欲；雄性动物要么同样没有性欲，要么性欲处于潜伏状态。家养动物逐渐失去了野生状态下的周期性，生育间隔缩短了。例如，雌性野狗每年仅在春天发一次情，而家狗不仅在春天发情，在秋天也发情，中间仅相隔 6 个月。不过，原始的发情季节仍然是最重要的，据说最健康的小狗出生在春天。母马是在春天和夏天发情，绵羊是在秋天。[①] 很多行经的猴子，不论在其他时候有没有表现出性欲，也只会在春天和秋天怀孕。一年中的任何时候都可能是动物的求偶季节，具体在什么时间，显然部分取决于生育时间点的物质条件。动物们必须在食物最充裕的季节繁殖后代，也必须在精力最旺盛的时候求偶，

────────────

　　① 史密斯（F. Smith），《兽医生理学》（*Veterinary Physiology*）；达尔齐尔（Dalziel），《柯利犬》（*The Collie*）。

因为这需要耗费大量的能量。

关于动物全年的性生活，也许可以借用约翰斯通医生对美洲鹿的生活习性的描述："我们的美洲鹿，在冬天的时候因为林子里缺乏植被处于半饥饿状态；低温和冰雪导致它们生活艰难，没有足够多的食物，也容易成为肉食动物的猎物，甚至性命堪忧。到了春天，它们褪下厚厚的冬装，雄鹿与此同时长出鹿角用于防卫。这时候的雌鹿怀孕已久。等雄鹿的鹿角彻底长出来之后，雌鹿也产下小鹿，这时候食物充足，雌鹿开始分泌乳汁。雄鹿忙于寻找食物和守卫自己相对脆弱的家庭。随着季节的变化，食物越来越充足，小鹿开始吃草。当夏天来临，小溪干涸，动物们的生存处境再次变得艰难；高温使得动物们萎靡不振，干旱导致植被面积萎缩，需要走很远才能找到水源。因此，一年里有整整十个月，美洲鹿唯一能做的事情就是尽力让自己活下去，根本没有额外的精力去发情。秋雨过后，植物很快再次繁盛起来，雄鹿的鹿角和新的毛发已经完全长好，夏天的高温已然散去，到处都有食物和水源，小鹿也已断奶，雌鹿和雄鹿都处于最佳状态。这时候，开始一年当中仅有的一次发情。对于美洲鹿及大部分其他动物而言，这意味着除了躲避天敌，还需要额外耗费大量的体力。若雌鹿不喜欢某只雄鹿的关注，就会导致双方你追我赶。假如雄鹿追逐同一只雌鹿，就会爆发激烈的战斗。不论是雌鹿还是雄鹿，在其他任何一个季节都无法承受如此高强度的体力消耗。随着气温的降低，发情的季节也就结束了，冬天的危机开始逼近。在所有的野生动

125

物当中，发情只会发生在气候及其他条件允许高强度身体发育的季节。所有的野生鸟类也遵守这条规律，因为它们只有在这时候有精力去求爱和交配。美洲鸦就是一个很好的例子。到了冬天，为了逃避严寒，它们飞到南方的稻田，流落他乡。到了春天，它们会在田野里忙上几周，寻找蛆虫。从南方飞回来之后，它们在接下来的几周里状态极佳，到处都有食物，身体变得强壮，精神饱满，于是开始求偶。在发情季节，它们比任何其他时候都要忙碌：上演求爱之舞，追逐雌鸟，和对手展开激烈的竞争。这对它们的身体状态提出了更高的要求。接下来还要照顾雏鸟，在干旱的夏天四处寻找食物和水源。换毛之后，它们再次集结成群，在第一次霜降之前飞往南方。在野外，只有当身体状况处于巅峰状态才会发情。"（约翰斯通，"月经与其他生殖功能的联系"［The Relation of Menstruation to the other Reproductive Functions］，《美国妇产科杂志》，第 32 卷，1895 年。）

126　　威尔特夏和韦斯特马克列举了很多种动物的发情季节。（分别见"关于月经的比较生理学讲座"，《英国医学杂志》，1883 年 3 月；《人类婚姻史》，第 2 章。）

关于猴子的繁殖季节，我们似乎所知不多。希普特意打听过两种猴子的相关信息，他研究这两种猴子的性生活。有人告诉他，长尾叶猴一年生育两次，分别在 4 月和 10 月。他接受了艾奇逊（Aitcheson）的观点，认为印度西姆拉（Simla）的恒河猴在 10 月交配，并补充说在气候完全不同的平原地带，它们在 5 月交配。他的结论是，繁殖季节在很大程度上依赖于气候，但不论气候如何，繁殖的季节性周期始终存在，且影响着雄性的性能力。希普无法让自己研究的猴子在2月或3月交配，但无法肯定它们不会在繁殖季节之外的时间里性交。他认可布雷谢（Breschet）的观点，认为猴子会在孕期交配。

在原始人身上，我们经常可以发现类似于高等动物发情季节的痕迹，尽管人类并不总是在食物最充裕的时候生小孩。基于人类生存技能的发展，这个结果不是必然的。库克医生（Dr. F. Cook）在爱斯基摩人那里发现，在漫长的冬夜，性液的分泌量最小，肌肉力量最弱，性欲受到了抑制。太阳出来后不久，年轻人当中就会弥漫着情欲的味道，在接下来的几周里，他们性欲高涨，大部分时间都在求爱和性交。大多数小孩在9个月之后出生，那时候，4个月的漫长极夜刚刚开始。如此明显的季节周期不限于北极地区，在热带地区也存在。在柬埔寨，蒙迪埃（Mondière）发现有两次生殖冲动高峰期，分别在4月和9月，男人们在这时候似乎开始一种"名副其实的发情"，有时候甚至会杀死不从他们的女人。①

在世界各地，春天和秋天——向生命致以问候的季节和收获的季节——似乎是庆祝性爱节日最常见的季节。在古希腊和罗马，在印度，在美洲的印第安人当中，春天是人们的首选季节；在非洲，首选季节是秋天。当然，肯定也有很多例外，不少地方在两个季节都有。的确，就全世界的节日而言，四个季

127

---

① 蒙迪埃，"柬埔寨人"，《人类学科学词典》（*Dictionnaire des Sciences Anthropologiques*）。

节都有：冬至，原始人庆祝日子开始变长，并试图通过庆典促使日子变得更长；[①] 春分，草木发芽和生命回归；夏至，太阳到达最高点；秋天，收获的季节，感恩和休憩的季节。但是，在同一个地方，这几个节日当中，很少有两个以上受到认真对待。

据普洛斯和巴特尔斯对穆勒的引述，在澳大利亚，婚姻和怀孕发生在温暖的季节，那时候食物充足。在一定程度上，甚至只会在这时候发生。奥德菲尔德及其他人提到，澳大利亚人只在春天过性爱节日。穆勒补充说，在有些部落，如瓦夏迪斯人（Watschandis），性交和怀孕发生在一个叫做"卡罗"（kaaro）的开幕庆典之后，后者举办于温暖季节里番薯成熟后的第一个新月之夜，其中最具特色的是月色之舞，象征性地模拟性交活动。用长矛攻击公牛，前者代表男性生殖器，后者代表女性生

---

① 就这一点而言，最有代表性的是古墨西哥人在冬至举办的活人祭，目的是让太阳恢复力量。这种习俗以象征性的方式在摩奇斯人（Mokis）当中得到了继承，他们庆祝冬至和春分。（"摩奇斯印第安人的太阳崇拜"［Aspects of Sun-worship among the Moki Indians］，《自然》［Nature］，1898 年 7 月 28 日。）居住在图萨扬（Tusayan）的瓦尔皮人（Walpi）在冬至日举办类似的盛大庆典，12 月对他们来说很神圣，既不工作，也不玩乐。在庆典上，有一种舞蹈模拟土地上长出果实，向玉米种子传递生命力。沃尔特·费克斯（J. Walter Fewkes）对此有过详细的描述（《美国人类学家》［American Anthropologist］，1898 年 3 月）。在北美地区，这样隆重的年度庆典经常掺杂着"性欲狂欢"、"纵情声色"，班克罗夫特（H. H. Bancroft）如是说（《太平洋国家的土著民族》［Native Races of Pacific States］，第 1 卷，第 352 页）。

殖器。通过这种方式，人们进入极度的性兴奋状态。[①] 据米克 128
鲁乔－马克利（Miklucho-Macleay）记载，在巴布亚新几内亚人
当中，怀孕主要发生在收获之后；盖斯（R. E. Guise）描述了
在番薯和香蕉收获之后举办的年度盛典，女孩们在庆典上会经
历一次启蒙仪式，之后可以走进婚姻。[②] 约翰斯通爵士在《中
非》中提到，人们在特定的季节真的会进入性放纵的状态，不
过他没有说是在什么季节。根据魏瑟尔（Weisser）的记录（普
洛斯和巴特尔斯有过引述），新不列颠的岛民在平时谨慎地将
年轻女孩与年轻男子分离开来，但是在特定时候，当晚上响
起响亮的喇叭声，女孩们可以走出家门，和年轻男子走进树
丛，自由地结合。在古秘鲁（信息源是利马大主教威拉戈麦斯
［Villagomez］的一封信），到了 12 月，当一种名为"帕尔泰"
（paltay）的水果成熟的时候，会举行一场节日庆典，举行之前
需要斋戒五天。在持续六天六夜的庆典期间，男男女女在花园
中的某个场所约会，什么都不穿，然后所有人都往某一座山上
跑。男人们只要在奔跑中抓住一个女人，就可以立即与她性交。

从我们目前的视角来看，道尔顿关于孟加拉各民族节日
的阐释最有启发性。孟加拉的荷斯人（Hos，属于克拉族部落

---

① 关于澳大利亚中部地区的北方部落，斯宾塞和吉伦提到，在举行某些
仪式的时候，大量来自不同地区的原住民聚集在一起，普通的婚姻规则在这时
候被放在一边（《澳大利亚中部地区的北方部落》，第 136 页）。与此类似，据西
耶罗舍夫斯基的记录，在西伯利亚的雅库特人当中，在婚礼和年度节日上，对
未婚少女的日常约束在很大程度上被放开了。（《人类学研究所杂志》，1901 年，
1—6 月，第 96 页。）

② 盖斯，见《人类学研究所杂志》，1899 年，第 214—216 页。

[Kolarian tribe]）是一个纯农业民族，他们每年最重要的节日叫做"马格帕拉"（màgh parah），在一月份举行。"这时候的粮仓盛满了谷子，这时候的人，用他们的话来说，满脑子歪门邪道。"这是一个丰收的节日，代表着一年的劳作就此结束，总是满月之夜举行。这是一个纵情狂欢的节日，所有的条条框框都被抛诸脑后，女人和女孩们拥有最大的自由，行事毫无顾忌。人们相信，这时候的男人和女人精力过剩，绝对有必要通过这种方式释放一部分出来。庆典一开始，村里的牧师或长老首先进行宗教献祭仪式，为逝者祈祷，为来年的丰收祈福。献祭结束之后，人们开始纵情吃喝，而会用发酵的大米酿啤酒是女孩的必备技能。道尔顿写道，"荷斯人在其它季节比较安静，举止保守，对女性温和有礼，甚至在调情的时候也讲究体面。女孩们尽管精力旺盛，甚至有些调皮，但举止得体，对于礼节有一种内在的理解，不是浮于表面的假正经，嘴里没有淫词秽语，后者经常可以从孟加拉女人嘴里听到；她们似乎对此一无所知，对任何刺耳的话都很敏感，从不拿来说别人。她们的着装优雅体面。但是在'马格'庆典上，这一切都被抛诸脑后，似乎一时间完全变了一个人。做儿子和女儿的用粗俗的话语责骂自己的父母，父母也这样说自己的孩子；男人和女人的性行为如野兽般狂野，最好色的艺术家对酒神节和牧羊神节狂欢场面的描绘也不过如此；他们崇拜阳光，因而即便有无数的旁观者，这也扰不了他们的雅兴。再黑的夜晚也遮不住如此放荡和堕落的场面。"然而，尽管把这种场面称之为放荡，道尔顿补充说，庆典期间形成的关系一般会成为婚姻关系。在 4 月和 5 月

还有一个具有宗教意义的鲜花节，在这个节日上的舞蹈相对安静和低调。①

在缅甸，每年 10 月的月圆之日是一个大节日，和（在雨季）佛教的大斋节一样，期间不得性交。另一个大节日是 3 月的新年。② 130

在古典时期，欧洲举行重大节日的时间和现代北欧的时间一样。"布鲁玛利亚"（brumalia）是在冬至，那一天白昼最短；据早期习俗，"罗萨利亚"（rosalia）是在 5 月或 6 月，复活节晚些时候。有了基督教之后，后一个节日一直受到教会的压制。8 世纪的理事会将其称为"一个邪恶假日"。这些节日似乎刚开始与酒神狄奥尼索斯（Dionysus）崇拜有关。酒神的鲜花节，以及纪念酒神巴克斯（Bacchus）的罗马解放日（Roman Liberales）在 3 月份举行庆典，表达人们对男性生殖神普里阿普斯（Priapus）的崇拜。太阳神阿波罗、月亮与狩猎女神阿耳特弥斯（Artemis）的节日都在 5 月的第一周，罗马的酒神节

---

① 道尔顿，《孟加拉民族志》（*Ethnology of Bengal*），第 196 及以下诸页。克鲁克（W. Crooke）也提到了一年一度的丰收之舞和纵欲场面，认为这和婚姻的季节周期相关。（《人类学研究所杂志》，1899 年，第 243 页。）在马来半岛，我们发现了类似的现象："以前，在丰收的时候，雅贡人（Jakuns）会举行一年一度的庆典活动；这时候，所有人都会聚在一起，喝着用热带水果酿的酒；伴着原始的音乐，披着树叶和鲜花的男男女女纵情歌唱和跳舞，随着夜晚的降临，气氛越来越狂野，最后变成一种奇怪的纵欲活动。"（斯基特［W. W. Skeat］"马来半岛的原始部落"［The Wild Tribes of the Malay Peninsula］，《人类学研究所杂志》，1902 年，第 133 页。）

② 菲尔丁·霍尔（Fielding Hall），《民族之魂》（*The Soul of a People*），1898 年，第 13 章。

（Bacchanales）在 10 月。①

中世纪的愚人节在很大程度上是一次由教会发起的季节性狂欢，它可以直接追溯到古罗马的农神节（saturnalia）；在古老的基督教重镇法国桑斯（Sens），愚人节和农神节的时间差不多，在举行割礼宴会的时候，如元旦。不过，并不总是在这时候；在法国埃夫勒（Evreux），它是在 5 月 1 日。②

131

中北欧地区的复活节篝火，中南欧地区的夏至火把节（仲夏节［St. John's Eve］），仍然保留着这些古老节日的痕迹。③ 此类节日和情欲狂欢一定存在某种联系。值得一提的是，它们主要分布在春天和初夏，人们通常认为这时候的性本能开始增强。篝火节很少有在性欲低谷期举行的。曼哈特（Mannhardt）也许是表明这些节日——拉起小提琴，燃起篝火一起跳舞——与性爱及

---

① 如见戴尔（L. Dyer），《希腊神灵研究》（*Studies of the Gods in Greece*），1891 年，第 86—89 页，第 375 页等。

② 关于愚人节的通俗解释，见洛莱埃（Loliée），"愚人节"（La Fête des Fous），《评论杂志》（*Revue des Revues*），1898 年 5 月 15 日；同见伯克的《世界各国的粪石学习俗》，第 11—23 页。

③ 格林姆（J. Grimm）指出，复活节的篝火是区分萨克森人和法兰克人的一个标志。在下萨克森州（Lower Saxony）、威斯特伐利亚（Westphalia）、下黑森州（Lower Hesse）、格尔德恩（Geldern）、荷兰（Holland）、弗里斯兰省（Friesland）、日德兰半岛（Jutland）以及西兰岛（Zealand），人们都庆祝复活篝火节（《日耳曼神话集》［*Teutonic Mythology*]，第 615 页）。仲夏节流行于莱茵河一带，包括法兰克尼亚（Franconia）、图林根州（Thuringia）、斯瓦比亚（Swabia）、巴伐利亚州（Bavaria）、奥地利和西里西亚（Silesia）。施瓦茨（Schwartz）指出，在哈茨山脉（Harz Mountains）的劳特贝格（Lauterberg），这两个古老节日的区分仍然泾渭分明（《民族学杂志》，1896 年，第 151 页）。

伴侣的选择具有紧密联系的第一人。① 在春天，人们通常是在大斋节（四旬斋［Quadrigesima］）的第一个周一和复活节前夕燃起篝火。在 5 月，在梅因（Main）地区的法兰克人当中，未婚女子赤身裸体，以鲜花为装饰，在男人们面前跳舞。10 世纪的赫贝尔（Herbels）对此有过描述。② 在苏格兰的中央高地，篝火是在 5 月 1 日被点燃。有时候，人们也会在万圣节前夕（10 月 31 日）和圣诞节燃起篝火。不过，就整个欧洲而言，与情欲狂欢有关的篝火节通常是在夏至日，6 月 23 日的仲夏之夜或仲夏节。③

132

在以前，波西米亚人及其他斯拉夫民族也有性聚会的习俗，

---

① 《森林和田野崇拜》（*Wald und Feldkulte*），1875 年，第 1 卷，第 422 页及以下诸页。他还提到（第 458 页），情人节（2 月 14 日）——或余烬日（Ember Day），或 2 月的最后一天——与性爱及伴侣选择相关，尤其是在英国。这时候的鸟儿也开始了求偶。需要补充的是，在法国洛林，5 月 1 日是年轻女孩选择情人的日子，这一习俗被拉伯雷（Rabelais）命名为情人节而为世人所知。

② 罗赫霍尔茨（Rochholz），《三位女神》（*Drei Gaugöttinnen*），第 37 页。

③ 曼哈特，前揭，第 466 页及以下诸页。同见弗雷泽，《金枝》，第 2 卷，第 9 章。更多信息可参见皮尔森（K. Pearson）的著作（《死去的可能方式》［*The Chances of Death*］，1897 年，第 2 卷，"做女巫的女人"（Woman as Witch），"同族群婚"（Kindred Group-marriage）及附录"少男少女的眉目传情和幽会"（The "Mailehn" and "Kiltgang"）。皮尔森顺便提供了一些关于欧洲原始性狂欢的证据。同见哈恩（E. Hahn），《德米特和鲍博》，1896 年，第 38—40 页。关于其现代痕迹，参见德尼凯的《人类各民族》（*Races of Man*），1900 年，第 3 章。在布列塔尼，人们仍然保留着一种习俗，于夏至日在卡纳克（Carnac）巨石遗迹附近的一座高大古冢上燃起篝火，这一习俗被称作"Tan Heol"或"Tan St. Jean"。在爱尔兰，人们同样在仲夏节点燃篝火。有一位通信人曾经在沃特福德郡（County Waterford）多次见到这种场景。他写道，"女人们撩起衣服跨过篝火，平时被视为堕落之举的行为在这时候都可以被接受。"在欧洲之外，摩洛哥的柏柏尔人（Berbers）仍然保留了这一习俗；在里夫（Rif），人们会在仲夏节点燃篝火。这时候的篝火似乎主要起到净化作用，但仍然与频繁的宴会庆典相关。（韦斯特马克，"摩洛哥的仲夏节习俗"，《民俗学》［*Folk-Lore*］，1905 年 3 月。）

后者一直延续到 16 世纪初诺夫哥罗德（Novgorod）附近的河岸地带。一般而言，性聚会是在施洗者圣约翰节（the Festival of John the Baptist）的前一天举行。在异教徒时代，圣约翰因其神性而被称作亚里洛（Jarilo，对应于普里阿普斯）。半个世纪之后，一项新的宗教法案试图取消所有在圣诞节、我主洗礼日（the Day of the Baptism of Our Lord）和施洗者圣约翰节举办的早期节日。这些被取消的节日有一个共同特征（据科瓦莱夫斯基［Kowalewsky］所言），即乱交。在 18 世纪末在爱沙尼亚（Ehstonians），成千上万的人会在圣约翰节前夕聚集在一座废弃教堂（位于费林钦［Fellinschen］），生起篝火，将自己的礼物扔进火堆献祭。无法生育的女性在废墟上裸舞；人们在那里大吃大喝；年轻的男女钻进树林做他们想做的事情。如今，某些地区仍然在 6 月末举办具有类似特征的节日。年轻的未婚男女光着脚跳过火堆，通常在河流或水塘边上，但很少有放荡行为。[①] 不过，在俄罗斯的很多地方，农民们仍然不怎么看重处女的价值，甚至更喜欢生过孩子的女人。格里森（Grisons）的居民在 16 世纪定期举行聚会，放纵程度丝毫不亚于哥萨克人

133

---

① 曼哈特（前揭，第 469 页）引述了关于月亮岛（the Island of Moon）上爱沙尼亚节日的描写，女孩们围着火堆跳舞，其中一人会被年轻男子选中——在其他人嫉妒的目光下，家人为之骄傲——争抢很激烈，她的衣服往往被撕烂；然后她会被一名年轻男子推倒在地，后者安静地躺在她的身边，将一条腿压在她的身上象征着性交，一直到天亮。乌克兰的年轻人在春天的节日里也会唱歌、跳舞和一起睡，相关描述见"乌克兰民俗学"（Folk-Lore de l'Ukrainie），《情色》（*Κρυπτάδια*），第 5 卷，第 2—6 页；第 8 卷，第 303 页及以下诸页。

（Cossacks）。后来被法律禁止了。科瓦莱夫斯基把此类习俗统统视为早期乱交仪式的遗存。①

　　弗雷泽对春天和夏天里的节日，以及万圣节（10月31日）和圣诞节的舞蹈和篝火进行过充分的描述和讨论，并解释了其中的性特征（《金枝》，第2版，1900年，第3卷，第236—350页）。他发现，"有清楚的迹象表明，火堆的热量进一步激发了人的生殖冲动。爱尔兰人有一种观念，认为女孩们只要三次跳过仲夏日篝火，就会很快结婚并生育很多小孩。在法国，有不少地方的人相信，假如一名女孩们围着九堆篝火跳舞，她在一年之内就会结婚。另一方面，莱克林（Lechrain）地区的人们相信，若一对年轻男女一块跳过仲夏日篝火而毫发无伤，那么这名女子在一年之内不会怀孕——火苗没有碰到她让她受孕。与次类似，在法国和比利时的有些地方，人们让最近结婚的人来点燃大斋节第一个周日的篝火，后者可以从火中接收，或者向篝火传递某种生殖和生育的能量。情侣们通常是手挽手一起跳过火堆，这种做法很可能源自于一种观念，即希望自己的婚姻能够多子多孙。爱沙尼亚人在仲夏节庆典上的放纵之举，不仅仅是为了庆祝假日，而是出自一种原始的观念，他们相信这时候的纵欲即便不是必要的，那也是正当的，因为在一年的转折点上，人的生命与天堂之路具有某种神秘的联系。" 134

---

　　① 科瓦莱夫斯基。"早期斯拉夫人的婚姻"（Marriage Among the Early Slavs），《民俗学》，1890年12月。

关于此类原始节日，尽管证据不多，有时候还不清晰，但我们还是可以得出一些确定的结论。据格林姆的观点，早期的欧洲只有两个季节，春天和冬天，或者春天和秋天。因为某种神秘的目的，欧洲只有两个季节。[①] 在进入这两个季节之前，人们会举行通常带有情欲特征的宗教庆典。斯拉夫人的新年始于 3 月，据说以前的人们会在这时候举行盛大的节日庆典，日耳曼人也是如此。在德国北部，复活节篝火总是和山有关。日耳曼人过五月节或五朔节（Walpurgisnacht），凯尔特人则在 5 月初燃起篝火，是一个非常古老的宗教节日，与性爱仪式有关，格林姆认为它与罗马的花神节（floralia）及希腊的酒神节（dionysia）同源。在欧洲，格林姆总结道："有四种方式迎接夏天的到来。在瑞典和格斯特兰（Gothland），人们会模拟夏天和冬天的战争，然后让夏天胜出；在斯霍耐（Schonen）、丹麦、下萨克森和英格兰，到了 5 月，人们会骑着马或驾着马车出去玩；在莱茵地区，人们也会表演夏冬之战，但只是流于形式，一点也不壮观；在法兰克尼亚、图林根、迈森、西里西亚和波西米亚，人们只是结束冬天的生活方式，没有战争表演，也不会用正式的仪式宣告夏天的到来。前两个节日是在 5 月，几乎所有人都会热情参与；后两个节日是在 3 月，只有下层的穷人才参与……所有的一切都表明，夏天的降临在我们的

---

　　① 蒂勒（A. Tille）一方面承认雅利安人通常把一年分成两个季节，但另一方面，他又认同塔西佗（Tacitus）的观点，说日耳曼人（和埃及人一样）将一年分成三个季节：冬天、春天和夏天（《圣诞节日》[*Yule and Christmas*]，1899 年）。

祖先那里是一件神圣的事情，它在很大程度上主宰着他们的生活，让生活欣欣向荣。人们会通过献祭、举办宴会和跳舞的方式迎接夏天的到来。"①早春的三月节、奥斯塔拉节（the festival of Ostara）以及春神节，逐渐变成了基督教的复活节（就像仲夏节被放到了施洗者圣约翰节之后的一天）。不过，相融合及被改变的只有一些相近的仪式，其他方面本就类似，因为圣诞节也许具有相似的起源。埃瓦尔德（Ewald）和罗伯森·史密斯（Robertson Smith）认为，早期阿拉伯人的"拉杰卜宴"（ragab feast）就是犹太人的逾越节宴（paschal feast），日期在春天或初夏，这时候正是骆驼及其他家养动物下崽的时候，牧人们可以提供祭品。②巴比伦是早期宗教和宇宙文化的核心之地，那儿的性爱节日最具代表性。巴比伦的坦木兹节（festival of Tammuz）和欧洲的圣约翰节非常相似。坦木兹是春天草木的太阳神，和女神伊师塔关系密切，也是决定土地肥力的农神。一开始，坦木兹节是在夏至日举行，第一季小麦和大麦收获的季节。和远古欧洲一样，古巴比伦也只有两个季节。坦木兹节位于冬夏之交，人们先是斋戒，然后大吃大喝，纪念冬天的远去，欢庆夏天的来临。献祭仪式具有一种原始的功能，就是象征性地模拟自然过程，一种神秘的表征方式，目的是促

135

---

① 格林姆，《日耳曼神话集》（斯塔利布拉斯［Stallybrass］英译版），第612—630、779 和 788 页。

② 韦尔豪森，《阿拉伯异教遗俗》，1897 年，第 98 页。

使它在现实中发生。① 庆祝坦木兹节的目的是祈求大自然施展其繁衍万物的力量，其性爱特征不仅体现在伊师塔（卡迪什图［Kadishtu］或"神"）的女祭司们都是妓女，还体现在了巴比伦的传说之中，后者提到，在伊师塔的冬天没有降临大地之时，公牛、驴子和人都无法繁衍后代。显然，坦木兹节和春天的回归，被视为繁殖本能的复苏，甚至人也是如此。② 从这个角度来看，它也是一场盛大的生育节日。

因此，在 3 月和 6 月之间举行的春季节日，到了仲夏夜，往往成了一场盛大的狂欢。欧洲另一个节日较多的时节是秋天。在凯尔特人的领地上，8 月初就有一个盛大的节日。里斯（Rhys）提到，这项传统在今天的威尔士仍然有所延续。③ 每年的 12 月初，凯尔特人和日耳曼人都会燃起篝火。④ 在日耳曼人

136

---

　　① 如见杰拉德－瓦雷（Gérard-Varet）1899 年的《无知和不知反省》（*L'Ignorance et l'irréflexion*），书中有一章通俗地阐释了相关的原始观念。

　　② 加斯特罗，《巴比伦的宗教信仰》，尤见第 485、571 页。关于女祭司们，加斯特罗写道："在很多民族当中，因为原初意义被曲解，女性生育能力的神秘性导致人们创建了一些看上去很淫秽的仪式。妓女被伊师塔信徒奉为祭司，参与象征生产的宗教仪式。"巴比伦人在他们的前两个月（大致对应我们的 3 月和 4 月，这时候应该是人口出生的高峰期）专门祭献"埃亚"（*Ea*）和"贝尔"（*Bel*），据各种传说，二者被视为人类的创造者；又在他们的元旦纪念神灵"鬊"（*Bau*），后者被视为人类之母。这两种纪念有无特殊的意义，我无法肯定，但可能有。

　　③ 《凯尔特异教国》（*Celtic Heathendom*），第 421 页。

　　④ 格林姆，《日耳曼神话集》，第 1465 页。在英国，11 月的篝火节和盖伊·福克斯日（Guy Fawkes）的庆典融合在一起。在东方，秋天里的古老节日似乎要更早一些。在巴比伦，第七个月（大致对应我们的 9 月）尤为神圣，尽管没有举行任何庆典。这时候也是希伯来人的祭月，它最初源自阿拉伯人。在欧洲的南斯拉夫人、雷根人（Reigen）或科洛人（Kolo）当中，少女们在秋天丰收时节的夜里，穿着超短裙，头上戴着鲜花，跳着狂野的舞蹈，最后是性交。

国家，这是一个特别重大的节日。日耳曼人的新年始于圣马丁节（Martinmas，11 月 11 日），一年一度的盛大庆典就在这时候举行。据记录，这是最古老的日耳曼节日，其重要性甚至一直延续到中世纪。人们通宵宴饮，杀牛祭神，据说这个节日与鹅相关。[①] 秋天里的这些节日，一直延续到冬至日。如今，我们大概在这个时候庆祝圣诞节和新年。春天和秋天两个最重要的古老节日恰好与受孕高峰期吻合（我们将看到），甚至今天的欧洲也是如此；同时，从我得到的数据来看，早春（3 月）和秋季（11 月）对应人体最强烈的、自发性的性紊乱期。生理上的性兴奋期早于受孕高峰期，这一点很正常。

137

到这里，我们清楚地看到，原始民族往往是在一年当中的两个季节——特别是春天和秋天——进行性交，甚至只在这时候性交。这些远古的习俗甚至在今天的欧洲得到了一定程度的保留。不过，它对整个文明社会是否起作用，决定着人们性交和受孕的时机，这一点仍然有待考证。

要回答这个问题，最简单的方式是研究出生率的季节变化，往回推算受孕时间。瑞典的瓦根汀（Wargentin）在 1767 年首先注意到了出生率的季节变化。[②] 不过，此后似乎很少有人进一步考察这个问题，直到凯特勒（Quetelet）本能地觉察到这

---

① 蒂勒，《圣诞节日》，第 21 页等。

② 不过，拉伯雷比瓦根汀早很多年对这个问题产生了兴趣，他发现 10 月和 11 月施洗的小孩是最多的。他认为，这表明温暖的春天影响了怀孕的数量（《巨人传》[Pantagruel]，第 5 卷，第 29 章）。在今天的法国，春天的怀孕数量已经没有那么显眼了。

是一个尚未有人涉足的统计学领域。他发现比利时和荷兰的出生率高峰期是在 2 月，因而怀孕高峰期是在 5 月；出生率低谷是在 7 月，因而受孕低峰期是在 10 月。凯特勒认为，春天出现受孕高峰期是因为人们的活力在寒冬过后开始逐渐恢复。他指出，基于乡村人口的数据比城市人口的数据更能体现这一点，因为农村的冬天更加寒冷。后来，瓦普斯（Wappäus）研究了北欧、南欧各地以及智利的数据，发现 5 月和 6 月是受孕的高峰期；在天主教国家，与宗教节日相关的习俗又进一步强化了这一点。受孕的低谷期是在 9 月、10 月和 11 月，这时候的体能消耗越来越多，收获季节需要劳动，再加上传染病的影响。南方的低谷要比北方的低谷早一点。到了 11 月，受孕数量开始增加，在圣诞节和新年达到第二个高峰。第二个高峰在南方国家不甚明显，但是在北方国家很突出（在瑞典，受孕的最高峰出现在 11 月）。按照瓦普斯的观点，这种情况纯粹是由社会原因导致的。维莱梅（Villermé）通过研究得出的结论与此类似。他的研究建立在 1700 万人口的出生日期上。维莱梅指出，在法国，受孕高峰期是在 4 月、5 月和 6 月，或者说是从春分至夏至之间，偏夏至。出生率低谷一般在 7 月，但是，若 8 月份的天气偏湿冷，出生率就会和 7 月差不多；另一方面，若是夏天气温很高，低谷就会提前到 6 月。[1] 他还指出，在布宜诺斯艾利斯，随着季节反转，怀孕数量的月度分布也随之反转；在休

---

① 维莱梅，"受孕的月度分布"（De la Distribution par mois des conceptions），《公共卫生年鉴》（*Annales d'Hygiène Publique*），第 5 卷，1831 年，第 55—155 页。

整期以及食物充足、社交生活丰富的情况下，怀孕数量随之上升。索尔马尼（Sormani）研究了意大利的怀孕周期性，他发现南方省份的春季高峰期是在 5 月，越往北走，高峰期越往后延，在半岛的最北边的，高峰期是在 7 月。在意大利南部，只有一个高峰期和一个低谷期，在北部则分别有两个。越往南，春季或夏天最大值之后的最小值逐渐增加；越往北，与寒冬相关的最小值逐渐增加。[①] 伯克曼（Beukemann）研究了德国各地的数据，发现非婚生子的出生率表现出了明显的季节性。在欧洲，一般非婚生子女的怀孕高峰期是在春天和夏天；在俄罗斯，则是秋天和冬天，那时候的收获工作已然结束，人们进入了休整期，这时候的死亡率最低（9 月、10 月和 11 月）。很多研究者调查过俄罗斯人整体的怀孕率。他们的怀孕高峰期是在冬天，低谷期因人口因素的不同而各有差别。更具体地讲，1 月和 4 月是俄罗斯人的怀孕高峰期。（然而，在俄罗斯的城市里，高峰期是在秋天。）俄罗斯人怀孕率的特殊性也许源自他们喜欢在秋天和冬天结婚的习俗，[②] 他们在春天遵守严格的斋戒，夏天则忙于收获工作。

　　通过比较欧洲和非欧洲国家的怀孕率，我们也许可以获得更好的认识。希尔（S. A. Hill）曾经拿印度西北地区一些省份的数据做过比较，那儿的胡里节（Holi）及其他性爱节日是在

139

---

　　① 　索尔马尼，《军事医学杂志》（ *Giornale di Medicina Militare* ），1870 年。

　　② 　也许可以说，所有欧洲人都倾向于在春天或秋天举行婚礼（详见厄廷格 [Oettinger] 的《道德统计学》[*Moralstatistik*]，第 181 页 ）。也就是说，婚礼一般是在盛大的公共节日期间举行。在更早的年代，盛行在这些节日期间进行性交。

春天举行。然而，那儿的怀孕高峰期不是在春天。在希尔看来，性爱节日分布在春天，说明它们是在寒冷的季节被设计出来的。怀孕率在 9 月和 10 月上升，到 12 月和 1 月达到顶峰，然后又稳步下降，到 9 月降到最低。气候和经济条件可以解释曲线的走势。漫长而压抑的炎热气候到 9 月即将结束，疟疾的影响急速增加，食物也即将耗尽，这时候的自杀倾向最为强烈；10 月是死亡率最高的月份；12 月的食物是最多的，也是对人健康最有利的月份。①

　　围绕该问题的主要研究，可参见普洛斯和巴特尔在《女人》中所做的总结，还有罗森斯塔特的论文"关于影响怀孕数量之原因分析及其他"（Zur Frage nach den Ursachen welche die Zahl der Conceptionen, etc.），载于《维也纳大学胚胎研究所通讯》（Mittheilungen aus den embryologischen Institute Universität Wien），第 2 卷，第 4 期，1890 年。罗森斯塔特的结论是，人类从动物祖先那里继承了一种"生理惯性"，后者很可能源自于气候与社会条件的影响。他写道，"原始人从他们的祖先那里继承了在关键时期专注于繁殖的能力。发情季节一旦来临，就会开始大规模的受精。这一点很容易做到，因为原始人在生活中乱交。随着文明的发展，人类在一年当中的任何时期都可以发生性关系，但是在特定时期进行繁殖的'生理惯性'还没有彻底消失，是人类身上遗留的一种动物特征，人类在某些月份，怀孕率就会升高。"罗森巴赫（O. Rosenbach）持类似的观点，认为人

---

　　① 希尔，《自然》，1888 年 7 月 12 日。

类在一年当中有两个甚至三个怀孕高峰期，分别在 3 月、8 月和 12 月。（"论人类的生育高峰期问题" [Bemerkungen über das Problem einer Brunstzeit beim Menschen]，《人种和社会生物学档案》[Archiv für Rassen und Gesellschafts-Biologie]，第 3 卷，第 5 期。）他发现，在某些家庭，有好几代人的生日都是在同一个月。不过，从整体上来看，他的论证缺乏足够的说服力。

数年前，海克拉夫特（J. B. Haycraft）教授基于苏格兰的数据指出，怀孕率曲线图的走势和温度曲线相一致（海克拉夫特，"温度变化的生理后果" [Physiological Results of Temperature Variation]，《爱丁堡皇家学会汇刊》[Transactions of the Royal Society of Edinburgh]，第 29 卷，1880 年）。他总结道，"温度是决定全年怀孕数量变化的主要因素；温度每升高 1 华氏度，怀孕率升高 0.5%。"不管这项理论是否符合苏格兰的情况，从整体上来看，它经不起检验。

最近，哥本哈根的保罗·盖德根（Paul Gaedeken）医生在一份详细的统计研究中提出，怀孕率、自杀率以及其他相关现象，主要取决于裸体皮肤在早春受到的化学射线的影响，这种影响类似于酒精所造成的生理后果。他用化学作用而不是热量来解释格陵兰岛和其他北方国家（有晴朗的天气）的相关周期性。这种解释无法说明秋天出现的高峰期，盖德根也不承认秋天的高峰期。 141

为了获得一张体现欧洲怀孕率变化的典型曲线图，并消除不同地方性习俗所造成的干扰，我对迈尔（G. Mayr）基于德国、法国和意大利的 25 万人口的统计进行求和，[①] 得到了一张也许可以大致体现欧洲整体情况的曲线图（图 2）。最低点出现在 9 月，从秋天开始上升，此高峰出现在圣诞节期间，然后在春天里的 5 月达到最高峰，7 月之后开始急剧下降。

在加拿大（如见 1904 年《安大略省注册总署的报告》[*Report of the Registrar General of the Province of Ontario*]），最高点和最低点都比欧洲要晚；怀孕最高峰出现在 6 月、7 月和 8 月，低谷出现在 1 月、2 月和 3 月。加拿大人最喜欢在 6 月结婚。

人们也许会对富人阶层的怀孕率曲线图感兴趣，这个阶层的人在很大程度上摆脱了工业和社会的影响，有证据表明这种影响在很大程度上决定着普通人群的怀孕率。很可能，他们会表现出特别明显的季节周期性。为此，我查阅了一本填得满满的出生日期登记册，里面显示 4 月、5 月和 6 月的怀孕率是最高的，这三个月的数字差不多；7、8、9 月份明显降低，到了秋天的 11 月份明显升高，12 月份则不。我们将看到，富人阶层的怀孕率曲线图和他们的流产率曲线图完全一致。不过，这项研究应该需要更多数据的支撑。

142　　上述调查完成之后，费城的约翰·道格拉斯·布朗（John Douglass Brown）先生热心地给我寄来了一些出生率曲线图，后者体现了宾夕法尼亚州受教育阶层的年周期性。其中的数据源自于宾夕法尼亚大学一份 4066 人的录取名册。布朗先生绘制了

---

①　迈尔，《社会生活的规律性》（ *Die Gesetzmässigkeit im Gesellschaftsleben* ），1877 年，第 240 页。

四张曲线图：第一张涵盖了 1757—1859 年入学的人；第二张涵盖 1860—1876 年入学的人；第三张涵盖 1877—1893 年入学的人；第四张包括了所有人。（其中的日期是入学日期而非实际的出生日期。）从整体上来看，这些数据表现出了明显的波动性。平均每个月的出生（非怀孕）数量如下表所示：

1 月	2 月	3 月	4 月	5 月	6 月	7 月	8 月	9 月	10 月	11 月	12 月
10.5	11.4	11	8.3	10.2	10.5	11.5	12.6	12.3	11.6	12	11.7

可以看出，怀孕数量的最小值大致是在 7 月（分别出现了三个低谷）。（不过，在人数最少的第二张图中，最小值出现在 9 月。）7 月以后，开始稳步上升，一直到 11 月。（在第一张图中，最大值延迟到了 1 月，第二张图中的最大值比较分散。）次高峰倾向于出现在 2 月，在第三张也是最重要的一张图中最为明显，在第一张图中延迟到了 3 月。

有一个非常奇怪但也许并非偶然的巧合是，基于一年内死亡的 3000 名儿童的数据可以发现，[1] 在总人口当中，出生在 2 月和 9 月的儿童最具生命力，在 6 月出生或在 9 月被怀上的儿童最缺少生命力。[2] 正如我们所看到的，5 月和 12 月恰恰是欧

---

[1] 爱德华·史密斯（《健康与疾病》）认为这是因为在这个季节出生的婴儿缺乏生命力。伯克曼也说出生在 9 月的小孩最有活力。

[2] 我们看到，韦斯特马克曾经指出，12 月之所以出现怀孕高峰，也许是因为 9 月初生的小孩活下来的机会更大（《人类婚姻史》，第 2 章）。还有一点需要指出的是，尽管怀孕高峰期是在 5 月，5 月出生的婴儿当中，男孩比例最低。（劳贝尔［Rauber］，《多生出来的孩子》[Der Ueberschuss an Knabengeburten]，第 39 页。）

143 洲人怀孕的高峰期，9 月恰好是低谷期。因此，假如这个巧合不是偶然的，那么最强壮的小孩刚好是在生育倾向最强烈的时候怀上的，最弱的小孩刚好是在生育倾向最弱的时候怀上的。

在内尔松关于梦境及其与季节性流产之联系的研究中，没有给出任何流产率年曲线图，他的观察仅持续两年半，也许无法提供充足的数据支持。不过，在查看他的数据之时，我发现它还是表现出了一定程度的年周期性。春秋两季是高峰期（2 月和 11 月），12 月不是。第一年的 5 月至 9 月明显处于低谷期，第二年的低谷不是很明显，但仍然可见。虽然这些数据包含太多的不确定因素，很难证明什么，但它们和 W. K.（见［边码］第 113 页）持续更长时间的观察记录十分吻合，前面我曾基于后者讨论过月周期性问题。W. K. 持续近 12 年的记录表现出了一种整体上的倾向性，把一年分成四个区间（11 月—1 月，2 月—4 月，5 月—7 月，8 月—10 月），从冬天的最低点开始稳步升高，一直到秋季的最高点。单独从每一年的数据来看，看不出稳步上升的趋势。在三年里，从 11 月—1 月到 2 月—4 月呈下降趋势（后面三个月又升高）；有三年，从 2 月—4 月到 5 月—7 月呈下降趋势（后面三个月再次升高）；有连续两年，从 5 月—7 月到 8 月—10 月呈下降趋势。然而，假如我们从第二年开始，将每年的结果与其前一年的结果相加，就会看到一种稳步上升的趋势贯穿始终。若我们根据月份来分析这些数据，可以得出更精确和有趣的结果（如图 3 所示）：出现了两个高峰，一个在春季（3 月），一个在秋季（10 月，或者说 8

144 月至 10 月），每个高峰过后都有一个急剧下降趋势，直至 4 月和12月的最低点。这个结果和佩里－科斯特同样持续多年的观察记录具有明显的相似性，两者都是在春季和秋季出现高峰，最大值都是在秋季，两个高峰之间都出现了低谷，高峰过后都是急剧下降。不过，虽然春季的高峰都是在3月，佩里－科斯特的第二个高峰出现得要早一些，在6月—9月而不是8月—10月。还有，在佩里－科斯特的案例中存在明显的异常趋势，仅表现在后几年的数据中，即在1月又出现了一个高峰。从整体上来看，二人数据所表现出的相似性远大于差异性，分别从每一年的数据来看，足以证明梦遗现象或内尔松定义的流产率具有明显的年周期性。我们还看到，有机体性兴奋的高峰期与丰收季节相吻合。在古代，丰收的季节亦是性狂欢的季节。尽管这些古老的习俗从我们的日常生活中消失了，但仍然残留在我们的神经系统之中，在我们入睡之后得到表达。

本书第一次出版之后，我又收到了一些新的记录，它们同样表现出了明显的年周期性，尽管不同个体的年周期稍有不同。其中最有意思和最重要的记录来自于E. M.（见［边码］第116页），持续约4年。其周期性体现在4年里每个月的总夜遗次数当中：

1月	2月	3月	4月	5月	6月	7月	8月	9月	10月	11月	12月
16	13	14	22	19	19	12	12	14	14	12	24

E. M. 生活在印度，4月、5月和6月天气炎热但无损于健康，而且他这个时候生活在山上，那儿的条件不错，有大量户外运动。7月、8月和9月同样炎热，但非常潮湿，更令人讨厌。E.

145 M. 在这几个月生活在城市里，工作要求也更加严格。9月的情况最糟糕，月底他有一个短假。12月、1月和2月的气候很不错，E. M. 的工作也相对轻松。可以看到，他的周期性对应生活状况和环境。在分析这些数据之前，他对这一点完全不知情。不利的气候和艰苦的工作会降低夜遗频率，良好的气候和轻松的工作则增加夜遗频率。E. M. 的波动曲线和印度北方的曲线没有冲突。晚春（4月）有一个高峰，12月份有一个更大的高峰。此外，它也和希尔（见［边码］第140页）绘制的印度怀孕率曲线图具有整体的相似性。怀孕率曲线图的最低点在9月，最高点在12月—1月。E. M. 的夜遗曲线图与之类似，只是最低点和最高点稍微提前了一点。和英国人的夜遗曲线图（W. K. 及佩里－科斯特）相比较，春季和秋季的高峰都非常晚，但最高点都是发生在秋季。

　　A. N. 生在美国的印第安纳州，他的记录同样持续约4年（见［边码］第117页）。两个高峰期同样出现在春季（5、6月份）和秋季（9、10月份）。4年里每个月的次数统计如下。由于每个月的长度有所区别，我计算出了每个月的日均次数，将4年的数据折合成了1年：

1月	2月	3月	4月	5月	6月	7月	8月	9月	10月	11月	12月
13	9	13	20	23	22	20	20	21	23	9	16
0.42	0.32	0.42	0.66	0.74	0.73	0.64	0.64	0.70	0.74	0.30	0.52

斯坦利·霍尔在其《青春期》（*Adolescence*）中提到了他掌握的三份夜遗记录，主人公都具有博士学位，都认为自己是正常人。

其中最好的一份记录来自于一位"善良、能干和有活力的男士",持续时间将近 8 年。关于这份记录,斯坦利·霍尔做出了如下总结:"据这份记录,综合 8 年的数据,平均每个月约 3.5 次,最高频率是 7 月的 5.14 次,最少是 9 月份的 2.28 次。4 月份似乎稍微有所升高,另一次微升是在 11 月,12 月又有所降低。"不同的人,频率各不相同。这里没有表现出月周期。在斯坦利·霍尔总结的这份记录中,次数最少的一年有 37 次,最多的一年有 50 次。间隔时间约一周的占 59%;间隔时间在 1—4 天的占 40%;间隔时间在 8—14 天的占 30%。最长间隔有 42 天。环境不好、过度劳累和睡眠不足会使频率降低。大多数发生在早上,时候一般有一种明显的解脱感,但是在状态不佳或次数过多的情况,会感到压抑。(霍尔,《青春期》,第 1 卷,第 453 页。)我要补充的是,有一篇关于夜遗的匿名文章,所描述的案例显然就是霍尔谈到的案例,只是更加详细和完整(《美国心理学杂志》,1904 年 1 月)。主人公是一位健康和有道德的未婚男子,记录了自己在 30—38 岁之间的夜遗(及相关梦境)。他没有说自己生活在美国哪一个州,此前也从未听说过任何类似记录。每年的次数在 37—50 次之间,非常稳定。每个月的平均次数是 3.43。我统计了每个月的总次数,并分别计算出了每个月的日均次数,以便把 8 年折合成 1 年:

1月	2月	3月	4月	5月	6月	7月	8月	9月	10月	11月	12月
27	27	27	31	29	28	36	25	18	27	30	24
0.87	0.94	0.87	1.03	0.93	0.93	1.16	0.81	0.60	0.87	1.00	0.77

在这里，正如在其他曲线图中所见。春季和秋季分别有两个高峰，主高峰期覆盖4、5、6、7月，次高峰仅限于11月。有了这些证据，我们也许可以确定夜遗现象之年周期的客观存在，其两个高峰分别出现在春季和秋季。我在本书的首版中也描述过这种周期性。

这些记录表明，夜里非自主性的性冲动通常在春天和秋天最为强烈，这和怀孕率曲线所体现的清醒状态下的性冲动周期在一定程度上存在冲突。清醒状态下的性冲动，还受到传统习俗和个人感觉的影响；从整体上来看，其高峰期一般出现在春天和初夏，这一点尤其适用于女性。[①] 这种冲突也不是不可调和，假如它真的存在的话。不过，在这里我不想采纳已有的各种解释。要调和这种冲突，我们需要一个更宽泛的基础。

147　　有很多事实表明，人们在早春具有更高的兴奋度，且主要和性有关，秋天在一定程度上也是如此。我们已经看到，爱斯基摩人的月经和性欲主要出现在春天；不过也有一些温和气候地区的健康女性一年仅行经两次，且通常是在春天和秋天。有一名20岁的女孩就属于这种情况，费城的玛丽·温克（Mary Wenck）医生记录了她的案例。[②] 她第一次行经是在15岁的时候，6个月后来了第二次，持续三周没有断过。从那以后，她在五年时间里仅在3月和9月行经，每次持续三周，量虽然很

---

① 克里格通过调查发现，大部分德国女性的初潮发生在9月、10月或11月。在美国，鲍迪奇（Bowditch）说农村女孩的初潮更多地发生在春天。

② 《女性医学杂志》（*Women's Medical Journal*），1894年。

大，但也没到枯竭的程度，没有疼痛感或其他不适。检查发现子宫和卵巢器官十分正常。各种治疗，在正常行经时间结合坐浴疗法，没有产生任何效果，仍然是半年一次，且女孩看上去十分健康。

正如埃尔迈拉（Elmira）的医生汉密尔顿·威（Hamilton Wey）所指出来的，有一个值得注意的事实是，狱中囚犯的性冲动似乎是在 3 月和 10 月爆发。威写道，"从 2 月中旬开始，一直持续两个月，是性旺盛的季节；9 月的下半月和 10 月份也是如此。现在（3 月 30 日）正处于旺盛期。"

据中医理论，春天是人的精力开始复苏的季节。在古希腊，春天和夏天是最放纵的季节。赫西奥德说（《工作与时日》[*Works and Days*]，第 11 首，第 569—590 行），"在令人倦怠的夏天，羊最肥，酒最美，女人最淫荡，男人最虚弱。"罗马人也是这么认为。普林尼（Pliny）说过，在芦笋开花和知了叫得最响的时候，女人的欲望最强烈，而这时候的男人却没什么性趣。保鲁斯·伊吉内塔（Paulus Aegineta）提到，好色的女孩和失去生育能力的女人在春天和秋天里尤为疯狂；更晚些时候，人们认为歇斯底里症在秋天特别难治。欧利修巴斯（Oribasius）引述鲁弗斯（Rufus）的话，说性感觉在春天最强烈，在夏天最弱（《概要》[*Synopsis*]，第 1 卷，第 6 章）。拉伯雷说性冲动在 3 月份最强烈，并认为背后的原因是春天的温暖，8 月的性活动最少（《巨人传》，第 5 卷，第 29 章）。尼波（Nipho）写了一本论爱情的书，献给亚拉贡的琼。他在书中讨论了为什么

148

"女人在夏天的性欲最强烈，男人的性欲在冬天的强烈。"维奈特在《人类的繁衍》中说春天是爱情的季节，不论男女；女人在夏天比男人更有欲望；到了秋天，男人的欲望有所回升，但仍然受炎热天气的影响；在性方面，气温对女人的抑制效果相对较小。这种观点很可能具有一定的合理性。不论是极冷还是极热，都不利于男性的生殖力。人们普遍认为，春天和秋天容易犯痔疮。这一点很可能是由频繁的性活动导致的。充血易引发痔疮，而性兴奋最容易导致生殖－肛门区域急速充血。伊拉斯谟·达尔文指出，人们在春分和秋分时节容易犯痔疮（《有机生命的规律》，第36节）。此后，甘特（Gant）、博纳维亚（Bonavia）和卡利莫尔（Cullimore）也将这一点归结为性活动的增强。

　　就性感觉在春季的盛行，莱科克引用一些早期权威的观点，说这种看法"似乎与事实相符"（《女性的神经系统疾病》，第69页）。我发现，有很多人，认为性欲在春天和夏天最强烈的观点和自身经验相符，尤其是女性。维希曼（Wichmann）说好色之徒在春天最常见（他也许是第一个提出这种说法的人），慕男狂（nymphomania）也是如此。（在18世纪，舒里格斯记录了一名女性终身的性欲波动，其最高点总是出现在圣约翰节前后，《妇科学》[*Gynæcologia*]，第16页。）有一位阿根廷通信人在给我的信中写道，"在大牧场有很多牧羊人，一般都结婚了，或者说和女人同居（这里的关注点不是道德问题）；我们在春天特别留心，因为这时候经常有妻子离开自己的丈夫和其他男人生活在一起。"甚至在儿童身上有也对应的倾向。斯坦福·贝尔（Stanford Bell）说道，"季节的变化似乎能够影响儿童性–爱情感的紧密度。有一位来自德克萨斯州的老师给我提供了76 149 个案例，他说儿童的爱情似乎'特别容易在春天发生'。其他也有很多人偶然提到，情事始于春天。这一点与我个人的观察相符。"（"两性之间的爱情"[The Emotion of Love Between the Sexes]，《美国心理学杂志》，1902 年 7 月。）

克里顿–布朗（Crichton-Browne）提到，儿童在春天变得躁动、易怒和任性，做事不上心，在其他季节则没有这些特征。这种情况有时候被称作"春倦症"（spring fever）。克莱恩（L. W. Kline）研究过上百个这样的案例，包括大人和小孩。大部分受访者说自己感到疲倦和懒散，脑子变慢，坐立难安，有时候还犯困；还经常出现窒息感，渴望大自然和新鲜的空气，爱做白日梦，对工作提不起精神和感到不满，觉得无论如何要做出改变；有时候会渴望开启某种新的生活计划。① 不分男女，心中常常涌起阵阵激情，渴望爱和被爱。通过调查大量涉及4—17 岁儿童和青少年的案例，克莱恩还发现春天是离家出走的高峰期。他认为，这些现象的发生，可能是因为人体的新陈代谢过程在春天从普通频道调到了生殖频道，类似于动物们在

---

① 在这里值得一提的是，中世纪的教会发明了一种释放"春倦"的方法，就是让人们去远方朝圣。如乔叟在《坎特伯雷故事集》（Canterbury Tales）所描述的：

"四月里的芬芳雨水，
彻底浇灭了三月里的干旱，
于是普通人渴望踏上朝圣之旅，
而职业朝圣者开始向往异域他乡。"

繁殖季节的迁徙行为。[1]

对于精神病发作的季节波动性，人们早就有所认识。[2] 基于精神病人的入院日期来计算波动曲线，尽管不是很精确，但和急性精神病的发作周期十分吻合。图 4 是对伦敦精神病院 1893—1897 年入院病人数量的不完全统计。在图中，我以两个月为一个时间单位，以弱化无关紧要的波动。为了表明这条曲线具有普适性，我们可以对比法国的相关数据。加尼尔（Garnier）在他的《巴黎的精神病》（*Folie à Paris*）中，基于 1886—1888 年巴黎特别医务室（Infirmerie Speciale）全身性麻痹病人的入院病人数绘制了一张曲线图（图 5），他的曲线和我所绘制的曲线完全类似，都是主高峰在春季，次高峰在秋季。

从整体上来看，温和气候地区的犯罪率倾向于在炎热季节开始的时候达到最大值，通常在 6 月。例如，在比利时，最小值出现在 2 月；最大值在 6 月，之后逐渐降低（伦茨［Lentz］，《比利时精神医学学会公报》［*Bulletin Société Médecine Mentale Belgique*］，1901 年 3 月。）在法国，拉卡萨涅（Lacassagne）通过统计 40 多年的数据，发现每一年的犯罪高峰期都是在 6 月，最小值都是在 11 月。他还单独统计了不同犯罪类型的数据，每一种罪行都有自己的年度波动曲线。下毒在 5 月发生的次数最多，之后逐渐降低，到 12 月最少；暗杀在 2 月和 11 月发生的次数

150

---

[1] 克莱恩，"迁徙的冲动"（The Migratory Impulse），《美国心理学杂志》，1898 年，第 10 卷，尤见第 21—24 页。

[2] 古希腊的医生阿雷特乌斯（Aretaeus）说过，春天是狂躁症的高发期（第 1 卷，第 5 章）。

最多；杀父弑母主要发生的5月、6月以及10月。（拉卡萨涅的统计数据见劳伦［Laurent］《巴黎的犯罪行为》［*Les Habitués des Prisons de Paris*］的第1章。）

不仅犯罪高峰一般出现在热天的第一个月（这种倾向不一定与炎热的天气有直接的联系），我们还发现，在统计所有的犯罪类型（包括性犯罪）的情况下，在春天和秋天还会出现次高峰。例如，彭塔（Penta）统计了意大利近4000件罪行（谋杀、高速公路抢劫和性侵犯），发现高峰期是在夏天的第一个月，次高峰是在春天及8、9月份（彭塔，《法医精神病学月刊》，1899年）。几乎整个欧洲都是如此（如隆布罗索和拉斯基［Laschi］在《政治犯》［*Le Crime Politique*］第1卷最后的图表所示），最高峰大约是在7月，大部分国家还会在春天（通常是3月）和秋天（9月和10月）出现次高峰，尽管数量没有7月那么高。

单独考察性犯罪的周期性，我们发现它和整体犯罪率的走势差不多，最高峰一般是在初夏。阿沙芬堡（Aschaffenburg）151 发现，性冲动的年周期性在其异常表达中体现得更为明显；从婚内怀孕到婚外孕，再到猥亵、强奸和侵犯儿童，所体现出的年周期性越来越清晰（《神经病学指要》［*Centralblatt für Nervenheilkunde*］，1903年1月）。如维莱梅、拉卡萨涅及其他人所表明的，在法国发生的强奸案和猥亵罪集中在5月、6月和7月。维莱梅调查了1000例这样的案子，发现发案频率逐步升高（仅在3月稍微中断），到6月达到最大值（5月和7月上下波动，每一年单独统计的时候），然后逐渐下降，到12月降到最低。勒格鲁迪奇（Legludic）基于自己研究过的159例案件做了一个表格，显示 2 月和 3 月有一个小高峰。最高峰出现在 6 月—8 月，最小值出现在 11 月—1 月。（勒格鲁迪奇，《性犯罪》[*Attentats aux Moeurs*]，1896 年，第 16 页。）在德国，阿沙芬堡发现性犯罪从 3 月和 4 月开始增多，到 6 月或 7 月达到顶峰，之后一路降低，到冬天达到最小值（《精神病学月刊》[*Monatsschrift für Psychiatrie*]，1903 年，第 2 期）。在意大利，彭塔发现性犯罪的次高峰出现在 5 月（和他统计的整体犯罪率及怀孕率最高峰相一致），最高峰出现在 8 月—9 月（彭塔，《性变态》[*I Pervertimenti Sessuali*]，1893 年，第 115 页；同见《精神病学月刊》，1899 年）。

科尔（Corre）在他的《克里奥尔人国家的犯罪》(*Crime en Pays Créole*) 中，给出了瓜德罗普岛（Guadeloupe）犯罪行为的季节分布图。像德国和法国这样气候温和的地区，犯罪率高峰期出现在炎热的季节，热带地区则与此不同。在瓜德罗普岛最热的 7 月，犯罪率急剧降低。甚至在美国也是如此，那儿的夏天经常特别热，高温似乎减少犯罪行为的发生。

德克斯特（E. G. Dexter）针对行为与天气之关系的研究表明，攻击行为在美国主要发生在 4 月和 10 月，夏天和冬天相对较少。"这里存在一个不同寻常和有趣的事实是，"他总结道，"在春天和秋天，若天气过热，人们会变得好斗，即便气温比夏天要低得多。由此也许可以推断，人体的活力可能存在一个温度阈值，在阈值以下，温度越高越有活力；超过阈值，温度越高越没有活力，甚至力量都不够人们打一架。"（德克斯特，《行为和气候》[*Conduct and the Weather*]，1899 年，第 63 页及以下诸页。)

　　说犯罪率的季节波动与性周期具有某种真实的联系，也不 152
是不可能。有可能，犯罪活动在春天和秋天高发，并不是因为
这时候存在某种特殊的诱因，而更多地是因为夏天的高温和冬
天的严寒抑制了犯罪的冲动，从而凸显了春秋两季的特殊性。
也许有人会说，性活动在春秋两季的高峰期同样可以这样来解
释，夏冬两季的极端天气起到了类似的抑制作用。尽管有这种
可能性，但我们仍然可以追问性周期性背后的深层次原因。

　　不仅犯罪行为具有周期性，甚至介于好坏之间的普通行为
都表现出了季节波动性。在《物质和工业体系对罪犯的塑造》
（ *Physical and Industrial Training of Criminals* ）一书中，汉密尔顿·威
统计了 7 名罪犯在 7 年里的行为。图表显示，在夏天和冬天明
显具有良好行为的趋势，而春天（2 月、3 月和 4 月）和秋天
（8 月、9 月和 10 月）的表现明显不佳；每一个人都有自己的行
为曲线图。威本人没有注意到这种季节波动。马尔罗在都灵就
这个问题展开了大规模的研究，所得到的结果和威在纽约的统
计结果相差并不算大。他记录了狱中执行惩罚次数超过 4000 的
月份，在其《违法者的特征》（ *Caratteri dei Delinquenti* ）的表 5 中
展现了一条年曲线图。5 月有一个突兀的高峰，惩罚次数在 8
月急剧上升到最大值；最小值出现在 10 月，然后在接下来的两
个月快速上升到一个比 5 月小得多的峰值。

　　狱中不良行为具有季节的周期性，这说明我们不能仅仅
基于社会原因来解释心理的周期性。在 1906 年举行于都灵的

第六次刑事人类学大会上，鲁斯（R. B. de Roos）曾认真地提出过类似理论，但后来被排除了（《精神病学档案》，第 3 卷，1906 年）。

153　　对欧洲大陆自杀现象的整体统计，展现出了一条非常有规则的和连续的曲线，其中的最高峰出现在 6 月，最小值出现在 12 月。在前六个月，曲线稳步上升；在后六个月，曲线稳步下降。但不管怎样，5 月的数量总是比 7 月多。[1] 莫西里（Morselli）指出，在欧洲各个国家，自杀率总是会在春天和秋天（10 月或 11 月）升高。[2] 莫西里把这种情况归结为春暖和秋凉的影响。[3] 在英国，假如统计基数够大，如奥格尔（Ogle）对伦敦 1865—1884 年间自杀数量的统计（1886 年在统计学会宣读的一篇论文），我们可以发现，尽管最大值和最小值的出现时间和前面一样，但最大值的两侧都出现了中断，时间恰好在 3 月和 10 月。[4] 如图 6 所示，图中显示了每个月的日平均自杀数量。

---

① 无论如何，法国、普鲁士和意大利的情况就是这样的。例如，见涂尔干《自杀论》第三章关于自杀之宇宙学因素的讨论。在西班牙，伯纳尔多·德奎罗斯（Bernaldo de Quirós）指出，除了自杀率在 12 月稍微有上升，其他时间都符合规律，最高点在 6 月，最低点在 1 月。

② 南欧各个国家都是如此。米诺维奇（Minovici）按年份统计了罗马尼亚的上吊自杀事件，发现在 5 月和 9 月出现了差不多的高峰（《犯罪人类学档案》，1905 年，第 587 页）。

③ 莫西里，《自杀论》（Suicide），第 55—72 页。

④ 奥格尔自己倾向于认为这种中断是偶然出现的，没有意识到可能与之一致的相关现象。出现在 10 月的中断虽然微不足道（如盖得根对我的反驳），但它很可能是真的，因为这里的基数非常之大。

　　儿童的成长速度也表现出了年周期性。瓦尔（Wahl）是丹麦一家流浪女孩教育机构的主管。他发现，所有调查对象的体重在上半年总是比前一年的下半年增加33%，不管什么年龄。值得一提的是，甚至那些还不到入学年龄的儿童也表现出了类似的倾向，只是程度没有那么明显。因此，这种现象应该不是校园生活造成的。对这个问题研究最透彻的，是哥本哈根一家聋哑机构的主管马林-汉森。经过多年时间的观察，他发现全年可以划分为三个明显不同的成长期；在成长期内，儿童的身高和体重持续增长。从11月末到3月末，增长速度处于中间状态，不是最快的，也不是最慢的；体重稍有增加，身高变化相对更明显，尽管也不是很高。此后，身高明显增加，而体重变化最小；在长高的时候，体重持续下降，消耗的体重大致等于前一个阶段积累的体重。这个阶段从3月和4月持续到7月和8月。接下来是第三个阶段，一直持续到11月和12月。在这个阶段，身高变化不明显，体重在刚开始的时候（9月和10月）急剧增加，在12月中旬的增速处于中间水平，在冬月里每天增加三次。因而我们也许可以说，春天的性高峰大致对应身高增加而体重不变的阶段，秋天的性高峰大致对应身高不变而体重增加的阶段。马林-汉森发现，儿童成长速度的轻微波动经常依赖于温度的变化，温度上升，成长速度就变快，即便仅仅持续数天；反之亦然。在哈雷（Halle），施密德-默纳德（Schmid-Monnard）发现几乎体重的增长几乎总是发生在下半年，假期的分布对此几乎没有影响。在美国，佩卡姆（Peckham）发现儿童的成长主要发生在5月1日至9月1日之

155　间。[①] 在圣彼得堡的年轻女孩当中，耶日柯（Jenjko）发现体重的增加主要发生在夏天。戈培尔（Goepel）发现身高的增长主要发生在每年的前八个月，在 8 月增长最快，然后在秋天和冬天变慢，到 2 月几乎不变；体重在 3 月下降，甚至健康儿童也是如此。

比内（Binet）统计过师范学校每个月的面包消耗数量，以研究智力工作和营养之间的关系。他绘制了大量自己认为没有意义的曲线图，因为它们超出了他的研究范围。这些曲线图几乎无一例外地表明面包在春天和秋天的消耗量变大，春天是在 2 月、3 月和 4 月，秋天是在 10 月或 11 月。尽管基于师范学校的统计数据有一些缺陷，因为那儿的条件在全年里并不一致，例如有假期因素的干扰，但基于监狱里的数据给出了同样的结果。比内统计了克莱蒙特（Clermont）女子监狱的面包消耗数据，那儿有大约四百名女囚，她们的年龄大部分介于 30—40 岁之间。他给出了 1895 年和 1896 年的曲线图，尽管它们有些地方存在明显的区别，但次高峰都是在 4 月，主高峰是在秋天，一张显示在 9 月和 11 月，另一张显示在 10 月。[②]

克里顿–布朗爵士在数年前提到，3 月份的阅读数据显示人们在春天对性相关读物更感兴趣。（"关于心理学的演讲"［Address in Psychology］，英国医学联合会年度会议，1889 年，

---

① 《教育学院》，1891 年 6 月，第 298 页。关于儿童成长问题的研究，详见伯克（F. Burk）的"儿童身高和体重的增长"（Growth of Children in Height and Weight），《美国心理学杂志》，1898 年 4 月。

② 《心理学年度杂志》（L'Année Psychologique），1898 年。

里德；《柳叶刀》，1889 年 8 月 14 日。）这种观点得到了图书馆 156
数据的支持，此后得到了人们的普遍接受。若能够证明在鸟儿
开始歌唱的时候，我们的年轻人也开始想象小说中的爱情场
面，由此揭示爱情和季节的联系，想必是一件极有趣的事情。
于是，我向伯明翰免费图书馆（克里顿－布朗爵士专门提到了
这里）的馆长卡博尔·肖（Capel Shaw）提出了申请，他给我提
供了 1896 年和 1897—1898 年的月度报告（后一份报告的数据
截至 1898 年 3 月底）。

伯明翰免费图书馆的读者人数约有 30000，主要是年龄在
14 至 25 岁的年轻人，其中女性读者不到一半。显然，我们的
数据非常适合研究这个问题。10 座分馆每个月的借阅数据都
有，它们无一例外地表明，散文小说的借阅数量在 1897—1898
年的最大值都是出现在 3 月。（我主要考查了 1897—1898 年的
数据，1896 年的数据有些异常和不规范，很可能是因为交易活
动的增加导致了读者数量的减少，还有一部分原因是当年开放
了一个新馆，新馆读者数量突然增加，导致其他分馆的读者数
量减少。）不仅如此，在秋天还出现了几乎与春天差不多的借
阅高峰，1897—1898 年是在 10 月或 11 月，1896 年是在 10 月。
如此看来，散文小说的借阅量周期和怀孕率及夜遗的周期性具
有一致性。

不过，我们有必要对这些数据给出进一步的分析，对小说
的借阅量和其他文学类型的借阅量进行比较。首先，若不只是
考虑每个月的小说借阅总量，因为每个月的长度有所不同，转
而考虑每个月的日平均借阅量，那么 3 月份的高峰就会消失，

1898 年第一季度的借阅高峰是在 2 月，只有两个分馆除外，那儿的借阅量在 2 月和 3 月大致相等。1897 年第一季度的日平均借阅量也是如此；在 1896 年，大多数分馆 3 月份的日平均数低于 1 月和 2 月。其次，对于其它类型的图书，2 月及 1 月和 3 月的优势同样明显。不只是音乐和诗歌——与性有一定的相关性——"历史、传记、远洋和旅行"题材的图书也是如此，还有"艺术、科学及自然史"、"神学、道德哲学等"以及"青少年文学"。如此看来，性本能的活跃甚至让参考书阅览室的读者数量都出现了增长，存在春季和秋季两个明显高峰。显然，这个理论走得太远了。

157

在我看来，引发如此明显年周期性的主要因素和性冲动完全没有关系。人们在秋冬季（从 10 月初到 3 月末）对户外活动失去了兴趣，只能在屋里待着，阅读量自然会有所增加。不过，在冬天中间的两个月里，即 12 月和 1 月，因为圣诞节的临近，阅读的吸引力遇到了强烈的干扰，社交活动在圣诞节期间及之后的几周里有所增加。如此，另外四个冬月——秋末的 10 月和 11 月，春末的 2 月和 3 月——必然成为了一年当中的阅读高峰期。因此，图书馆借阅数据所表现的曲线虽然和生理因素导致的曲线很像，但二者没有相关性。

我也很不情愿否认这一点，即驱使年轻男女投入幻想文学的冲动和性本能相关，但基于上面的分析，我们显然缺乏可靠的证据。也许，我们可以从监狱中——人们还没有意识到监狱在实验心理学中所具有的价值——获取更可靠的证据。从囚犯可以自由借阅图书的监狱所获得的证据，其意义也许类似于克莱蒙特女子监狱面包消耗曲线的意义。

　　某些疾病表现出了非常有规律的年周期曲线，其中最突出的就是猩红热。凯杰（Caiger）在一件伦敦发热医院发现了明显的季节波动：次高峰出现在 5 月（7 月也有），主高峰出现在秋天的 10 月，在 12 月和 1 月降到最低。这条曲线和其他人在伦敦发现的曲线非常接近。[①] 它不仅适用于伦敦或其他城市，也适用于乡村地区，后者同样在春季出现次高峰，在秋季出现主高峰。俄罗斯也是如此。还有很多传染病具有类似的波动曲线。

　　膀胱的排挤力可能具有季节波动性，这种力量体现在尿液的喷射距离上。基于性活力和膀胱力量具有紧密的联系，这种波动性也许能够说明问题。最低点出现在秋天，之后持续上升，到春季和夏季维持在某个高度，顶峰出现在 8 月。[②] 这一点类似于夜遗的波动，从冬天从最小值上升到秋天的最大值。

　　随意肌（voluntary muscle）的力量也具有季节波动性。有一个儿童发展研究机构（Pedological Bureau）曾经在安特卫普对儿童展开过系统的科学研究。舒滕（Schuyten）在那里发现，8 岁和 9 岁儿童的力量从 10 月到 1 月逐渐增加，1 月到 3 月下降，然后又一直增长到 6 月或 7 月；在 3 月的力气最小，在 6

158

---

① 《柳叶刀》，1891 年 6 月 6 日。爱德华·史密斯在很多年前就指出，在活力旺盛季节发生的猩红热是最致命的。

② 哈夫洛克·霭理士，"膀胱作为测力计"（The Bladder as a Dynamometer），《美国皮肤医学杂志》（*American Journal of Dermatology*），1902 年 5 月。

月或 7 月最大，男孩和女孩都是如此。[1]

　　舒滕还发现了精神能力的年周期曲线，这种能力可以通过测试注意力进行衡量。一年中的大部分时间里，精神能力的波动和肌肉力量类似，但是在寒冷的冬月里水平较高。为了检验舒滕的结论，罗伯西恩（Lobsien）在基尔（Kiel）采取了一种不同的方式，不仅测量注意力，还测量记忆力，结果印证了舒滕的结论。他发现，这两种能力在 12 月和 1 月显著增强，在 4 月下降；最低点出现在 4 月和 5 月，7 月和 10 月也同样较低。[2] 舒滕和罗伯西恩的调查似乎意味着，儿童身上自主性的肌肉和精神力量最强大的时间点，刚好是人体大部分非自主性活动最弱的时候。这一点有可能在更宽泛的研究中得到证实，这里不存在真正的矛盾。事实上，认为神经系统受生理和情绪干扰越少，其自主活动的效率越高，是一个很自然的结论。

　　在春天和秋天始终表现出了波动，这意味着背后存在某种生理状态，新陈代谢在这时候受到了真正的干扰。因为对人体新陈代谢过程缺乏持续的观察，要精准地证实这一猜测并不容易。目前来看，爱德华·史密斯的研究支持这个结论，佩里－科斯特对脉搏的长期观察似乎也与此相吻合，总是在早春和晚秋出现高峰。[3] 还有就是，海格对尿酸排放现象进行过多年的

159

---

　　[1]　相关介绍见《人类学国际杂志》（*Internationales Centralblatt für Anthropologie*），1902 年，第 4 期，第 207 页。

　　[2]　见《感觉器官心理学杂志》（*Zeitschrift für Psychologie der Sinnesorgane*），1903 年，第 135 页。

　　[3]　卡默勒（Camerer）发现，新陈代谢活动在 9 月至 11 月之间最活跃。

观察；他发现，尿酸的最高值倾向于出现在春天（3月、4月和5月），最小值出现在10月刚刚开始变冷的时候。[①]

因此，尽管春秋两季的性高峰源自于人类体现在远古节日中的动物性繁殖周期——这种表达反过来进一步强化和发展了性周期——但它们具有更加宽泛的意义。它们是春秋季节生理波动的众多表现之一，与春分和秋分的时间节点非常吻合。它 160 们和大气张力、风暴及季风的周期类似，后者随着地球的脉动在春天和秋天出现。也许，它们最终可以被理解为人体对这些宇宙过程的某种生理回应。

[①]　海格，《尿酸》，第6版，1903年，第33页。

自体性欲：
关于性冲动之自发表达的研究

第一章

自体性欲的定义——自慰只是自体性欲现象中的冰山一角——这项研究的重要性，尤其是在今天——动物中的自体性欲现象——原始人和野蛮民族中的自体性欲——日本人获取自体性欲满足的"内用球"及其他特殊工具——日常物品的滥用——膀胱中经常出现发夹——骑马活动和火车旅行的影响——缝纫机和自行车——被动性的自发性兴奋——罪之乐感——白日梦——不洁——睡觉时的性兴奋——春梦——尿床的类比——女性和男性所做春梦的区别——歇斯底里和睡眠状态下的自体性欲现象——它们往往伴随着痛苦

所谓"自体性欲"（auto-erotism），是指在缺乏他人直接或 161 间接刺激的情况下，产生自发性的性情感的现象。在宽泛的意义上，自体性欲也许还包括各种受压抑的性活动的变体，这些

受压抑的性活动既可能是病态的，也可能在绘画和诗歌中得到正常的表达，或多或少给生活整体带来了色彩。

上述定义一方面排除了由异性对象所唤起的正常性兴奋，另一方面也排除了同性对象所唤起的异常性兴奋。另外，各种形式的情色恋物癖也不在它的范围之内，在情色恋物癖中，性吸引力转移到了某些物品当中，如头发、脚趾头或衣服等；在正常状态下，这些东西也许仍然重要，但一般处于次要地位。[①] 即便如此，自体性欲的领域仍然很广，从偶尔发生的和完全被动的性幻想，到精神病人毫不避讳的性自渎，再到奇特的自爱或自恋现象，都属于自体性欲的范畴。此外，还有一种情况我们必须考虑：对理想对象有着宗教意义上的性表达。在圣人和迷狂之徒的生活中也许可以找到相关的证据。[②] 最典型的自体性欲现象是在睡觉期间发生的性高潮。

之所以发明"自体性欲"这一概念，[③] 是因为我发现没有

---

① 关于这些现象，详见《性心理学研究》的其他卷次：正常性兴奋的表达见第三卷、第四卷和第五卷，同性恋见第二卷，恋物癖见第五卷。

② 见附录 C。

③ 马德里的莱塔门迪（Letamendi）提出了 "auto-erastia"（自渎）来指代此类现象。19 世纪初，胡弗兰德（Hufeland）在其《延寿术》（*Makrobiotic*）中发明了 "geistige Onanie"（精神手淫）的概念，来描述仅想象色情场面而无身体行为的现象；1844 年，卡恩（Kaan）在其《性精神病》（*Psychopathia Sexualis*）用到了 "onania psychica"（精神手淫）的概念，但此概念不是他发明的；古斯塔夫·耶格（Gustav Jaeger）在其《发现灵魂》（*Entdeckung der Seele*）中提出了 "monosexual idiosyncrasy"（单性癖好）的概念，来指代大多数的动物自慰形式，后者不包含任何的想象成分。莫尔在《关于性活力的研究》（*Untersuchungen über die Libido Sexualis*）中阐述过相关案例，见第 1 卷，第 13 页及以下诸页。劳普特斯（Laupts）医生（著名心理学家圣–保罗［Saint-Paul］医生的笔名）用（转下页）

任何已知概念指向我在这里讨论的现象。大家都熟悉"自慰"
（masturbation）的概念，但严格来讲，它仅仅是指一种特殊的
自体性欲现象，只是医生和精神病学家对它的研究最充分。"自
渎"（self-abuse）的范围相对更广，但同样不全面，在很多方
面无法令人满意。"手淫"（onanism）经常被使用，尤其是在
法国，有些人甚至用它指代所有形式的同性关系。从生理学的
角度来看，这么用也许很方便，但这种陈旧的用法容易引起混
乱，从心理学的角度来说也不合适。"onanism"绝不应该这样
用，因为俄南（Onan）的做法无关乎自体性欲，只是想在射精
前停下来，或性交中断（coitus interruptu）。

163

我选择的概念也许不是最好的，但它无疑涵盖了所有的这
些现象。在我看来，人们鲜少在道德上保持理性的前提下对该
领域展开科学研究，原因就在于没有把它们当成一个整体来看
待。我们总是关注特定的自体性欲现象（包括自慰），任意地
将其与整体现象割裂开来，因为它们最容易被观察到，其极端
形式也常见于精神病患或其他相关状态。人们对这个问题的讨
论非常普遍，形式多样；但不幸的是，所带来的结果却是有害
的。自慰作为一种特殊的倾向性，不仅以某种形式影响人类的
生活，还存在于所有的高等动物之中。只有当我们意识到这一
点，自慰的真正性质才能得到揭示，对它的偏见才会最终消
散。从医学的角度来看，把自慰理解为一个孤立的事实往往比
较省事，但为了真正理解它的性质，我们必须考虑它与其他事

（接上页）"autophilie"（自渎）指代独居状态下的恶习（《反常和性反常》[*Perversion
et Perversité Sexuelles*]，1896年，第337页）。但是，所有的这些概念都不够全面。

实的关系。在这项关于自体性欲的研究当中，我会经常提到
"自慰"，因为相较于自体性欲的其他领域，人们对它的研究最
多。不过，我希望大家随时记住，只有意识到自慰不过是诸多
自然事实中的一种，是一种人为的划分，我们才能真正领会它
的生理学意义和医学诊断价值。

　　对自体性欲的研究绝不是仅仅出于好奇，相反，它具有非
常重要的意义。然而，不管是否具有医学知识，心理学家们在
提起这些现象的时候，几乎总是持教条化和脱离实际的态度。
164　因而毫不奇怪，在这个问题上产生的分歧是最多的。因为对这
些现象的无知和错误认识，人们的某些行为即便称不上可叹可
悲，却也荒唐可笑。举一个我知道的例子：有一位已婚女士是
一名社会净化运动的领导人，强烈支持性纯洁，她是通过阅读
反对自慰的小册子才知道自己有过多年的自慰行为，而此前竟
然一无所知。道德信仰的坍塌，导致她陷入了强烈的痛苦和绝
望，个中滋味，可谓一言难尽。类似的例子还有很多，只是很
难有如此让人大跌眼镜的。此外，在现代文明的背景下，自体
性欲的社会意义也越来越大。随着结婚率的下降，在非法的性
关系没有得到公开鼓励的前提下，出现这样或那样的自体性欲
现象，其频率和强度的增加绝对是不可避免的，不论男女。因
此，研究这些现象的心理学性质以决定应该对它们采取何种态
度，对于道德家和医生来说都很重要。

　　在这里，我无意于对自体性欲的所有方面进行彻底的讨论，
那将是一项特别庞大的工程。我只是希望就自体性欲现象某些
比较突出的性质进行简要的考察，尤其是它们的普遍性、内在

性质以及在道德、医学方面产生的后果。我的研究，部分是以过去三十年来欧洲和美国的医学研究文献为基础，部分是以个体的经验为基础，尤其是正常人的经验。

人们普遍知道，在隔离状态下的动物当中，存在各种形式的自体性兴奋。有时候自由状态下的动物也是如此，只是没那么常见。马在悠闲的生活状态下，有时候会摇晃自己的阴茎，直到发生一定程度的射精。有一位非常了解威尔士小型马的男士告诉我，它们经常在马厩里勃起和射精。在这个过程当中，它们不时会抬起两条后腿，并且会闭上眼睛，和母马交配的时候则不这样。他还发现，公牛和山羊会用它们的前腿刺激射精，抬起后腿；母马会在其他东西上蹭来蹭去，反复摩擦。有一位研究山羊的权威人士告诉我，它们有时候会把阴茎含在嘴里，产生真正的性高潮，也就是自我口交（auto-fellatio）。关于雪貂，诺思科特说道："有一位对雪貂非常了解的绅士告诉我，母貂在发情的时候若没有雄性交配，就会变得虚弱和生病。这时候往窝里放一块光滑的卵石，它就会在上面自慰，在这一个发情季保持正常的健康状态。假如在下一次发情的时候还放进一块卵石，它就不会像上一次那样满足于此了。"[①]

公鹿在发情季节若没有伴侣，就会在树上摩擦自己直到射精。绵羊会自慰，骆驼也是如此，压在适当的物体上面。大象把阴茎放在后腿之间挤压以导致射精。[②] 布卢门巴赫（Blumenbach）

165

---

① 诺思科特，《基督教和性问题》，第 231 页。

② 罗斯观察到两只大象在鼻子相互缠绕的时候发生了勃起，一只大象张开嘴，另一只大象用鼻子痒痒它的上颚。（罗斯，《弗吉尼亚医学月刊》，1892年 10 月。）

发现有一只熊在看到其他熊交配的时候做出了类似的举动；据普洛斯和巴特尔特的观察，土狼会通过"痒痒"彼此的生殖器进行相互自慰。费雷说过，某些雌性动物会通过乳房进行自慰，如狗和猫，人们甚至发现雄性动物也有这样的行为。[1] 据可靠的观察，猩猩经常自慰，甚至在自由状态下；虽然母猩猩没有单身的，但大量雄猩猩却不得不过单身的生活。[2] 猴子用手自慰，摩擦和晃动它们的阴茎。[3]

在人类身上，这些现象绝非仅存在文明社会。欧洲的生活条件虽然在一定程度上发展了自慰，如新的诱惑的出现和性情感的压抑，但绝不像曼泰加扎所宣称的那样，自慰成为了欧洲人的一个道德特征。[4] 几乎每一个我们熟知的民族，不论他们

---

[1]　费雷，"动物的性变态"（Perversions sexuelles chez les animaux），《哲学杂志》，1897 年 5 月。

[2]　蒂利耶（Tillier），《性本能》（L'Instinct Sexuel），1889 年，第 270 页。

[3]　莫尔，《性活力》，第 1 卷，第 76 页。莫尔还提到（同上，第 373 页），被单独圈养的鹦鹉会在物体上摩擦身体的后半部分，直到射精。埃德蒙·塞卢斯（Edmund Selous）提到，田凫之所以在地上打滚，以压迫肛门区域，是想满足自己的性冲动（"田凫的习性"（Habits of the Peewit），《动物学家》（Zoologis），1902 年 4 月）。他还提到，这么做似乎可以产生真正的性高潮，因为田凫接着会全身痉挛。

[4]　豪医生（Dr. J. W. Howe）就自慰写道："在野蛮人的领地，很少有自慰的现象。他们生活在自然状态，没有道德义务强迫他们压制自然欲望，也不存在社会法则限制他们追求低等的自然需求。因此，他们没有必要通过手淫来发泄激情。文明社会的约束，以及对生理法则的无知，是导致这种恶习的根源。"（《纵欲、自慰和节欲》[Excessive Venery, Masturbation, and Continence]，伦敦和纽约，1883 年，第 62 页。）这些判断都不准确，但它们代表了大众对原始人生活的普遍看法。

的生活条件多么地原始自然，都存在自慰现象。[①] 例如，在那
马－霍屯督人（Nama Hottentots）的当中，古斯塔夫·弗里奇
发现了极为普遍的自慰行为，至少在年轻女性当中如此，甚至
被视为这个国家的一种风俗，不需要任何隐瞒。在他们的民族
传说和故事当中，它不过是最普通的日常生活事实。巴苏陀人
（Basutos）和卡菲尔人（Kaffirs）也是如此。[②] 火地岛人有表达
自慰的单词，且有一个特殊的词汇表示女性的自慰。[③] 当西班
牙人第一次到达菲律宾的比斯卡亚（Vizcaya）之时，他们发现
那儿的自慰现象非常普遍，女人们习惯于使用人造阴茎及其他
非常手段获得性满足。在巴厘岛人当中，据雅各布斯（Jacobs）
所言（普洛斯和巴特尔引述），自慰也很普遍；在很多甚至
所有巴厘岛女人的闺房中，也许都可以找到蜡制的阴茎，后者

---

① 据我所知，鲜有证据表明澳大利亚的土著居民存在自慰现象，尽管在
新南威尔士州（New South Wales）大部分地方使用的威拉德尤里语（Wiradyuri
language）里面有一个单词有自慰的意思（我不知道是古语还是现代语）。（《人
类学研究所杂志》，1904 年，7—12 月，第 303 页。）罗斯医生仔细研究过他所
在地区的黑人，说没有发现他们存在自慰或鸡奸的证据（《昆士兰土著居民的
民族学研究》，第 184 页）。后来（1906 年），罗斯说北昆士兰及其他地方的已
婚男性在妻子不在身边的时候会自慰。关于新西兰的毛利人，诺斯科特说他们
的语言中甚至没有自慰这个词（在拉罗汤加［Rarotonga］也是如此）。据一位
杰出的毛利人学者说，在毛利人的文献著作中不曾提及自慰，它很可能在古时
候不存在。诺斯科特补充道，库克群岛（Cook Islands）上的毛利人和波利尼
西亚人（Polynesians）认为这种行为是懦弱的表现，用一个短语表示它的意思，
意指"让自己变成女人"。（诺思科特，同上，第 232 页。）

② 格林利（Greenlees），《精神科学杂志》，1895 年 7 月。不过，有一位
长期生活在南纳塔尔（South Natal）卡菲尔人当中的绅士告诉诺斯科特，他从
未听说过自慰，不相信它在那儿的普遍性。

③ 海亚德和德尼凯，《关于合恩角的科学考察》，第 7 卷，第 295 页。

陪伴着她们度过了许多孤独的时刻。伊拉姆（Eram）基于长期的医学经验宣称，自慰在东方世界都很普遍，尤其是在年轻女孩当中。据索尼尼所言，闺房中普遍存在自慰。在印度，有一位学医的通信人告诉我，他曾治疗过一位富裕的穆斯林寡妇，后者告诉他自己从很小的年纪就开始了自慰，"和其他女人一样"。他还和我说，在奥里萨邦（Orissa）一座庙宇的正面，有一些浅浮雕描绘着男人和女人各自自慰，以及女人给男人自慰的场面。在锡兰的泰米尔人当中，据说自慰也很常见。在南圻（Cochin China），洛里翁（Lorion）说那儿的男人和女人都自慰，尤其是已婚女性。[①] 日本女性在自体性欲用品上的造诣很可能是最高的。她们使用两个约鸽子蛋大小的空心球（有时候只用一个）。据约斯特（Joest）、克里斯蒂安（Christian）及其他人的描述，[②] 空心球是黄铜做的，球壁很薄，其中一个是空的，另一个（被称作"小男子"）里面装着一个体积更小但更重

168

[①] 《南圻的犯罪行为》（*La Criminalité en Cochin-Chine*），1887 年，第 116 页；同见蒙迪埃，"安南女性专论"（Monographie de la Femme Annamite），《人类学学会杂志》（*Mémoires Société d'Anthropologie*），第 2 卷，第 465 页。

[②] 克里斯蒂安，"手淫"（Onanisme），《医学百科全书词典》；普洛斯和巴特尔特，《女人》；摩拉格利亚（Moraglia），"正常女性的手淫"（Die Onanie beim normalen Weibe），《犯罪人类学杂志》（*Zeitschrift für Criminal-Anthropologie*），1897 年；达尔蒂格（Dartigues），"两性的生殖意愿"（De la Procréation Volontaire des Sexes），第 32 页。在 18 世纪，法国人已经知道了内用球，有时候称之为"爱之果"（pommes d'amour）。巴肖蒙（Bachaumont）在他的日志（1773 年 7 月 31 日）中提到，从印度回来的旅行者带回了"一件非常了不起的神秘性工具"，他说这种"色情球"（boule erotique）约鸽子蛋大小，表面覆盖着柔软的皮肤，还镀着金。参见克劳斯（Krauss）的《日本人的性生活习俗和特点》（*Geschlechtsleben in Brauch und Sitte der Japaner*），莱比锡，1907 年。

的金属球，或者装一些水银，有时候是动起来可以振动的金属
舌。因此，两个球挨着放一块的时候，就会持续地动起来。首
先把空心球放入阴道靠近子宫，然后再放另一个。骨盆或大腿
稍微一动，或两者同时动，导致金属球（或水银）滚动，由此
引发的振动带来持续的快感，就像微弱电流带来的温和震感。
这种球被叫做内用球（rin-no-tama），使用时放入阴道，阴道
口用纸棉条塞住。使用内用球的时候，女人们一般喜欢躺在吊
床或安乐椅上摇起来，球体的微妙振动渐渐让她们体验到最强
烈的性兴奋。约斯特提到，尽管普通女孩都知道这种装置，但
它主要的使用者是时尚的艺伎（geishas）以及妓女。现在，它
已经流传到了中国、安南和印度。据说，日本女人还经常使
用一种纸质或陶制的阴茎，被称作"恩吉"（engi）。在亚齐国
（Atjeh），据雅各布斯所言（普洛斯引述），年轻男女都会自慰，
年长的女孩使用蜡制的人造阴茎。同样，在中国也有人造阴茎
公开出售——用树脂做的，比较柔软，涂以玫瑰色（类似赫伦
达斯［Herondas］描述的古典乐器）——女人们经常使用。①

　　大家可能注意到，在欧洲之外的各民族当中，使用人造器　169
具满足自体性欲的主要是女性，尤其是那些以满足他人特定乐
趣为生的职业女性。事实上，在欧洲也是如此。个人借助人造
阴茎获得性满足，这种行为自古有之，且在人类文明早期一定
非常普遍，因为它出现在了古巴比伦的雕塑作品之中，以西结

---

　　①　值得一提的是，不列颠哥伦比亚（British Columbia）的赛利希印第安
人（Salish Indians）流传着一个神话，说有一位老女人戴着牛角做的阴茎和年轻
女子性交。（《人类学研究所杂志》，1904 年，7—12 月，第 342 页。）

（Ezekiel）也提到了它（第 16 章，第 17 节）。据说，莱斯博斯岛的（Lesbian）女人使用象牙或黄金做的阴茎，饰以丝绸和亚麻。阿里斯多芬尼斯（Aristophanes）提到了米利都（Milesian）女人做的皮质阴茎或"奥立斯棒"（olisbos）（《利西翠姐》[*Lysistrata*]，第 109 节）。在大不列颠博物馆，有一个在庞培古城发现的花瓶上画着一名交际花（ *hetaira* ）正拿着一件这样的物品，在那不勒斯的博物馆可能也有。《私人对话》（ *The Private Conversation* ）是赫伦达斯最好的哑剧之一，里面呈现了两名女子关于某种人造阴茎的对话，其中一人夸它带来了梦想中的快乐。在中世纪（一直到神父们开始谴责此类器具的使用①），人们同样知道这些东西；15 世纪之后，对它们的谈论越来越公开化。例如，西爱那（Siennese）16 世纪的小说家福尔蒂尼（Fortini），在他的《新手小说集》（ *Novelle dei Novizi*，第 7 天，第 39 篇）提到了"一种玻璃制品，修女们往里灌上温水用来平息肉欲，任意满足自己的需求。"他还补充道，寡妇们和其他不想怀孕的女人也经常用这种东西。与此同时，伊丽莎白时代的英国有着类似的情况。马斯顿（Marston）在他的讽刺诗集中讲到，相较于"丈夫的冷淡"，卢

---

① 在布尔夏德（Burchard）的《忏悔录》（ *Penitential*，第 142—143 节）提到，给自己或其他女人使用人造阴茎的女人将会受到惩罚。（瓦瑟希本 [Wasserschlieben]，《西方教会的惩罚措施》[*Bussordnungen der abendländlichen Kirche*]。）阴茎替代物（ penis succedaneus ），拉丁语称之为 "phallus" 或 "fascinum"，在法国被称为 "godemiche"，意大利语称之为 "passatempo" 及 "diletto"，而在英国最常用的单词是 "dildo"。男性用的阴道替代品（ cunnus succedaneus ），在英国称作 "merkin"，原意是指 "女人私密部位的假毛"（据老版贝利《词典》[Bailey's *Dictionary*] 的定义）。

塞娅（Lucea）是多么喜欢"这种玻璃器具"。在 16 世纪的法国，170
此类器具有时候也是用玻璃制成的，布朗托姆（Brantôme）提到
过。在 18 世纪，德国人称之为"Samthanse"，据丢伦（Dühren）
对海因泽（Heinse）的引述，贵族女子经常使用它们。人造阴茎
在这时候的英国似乎也很常见。阿奇姆霍尔兹（Archemholtz）说
过，它在法国是偷偷售卖，在伦敦有一位菲利普斯夫人（Mrs.
Philips）在自己位于莱斯特广场（Leicester Square）的商店进行
大规模的售卖。约翰·比（John Bee）在 1835 年说道，它原
来被叫做"dil-dol"，相较于他所生活的年代，以前的人用得
更多。在法国，18 世纪名声最臭的老鸨古尔丹夫人（Madame
Gourdan）做起了批发生意，"在她死后，人们发现了无数封来
自女修道院院长和普通修女的信，都是让她给自己寄'慰安品'
（consolateur）。"[1] 人造阴茎在当时被称作慰安品。据加尼尔的描
述，人造阴茎在现代法国是用较硬的橡胶做的，和真正阴茎的完
全一样，可以往里灌热牛奶或其他液体，模拟高潮时的射精。据
说，在 18 世纪的人造阴茎上首次添加了可压缩的阴囊。[2]

　　在伊斯兰世界，人造阴茎的发展程度和基督教国家差不多。
土耳其的女人用它，据说在士麦那（Smyrna）公开销售。据鲍
曼（Bauermann）所言，在桑给巴尔岛（Zanzibar）女子的闺房
中，它的尺寸相当大，由乌木或象牙制成，通常中间有孔以便

---

　　[1]　丢伦，《萨德侯爵和他的时代》（*Der Marquis de Sade und Seine Zeit*），第 3
版，第 130、232 页；同见《英国人的性生活》（*Geschlechtsleben in England*），第 2 卷，
第 284 页及以下诸页。

　　[2]　加尼尔，《手淫》（*Onanisme*），第 378 页。

注入温水。桑吉巴尔人认为它是阿拉伯人发明的。[①]

　　在所有的文明世界，几乎都可以发现类似的器具。不过，它们的使用者仅限于妓女和其他比较时尚或风雅的女人。普遍的无知，再加上此类器具制作精良且只能用来满足性需求而别无他用，使得这种专门化的自体性欲满足方式无法大众化。

171　　另一方面，使用或滥用日常生活用品获得自体性欲的满足，在现代世界的普罗大众中，其多样性和频率都达到了史无前例的程度。我们只能通过统计因为使用失误不得不求助医生的案例做出不那么可靠的估计，因为只有少量这样的物品具有危险性。香蕉似乎普遍被女人用来自慰，主要是因为它的形状和尺寸。[②] 不过，它基本不会带来危险，因而从未引起医生们的注意；黄瓜和其他水果很可能也是如此，尤其是农村和工厂中的女孩用得多。有一位住在维希（Vichy）附近的女子告诉普耶（Pouillet），她经常听说（自己也能证实）年轻的农家女子一般是用芜菁、胡萝卜和甜菜根。在18世纪，米拉博（Mirabeau）在《情色圣经》（*Erotika Biblion*）中列举了一系列在修道院（他说那儿是此类行为的"大舞台"）使用的物品。更晚一些，医生

---

① 《民族学杂志》，1899年，第669页。

② 有人可能知道，在夏威夷流传着一个神话，说有些女神因为藏在衣服下面的香蕉而怀孕。斯特恩提到，土耳其和埃及的女人用香蕉、黄瓜等物品自慰（《土耳其医学》[*Medizin in der Turici*]，第2卷，第24页）。在《一千零一夜》的一首诗中，我们看到："噢，香蕉有着光滑柔软的皮肤，让年轻女孩两眼放光……在众多水果之中，唯有你有一颗慈悲的心，给寡妇离异女子带来慰藉。"在英国和法国，这样的用法也不是不常见。

们在阴道或膀胱中发现了一些物品，只能通过手术取出，[①] 例如
有铅笔、封蜡条、棉卷、发夹（在意大利经常出现戴在头上的 172
骨针）、长发针、编织针、钩针、针匣、圆规、玻璃螺旋帽、蜡
烛、橡木塞、不倒翁、餐叉、牙签、牙刷、润滑油瓶子。（施罗
德［Schroeder］记录了一个案例，小瓶里放了一只金龟子，模仿
日本人的内用球）。在最近的一个英国案例中，从一位中年已婚
女子的阴道中取出了一个完整的鸡蛋。女性膀胱或子宫中的异
物，十之八九是由自慰导致的。此类案例的主人公通常是17—
30岁的女性，偶尔有14岁以下的小女孩，40—50岁的女性不常
见。自然，较大的物体大部分出现在已婚女性的阴道里。[②]

　　在这些物品当中，发夹出现在女性膀胱中的现象特别常见。
使用发夹的频率如此之高，值得我们进一步思考。如普耶多年
前所指出来的，女性的尿道无疑是一个正常的性感觉中心。一

---

　　① 见温克尔（Winckel），《女性尿道和膀胱疾病》（*Die Krankheiten der
weiblichen Harnröhre und Blase*），1885年，第211页；"妇科病教科书"（Lehrbuch der
Frauenkrankheiten），1886年，第210页；还有海特尔（Hyrtl），《解剖学手册》
（*Handbuch du Topographischen Anatomie*），第7版，第2卷，第212—214页。格吕恩
菲尔德（Grünfeld）收集了115例膀胱有异物的案例，其中68例是男性，47例
是女性（《维也纳医疗报》［*Wiener medizinische Blätter*］,1896年12月26日）。不过，
男性膀胱里的异物通常是由手术事故导致的，女性则主要是由自己造成的。病
人通常不知道东西是怎么进去的，或者解释说是偶然坐上去导致的，或者说是
为了更方便排尿。我发现此类手术的最早记录，是普拉松（Plazzon）于1621年
在意大利记录的一个案例（《生殖解剖手术》［*De Partibus Generationi Inservientibus*］,
第2卷，第3章），一位阴蒂较大的贵族少女想用骨针激发性兴奋，结果骨针
进了膀胱，阿瓜本特（Aquapendente）给她做手术取了出来。

　　② 波利特（A. Poulet），《外科手术发现的异物》（*Traité des Corps étrangers en
Chirurgie*），1879年；英文版，1881年，第2卷，第209、230页。罗勒德也给出了
一些性器官中发现异物的案例（《自慰》［*Die Masturbation*］, 1899年，第24—31页）。

位学医的女通信人和我说，有些女人的膀胱括约肌或尿道口是快感最强烈的地方，但并不总是如此。史密斯（E. H. Smith）甚至认为"尿道是发生性高潮的部位"，性兴奋时大部分的黏液总是从尿道流出。① 还需要补充的一点是，生理机制一旦被异物激活，膀胱"吞入"异物的可能性就会大增。有这么多因为疏忽或性痉挛导致发夹进入膀胱的案例，意味着还有大量没有发生意外的运用。因此，发夹进入膀胱的高发生率，其重要意义通过医学文献引起了世界各国的关注。

173

1862 年，一位德国外科医生发现这种意外经常发生，于是发明了一种专门的工具从女性膀胱取出发夹。事实上，意大利和法国的医生也有类似的发明。法国波尔多的德努切（Denucé）认为，发夹进膀胱是外科医生见过最多的自慰事故。英国的此类手术一直被记录在案。劳森·泰特说大部分女性膀胱结石是由异物导致的，通常是发夹。他补充道："我曾从 10 个不同女人的膀胱里取出过表面覆盖了磷酸盐的发夹，她们都没有解释这是怎么发生的。"② 斯托克斯（Stokes）也记录了过去 4 年里遇到的发夹进入女性尿道的案例。③ 纽约的一位医生短时间内遇到过 4 次。④ 瑞士的雷

---

① 史密斯，"女性自慰的迹象"（Signs of Masturbation in the Female），《太平洋医学杂志》（Pacific Medical Journal），1903 年 2 月，转引在泰勒（R. W. Taylor）的《性紊乱的实践研究》（Practical Treatise on Sexual Disorders），第 3 版，第 418 页。

② 泰特，《女性疾病》（Diseases of Women），1889 年，第 1 卷，第 100 页。

③ 《妇产科杂志》（Obstetric Journal），第 1 卷，1873 年，第 558 页；阿诺德（G. J. Arnold），《英国医学杂志》，1906 年 1 月 6 日，第 21 页。

④ 达德利（Dudley），《美国妇产科杂志》，1889 年 7 月，第 758 页。

维尔丹（A. Reverdin）教授也是如此。[①]

　　在自体性欲现象当中，还有一类物品得到了广泛的使用，但从未进入外科医生的视野。许多日常事物在正常情况下与性器官没有直接的接触，但又可以自然或不自然地使人产生性兴奋感。儿童甚至婴儿有时候会靠在椅子或其他家具上摩擦以获得性兴奋，女性有时候也有这种行为。[②] 俄罗斯的古德塞特（Guttceit）知道有些女人会在内裤上打一个很大的节用来摩擦，还提到有一名女性坐在自己的脚后跟上摩擦。有人告诉我，法国的女孩喜欢骑木马（chevaux-de-bois），因为可以导致性兴奋。木马爱好者脸上的狂喜表情说明，性情感对于这项娱乐活动的盛行起到了独特的作用。[③] 有人告诉我，在印度中部地区的一

174

　　① 雷维尔丹，"膀胱中的发夹"（Epingles à Cheveux dans la Vessie），《罗曼地医学评论》（Revue Medicalo de la Suisse Romande），1888 年 1 月 20 日。他的案例得到了详细的记录，其论文对性心理学的这一分支做出了有趣的贡献。第一个案例是一名校长的妻子，22 岁；她坦诚这么做的时候丈夫就在旁边，不觉得尴尬或犹豫；这个习惯是从同学那儿学来的，婚后也有。第二个案例是一名 42 岁的单身女性，是一位神甫的佣人，不想承认自慰，但是在离开医院的时候和医院的女佣说"去床上前往别忘了带上你的发夹；但也很容易发生意外。"第三个案例是一位 17 岁的英国女孩，她最终承认自己这样丢了两个发夹。第四个案例是一名 12 岁的小女孩，疼痛难忍之下承认自己有自慰的习惯。

　　② 纽约的莫里斯医生（Dr. R. T. Morris）说道，"我有一位病人是一位虔诚的教徒，从不允许自己享受和男人的性关系，每天早上都会自慰，站在镜子前靠着插在衣柜抽屉上的一把钥匙摩擦。男人勾起她的激情，但一看到衣服抽屉上的钥匙，她就会产生欲望。"（《美国产科协会汇刊》[Transactions of the American Association of Obstetricians]，1892 年，费城，第 5 卷。）

　　③ 弗洛伊德提到了秋千带来的性快感（《性学三论》[Drei Abhandlungen zur Sexual théorie]，第 118 页。）推着别人荡秋千也可能获得肉欲的满足。萨德（De Sade）在《索多玛的 120 天》（Les 120 Journées de Sodome）列举了 600 种性快感，荡秋千属于其中之一，这使得女孩们对秋千特别着迷。

些寺庙中挂着一对对的秋千，男人和女人一块在那里荡秋千，直到两人都开始性兴奋。这些地方的女人在丈夫离家的日子里，就会通过秋千聊以自慰。

有意思的是，秋千几乎无处不在，通常带有一定的宗教或神奇色彩，且具有明显的性意义，尽管这一点并不总是明显。例如，古鲁斯在讨论秋千的普遍性之时，提到吉尔伯特岛（Gilbert Islander）上的居民有一个习俗，就是年轻男子在椰子树下首先推着女孩荡秋千，然后紧紧抱着她一起荡起来（《人类的游戏》，第 114 页）。在古希腊，女人们和长大的女孩喜欢玩跷跷板和荡秋千。雅典人甚至有一个秋千节（《阿忒纳乌斯》[Athenæus]，第 14 卷，第 10 章）。在秋千节上，女人们唱着露骨的歌谣。弗雷泽也讨论过这个问题，提供了一些男人尤其是女人荡秋千的例子。（《金枝》，第 2 卷，注解 A，"荡秋千作为一种神奇的仪式"[Swinging as a Magical Rite]。）他说"举行这种仪式的目的是为了提高产量，包括农作物和家畜的产量；至于两者有何相关性，我确实无法解释。"（同上，第 450 页。）解释也许就在这里，弗雷泽自己也提到了那些歌谣比较露骨。

除了身体整体的晃动，简单的摇晃动作甚至也可以唤起性兴奋——至少女性可以——成为满足自体性欲的必要手段。基尔南（J. G. Kiernan）描述了一位年轻美国女子满足自体性欲的习惯性程序："病人跪在椅子跟前，双肘支在椅子上，紧紧地抓住双臂，然后开始摇晃和扭动，看上去是要确定骨盆的位置，躯干和四肢都在动；然后肌肉变得僵硬，脸上开始兴奋，表情扭曲，眼神迷离，咬着牙，双唇紧闭。这些表现和强烈的性兴奋非常相似。晃动没多久就开始这样，并持续很长的时间。摇晃引发快感，同时阴蒂产生一种吸力感；之后外阴腺体就会立即分泌黏液，引起一种爆发感，然后是一种持续时间长短不一的狂喜。"伴随着的性意象栩栩如生，甚至产生了幻觉。（基尔南，"性转变和心理阳痿"［Sex Transformation and Psychic Impotence］,《美国皮肤医学杂志》，第9卷，第2期。）

有时候，爬杆的小男孩也会体验到具有类似特征的性感觉。甚至，性器官不一定需要和外物有直接的接触。豪医生指出，男孩们玩体操单杠的时候，双手抓杆，身体前后摆动，也可能导致性兴奋。

有研究者指出，骑马活动有可能引发性兴奋和高潮，尤其是女性。[1] 人们还知道，火车的振动也经常引发一定程度的性 176 兴奋，不论男女，尤其是坐姿前倾的时候。不过，这种兴奋感可能是潜在的，不一定属于性兴奋。[2] 我从未听过有人因为这一点而养成了和坐火车相关的性变态，倒是知道缝纫机因其可以激发自体性欲现象引起了人们大量的关注。早期的缝纫机特别重，需要大腿不停地上下踩动。兰登·唐（Langdon Down）

---

[1] 天主教神学家们早就知道这一点。桑切斯认为，不能因为这一点就不再骑马改为步行。罗芬修斯（Rolfincius）在1667年指出，对于没有骑马习惯的人，它有可能导致夜遗。就骑马活动对性兴奋的刺激作用，罗勒德给出了一些证据（《自慰》，第133—134页）。

[2] 有一位通信人第一次听到这种说法之后给我写道："坐上四五个小时的火车之后，我经常体验到一种快感；现在我知道这是怎么回事了。"彭塔提到过一个案例，一名12岁的小女孩在坐了一趟火车之后第一次体验到了性欲。

在很多年前指出，它经常引发极大的性兴奋和自慰。① 以特定的姿势在缝纫机上工作可以触发性高潮，这在法国的研究权威们看来是一个公认的事实。旁观者会发现缝纫机突然失去节奏，以不可控的速度工作好几秒。据说，在法国的大车间经常可以听到这样的声音，主管的职责之一就是确保女孩们的坐姿适当。②

　　"我曾经去过一家制作军装的工厂，"普耶写道，"目睹了以下场面。在 30 台缝纫机整齐划一的'咔咔'声中，我突然听到了一阵更急促的声音，于是抬眼望去，是一位 18 或 20 岁的深肤色女孩坐在那儿下意识地忙着手头的活，脸上表情兴奋，小嘴微张，鼻孔翕动，双脚在踏板上继续加速。很快，我在她眼中看到了一阵痉挛的神色，眼睑低垂，脸色变得苍白，身体后仰；手脚停了下来，变得放松和舒展；一阵压抑的呻吟声过后，长叹了一口气，淹没在车间的嘈杂声之中。这名女孩停了几秒钟没有动，掏出手帕擦了擦额头的汗，然后羞怯地扫了一眼自己的同伴，继续自己的工作。我的向导是一名女领班，她留意到了我的目光，于是带着我走向那名女孩；女领班还没有张嘴，她立即脸红了，埋下了自己的脸，嘴里嘟囔了几个单词，前言不搭后语；女领班告诉她在椅子上坐好，不要坐在椅子边上。"

177

---

① 兰登·唐，《英国医学杂志》，1867 年 1 月 12 日。

② 普耶，《女性的手淫》（*L'Onanisme chez la Femme*），巴黎，1880 年；福涅尔（Fournier），《手淫》（*De l'Onanisme*），1885；罗勒德，《自慰》，第 132 页。

"在我离开的时候，又听到了房间里另一台机器加速的声音。女领班微笑地看着我，说这很常见，大家都不会在意。她告诉我，年轻女工和学徒特别容易这样，还有些坐在椅子边上的时候，因为这样坐特别容易造成阴唇摩擦。"

据福瑟吉尔（Fothergill）等人的观点，[1] 即便缝纫机没有导致直接的性兴奋，白天的坐姿及双脚的运动也容易在睡觉的时候激发非自主性的性高潮。在缝纫机工作有一个必要动作是踝关节的反复屈直，而大腿的肌肉一般要求双脚牢牢地踩在踏板上，且两条大腿靠在一起，于是导致大腿发生相当幅度的屈直动作。若身体采取特定的姿势，或者仅仅因为性感觉过敏，就有可能对性器官产生影响。不过，使用缝纫机并不一定会导致这种情况。有些经常踩踏板的女性，包括那些性感觉很发达的女性，从来没有表现出此类倾向。

女性骑自行车也可能会导致性兴奋。莫尔提到，[2] 他认识很多已婚和部分未婚女性在骑自行车的时候体验到了性兴奋；他确定有几个案例达到了完全的性高潮。不过，要做到这一点也不容易，除非把座位调到很高，让座位顶部接触性器官，有上下起伏的动作。若没有性感觉过敏，导致这种情况发生的原因只可能是座位问题或高度不对。骑车的时候，身体的重量在正常情况下是由屁股支撑，发力的是大腿的肌肉和控制脚踝的小

178

---

① 《关于西莱登收容所的报告》（*West-Riding Asylum Reports*），1876 年，第 6 卷。

② 《女性神经质》（*Das Nervöse Weib*），1898 年，第 198 页。

腿，大腿对骨盆的屈度非常小。大部分医学权威认为，骑自行车导致女人性兴奋，责任主要在骑车的人而不是自行车。在我看来，这个结论不是绝对的。我在调查的时候发现，老式车座有一个尖正对着耻骨部位，女性骑这种自行车经常会产生一定程度的性兴奋，只是性高潮比较少见（不过正如一位女士所言，这为性高潮的到来提供了充分的条件）。利德斯顿（Lydston）发现，骑自行车一定会让生殖器受到刺激，无论男女都是如此。骑车有时候导致痔疮加剧，意味着它会引起局部充血。不过，结合性器官的解剖学结构来改良车座使其变得更平，这种影响可以降低到忽略不计的程度。

　　还有紧身内衣的影响。妇科权威们已经认识到它能够引发性兴奋和用来自慰。[1] 有时候，从未穿过紧身束腹衣的女性在穿过一次之后就不敢再穿，因为穿上它就会产生强烈的性兴奋。[2] 原因似乎是（如西伯特［Siebert］在他的《父母宝典》［Buch für Eltern］中所指出来的），紧身束腹衣同时导致骨盆充血和腹肌承压，类似性交时的状态。无疑，有些女人发现在自己不穿束腹衣的时候撒尿频率降低，原因是一样的。

179　　还有一种情况是，性高潮的产生没有借助任何外在的物体，仅仅是由大腿对性器官的主动压迫和刺激造成的。可以坐着，也可以站着，双腿靠拢紧紧交叉，晃动骨盆让外生殖器压

---

　　① 在《性心理学研究》第三卷的附录中，我提到有一位女士就是通过这种方式获取性满足。

　　② 感谢基尔南医生的帮助，他让我同时考虑男同性恋和男受虐狂的例子（《医学记录》［Medical Record］，第19卷），紧身内衣也可以加强他们的性感觉。

在大腿根部内侧。[①] 男人有时候也这样做，但在女人当中最为普遍；据马蒂诺（Martineau）讲，[②] 特别是经常坐着的女性，如用缝纫机的裁缝和女帽工人，还有经常骑马或骑车的女人。维德勒（Vedeler）提到，他在斯堪的纳维亚的时候发现，那儿的女人最常用的自慰方式就是摩擦大腿。这种行为很普遍，印度一位从医的通信人告诉我，有一名婆罗门寡妇向他承认自己通过这种方式自慰。有人和我说，在今天的伦敦寄宿学校，摩擦大腿在女学生当中也不是不常见；在他所提到的一所学校 11 岁以上的女孩当中，比例有 10%。摩擦大腿是一种半公开化的现象，被认为是一种无意之举，本意是想减轻膀胱的压力。在女婴身上也发现了这种行为。汤森（C. W. Townsend）记录了一个案例，有一名 8 个月大的女婴将右大腿压在左大腿之上，闭着眼睛握紧拳头，一两分钟之后完全放松下来，身体出汗，脸色变红；这种情况至少一周一次；小孩很健康，生殖器也无任何异常。[③] 女性经常通过摩擦大腿自慰，主要是因为它通常不会伤害他人，也不会表现得失礼。苏佐（Soutzo）提到了一个案例，有一名 12 岁的小女孩在学校排队进洗手间的时候，因

180

---

① 有些女性在性兴奋状态下，将垫子放在双膝之间，大腿紧紧靠在一起，也可以引发性高潮。

② 《外阴畸形》（Leçons sur les Déformations Vulvaires），第 64 页。有一名裁缝告诉马蒂诺，这在车间经常发生，一般不会引起注意。另一位熨衣工告诉他，她在站着工作的时候，双腿交叉，身体稍微前倾，双手撑在桌子上支撑身体，大腿内转肌的收缩运动很快就会让她产生性高潮。

③ 汤森，"一岁以下儿童的摩擦大腿现象"（Thigh-friction in Children under one Year），美国儿科协会年度会议，蒙特利尔，1896 年。汤森记录了五个案例，都是女婴。

为害怕尿裤子，于是把衣服夹在小腿之间，大腿仅仅靠拢，前后摇晃尽力控制住膀胱；她发现这么做可以带来一种快感，于是养成了这种习惯；17 岁的时候，她开始变换花样，例如双手抓住树枝，身体悬空晃动两只小腿，衣服夹在大腿之间同时摩擦。[1] 某些形式的大腿摩擦行为相对比较隐蔽，甚至可能发生在大庭广众之下。数年前，有一次我在一座省会城市的郊区等火车，注意到有一位年轻女子独自坐在不远处，她看不到我；她双腿交叉倚在那里，持续而有力地摇晃双脚；至少有 10 分钟之后，摇晃动作突然加剧，与此同时身体进一步后仰，使得性部位更靠近椅子边缘，伸直的身体和小腿变得僵硬，看上去就像发生了一阵痉挛。毫无疑问，她体验到了性兴奋。一小会儿之后，她慢慢离开那儿坐到了其他乘客当中，身体挺直，也不再交叉双腿；这位脸色苍白的年轻女子，很可能来自农村，丝毫没有意识到这些动作被别人看在了眼里，很可能连自己都不知道这种行为的真正性质。

　　自体性欲的冲动还有很多种表达形式。跳舞通常是一种激发性兴奋的有效手段，在文明社会和野蛮部落都是如此。扎克提到，斯瓦希里（Swaheli）的女性舞蹈带有自慰的目的。[2] 刺激臀部也可以有效地促进性兴奋的产生。例如，有些人拿木条

181

---

① 苏佐，《神经学档案》(*Archives de Neurologie*)，1903 年 2 月，第 167 页。

② 扎克，《民族学杂志》，1899 年，第 72 页。在本研究第三卷"性冲动之分析"（The Analysis of the Sexual Impulse）当中，我讨论了舞蹈在正常情况下对性的影响。

鞭打自己的臀部，尤其是年轻女子。[①] 另一种方式是用荨麻拍打自己产生刺痒的感觉。雷维尔丹认识一位年轻女子，她用栗子的毛刺鞭打自己以获得性满足；据说在法国部分地区（安省［Ain］和黄金海岸地带［Côte d'Or］），在年轻女孩中用舟状柳穿鱼（Linaria cymbalaria）的叶子摩擦性器官的自慰行为也不是不常见，它会带来一种灼烧感。[②] 刺激乳房偶尔也可以满足自体性欲，甚至可以带来性高潮；乳房通常是女性的性感觉中心，但对男性也有作用。有人和我说了一个这样的男性案例；一位从医的印度通信人告诉我，他认识一位自慰成瘾的欧亚混血女子，她只有在一只手摩擦生殖器，另一只手同时摩擦和挤压乳房的时候才会性高潮。刺激身体其他一般不属于性感觉区域的部位也可能引发性兴奋，男女都是如此。希施斯普龙（Hirschsprung）和弗洛伊德都相信，婴儿吮吸手指和脚趾的行为就属于这种情况。迪比尼评论说，抚摸脸蛋甚至都可能引发罪过。[③] 泰勒提到过一位 22 岁的年轻女子，她的手经常不自觉地动起来，最后总是用中指交替按压鼻子和耳屏，脸上出现一种"迷离、愉悦的表情"；她通过这种方式获得性满足。她对此没有是非观念，当认识到这种行为的真正性质之后感到很吃惊，很不好意思。[④]

182

---

① 有一名俄罗斯女子从 6 岁开始就有一种拿木条抽打自己的屁股以获取性兴奋的自发性冲动。(《法医精神病学月刊》，1900 年 4 月，第 102 页。)

② 《克里普塔迪亚：民俗民歌集》，第 5 卷，第 358 页。使用荨麻的案例见丢伦的《英国人的性生活》，第 2 卷，第 392 页。

③ 迪比尼，《泌尿学》(Moechialogie)，第 177 页。

④ 泰勒，《性紊乱的实践研究》，第 3 版，第 30 章。

以上绝大部分自体性欲的案例通常都被归类为"自慰"（这是不正确的）。同时，也有很多没有性伴侣的人，虽然具有强烈的性情感，却对这些自体性欲现象怀有强烈的厌恶感，有时候是基于本能，有时候是基于道德立场。正如一位智商极高的女士写道："有时候我会想，自己能否机械地把它（彻底的性兴奋）引出来，但是我对这种尝试有一种奇怪的和非理性的抵触感。这样做，太物质化了。"这种本能的和非理性的抵触感在女性当中很常见，也很正常，与任何道德立场无关。同样的抵触感在男性身上也存在，经常伴随着一种非常强烈的道德和美学上的拒斥感。不过，无论这种抵触感有多么顽固，都无法构成我们放弃研究自体性欲的理由。性高潮的产生，并不必然依赖于某种外在接触或自主性的机制。

我有一个例子，尽管不完全是自体性欲的表现。有一位 57岁、多少有点古怪的牧师，他写道："有些人对我有特殊的魅力，只要坐到他们身边，即便脑子里没有关于性的念头，我也会感到兴奋甚至射精。只有当灵魂通过这种方式找到快乐，身体才会健康。射精的时候身体没有痉挛，只有一阵温和的愉快感。"（事实上流出的不只是精子，还有尿液）。这名男性的情况无疑存在一定的病态，他同时对男人和女人"感性趣"，性冲动似乎有些过敏但又比较微弱。不过，有些女性因为性压抑类似也经常发生类似的情况，还有一些整体状态正常且身体健康的人，发生在他们身上肯定不能算病态。脑子里幻想性爱场景也可能引发自发性的高潮，甚至在正常的男女身上也是如此。神学家们称之为"罪之乐感"（delectatio morosa），哈蒙德将其描述为一种并不鲜见的"精神性交"（psychic coitus），只要当着欲望对象的面想象与之性交的场面就足以引发性高潮。在一些公共场合，如剧院等，有些男人看到自己感性趣的女人，只要把注意力集中在她身上，想象自己和她进行性爱活动，很快就可以达到性高潮。[1] 尼科福提到了一名 14 岁的女工人，她一天可以发生四次女性射精，就在工作间里当着其他女孩的面，只需想象性事而没有任何动作。[2]

假如性高潮是自发的，没有受到精神压力或任何特殊操作的影响，尽管谈不上是一种神学意义上罪，但肯定是不正常的。塞林格（Sérieux）记录了一个案例，一位 50 岁的女性多少有点神经质，在和丈夫分开的 10 年间没有和他人发生性关系；然而，她现在遭遇了严重的危机，性高潮随时可能发生而无需任何性幻想。麦吉利卡迪（MacGillicuddy）记录了三个自发性高潮的案例，都是女性。[3] 这种现象常见于那些因道德立场或无知等因素不敢追求性高潮的男性或女性，但他们的性情感在不停地争取身体的主导权，故而导致了它的发生。施伦克 – 诺丁（Schrenck-Notzing）认识一位女性，后者只要听到音乐或看到图片就会自发地性兴奋，而这些音乐或图片没有任何色情内容；她对性关系一无所知。还有一位女士，只要看到美丽的自然风光就会性兴奋，如大海；她的性观念都和这些东西混在一

---

[1]　哈蒙德，《性无能》（*Sexual Impotence*），第 70 页等。

[2]　尼科福，《行话 2》（*Gergo II*），第 98 页。

[3]　《女性神经系统的功能性紊乱》（*Functional Disorders of the Nervous System in Women*），第 114 页。

184　起；幻想特别强壮的理想男性，一分钟就之内就能让她到达性高潮。这些女性可以在大街上、餐馆里、火车上和剧院里"自慰"而无人知晓。[①] 有一位婆罗门女子告诉我的印度通信人，她的性高潮尽管不强烈但很独特，会流出很多黏液，只要站在脸蛋讨她喜欢的男人身边就会发生。这在欧洲妇女当中也不是不常见。这种情况显然属于过敏性虚弱。不过，这已经超出严格意义上的自体性欲现象了。

神学家们所理解的"罪之乐感"不同于欲望，也不同于想要发生性行为的明确意图，尽管它可能导致欲望和性行为意图的产生。它是指主动沉迷于性幻想且乐在其中，没有任何排斥或抵抗。如阿奎那和其他人所言，它主要是指自我满足的沉迷行为，与时间长短无关。迪比尼在其《泌尿学》（第149—163页）中对此给出了充分的讨论，并引述了其他神学家的观点。我要补充的是，在天主教神学创立之前的忏悔书中，因淫邪念头引发的主动射精被视为一种罪，但通常仅限于发生在教堂里。据8世纪或9世纪的埃格伯特的忏悔书（Egbert's Penitential）描述，教堂执事若犯此罪将被罚苦修25天，修道士罚30天，神父罚40天，主教罚50天。（哈顿和斯塔布斯［Stubbs］，《议会和教会文件汇编》[Councils and Ecclesiastical Documents]，第3卷，第426页。）

---

① 施伦克－诺丁，《暗示疗法》（Suggestions-therapie），第13页。金德给出了一名年轻同性恋女子的案例，此人是音乐厅里的一名特技自行车手，看到同伴穿紧身衣就会兴奋，然后在公众面前表演的时候体验到性高潮。（《中间性类型年鉴》，1908年，第58页。）

女性经常出现自发性高潮，人们似乎在 17 世纪就已经知道了这一点。舒里格斯引用里奥兰（Riolan）的话说道，有些女人是如此好色，看见英俊的男人或心上人，或者和他们说话，就会不由自主地流出女精。

还有一种自体性欲现象与之紧密相关，甚至有所重合，即白日梦。不过，白日梦尽管很常见，且属于自体性欲的重要形式，很多时候发生在其他自慰形式的早期阶段，但似乎很少引起人们的关注。[①] 卫斯理学院（Wellesley College）的梅布尔·李尔罗伊（Mabel Learoyal）在其"连载故事"（Continued Story）一文中研究过它的主要形式。这种连载故事多属虚构，多少带有创作者的个人色彩，受到创作者的珍惜和喜爱，将其视为一个特殊的和神圣的精神过程，只会和特别有共鸣的朋友分享，或者不和任何人分享。相较于男孩和年轻男子，在女孩和年轻女子当中更常见。在 352 人中，有 47% 的女性做过白日梦，男性只有 14%。故事的起点可能是书中的一个插曲，或者某种现实经验，后者更常见；故事的主角一般都是创作者本人。独处有利于剧情的发展，睡前躺在床上的时间是完善剧情的黄金时段。[②] 李尔罗伊没有特别提

185

---

① 杰尼特用白日梦——他称之为"潜意识之梦"（reveries subconscients）——来解释他调查并治愈过的一个著名的恶魔附体案例（demon-possession）。

② "来自卫斯理学院心理学实验室的小型研究"（Minor Studies from the Psychological Laboratory of Wellesley College），《美国心理学杂志》，第 7 卷，第 1 期。帕特里奇"幻想"［Reverie]，《教育学院》，1898 年 4 月）很好地描述了伴随白日梦的生理现象，尤其是师范学校 16—22 岁的女孩。皮克（Pick）记录了三个多少有些病态的白日梦案例，一般具有色情基础，都发生在（转下页）

到其中的性情感因素，但后者往往与故事情节紧密相关，构成它们的真正动机。尽管很难证实，在年轻男子尤其是年轻女子当中，多少带有情欲色彩的白日梦并不鲜见。每个人都有属于自己的白日梦，且总是在变化或发展，但变化的程度不会太大，除了想象力特别丰富的人。这种白日梦通常以快乐的个人经验为基础，并在此基础上得到发展。其中可能包含些许变态因素，后者在真实生活中不一定得到表达。当然，白日梦的发生与性节制有关，因为它经常发生在年轻女性身上。大部分人一般不会想着让它变成现实。白日梦不一定会导致自慰，但经常引发性器官充血甚至自发的性高潮。白日梦是一种很私密的体验，不仅仅因为它是一种幻想，还因为创作者很难用自己的语言将想象的场景表达出来，即便想这么做。有时候，它饱含戏剧性和浪漫特征，故事进入高潮之前的剧情会特别丰富。故事的高潮往往与性有关，其发展随着创作者的阅历和人生经验的增长而有所不同；起初可能只是一个吻，而后上升为性欲的满足。正常人和不正常的人都可能做白日梦。卢梭在他的《忏悔录》(*Confessions*) 有过描述，他的白日梦与性虐及自慰有关。杰出的美国小说家哈姆

（接上页）明显患有歇斯底里症的男性身上。("病态梦的临床研究"［Clinical Studies in Pathological Dreaming］，《精神科学杂志》，1901 年 7 月。）西奥达泰·史密斯（Theodate L. Smith）基于近 1500 名年轻人（女性超过三分之二）的经验，发表了一份关于白日梦的重要研究（"关于白日梦的心理学"［The Psychology of Day Dreams］，《美国心理学杂志》，1904 年 10 月）。其中"连载"的白日梦特别少，只占 1%；15 岁以下男孩的白日梦多与体育、竞技以及探险有关；15 以下女孩常幻想自己是小说中最喜欢的女主人公；17 岁之后，女孩前期的白日梦往往与爱情和婚姻相关。一名 19 岁女孩的告解很有代表性："我一般很少做白日梦，即便做，也和大部分南方女孩一样，通常与 6 英尺 3 英寸的英俊男子相关。"

林·加兰（Hamlin Garland）在《德切尔家库利的玫瑰》（*Rose of Dutchess Coolly*）极好地描述了一名健康的正常女孩在青春期关于一名马戏骑手的白日梦；女孩第一次去马戏团就见到了这名骑手，此后多年里一直把他作为完美的幻想对象。[①] 拉夫洛维奇（Raffalovich）[②] 描述了一名性欲反向者在大街上或剧院里看到同性之后，开始了自己的幻想过程，并产生了一种"精神高潮"；生理上的表现有时候有，有时候没有。

尽管因其隐蔽性和私密性，当前我们对此类白日梦的研究 187 甚少，科学研究人员也对它缺乏足够的兴趣，但它是一种非常重要的精神过程，在自体性欲领域占有很大的比重。那些优雅而富有想象力的年轻男女，在没有性生活的时候，经常做这样的白日梦，然后往往通过自慰来驱逐和终结它。在这样的情境下，做白日梦十分正常，是性冲动不可避免的发泄方式。当然，有些白日梦经常变得有些病态，过度沉溺其中显然是不健康的，具有艺术冲动的年轻人容易出现这种情况；对于他们来说，白日梦具有高度的诱惑性和危害性。[③] 我们已经看到的，

---

① 有一个案例讲到，一位已婚女性爱上了她的医生，然后开始写日记记录自己的白日梦，最终积累了厚厚的三卷；女子的丈夫发现了此事，导致二人离婚；事实上，医生对此一无所知。基尔南引述这个案例的时候（记录在约翰·佩吉特［John Paget］的《疑案难案》［*Judicial Puzzles*］中），也提到了芝加哥的一个类似案例。

② 《男同性恋》（*Uranisme*），第 125 页。

③ 30 多年前，敏锐的安斯蒂（Anstie）在其论神经痛（Neuralgia）的著作中写道："没有社交的独居生活（导致自慰的习惯），再加上不良志向的影响，相对容易让人早熟，在文学和艺术领域孕育出虚构的作品。"在文学领域，利昂·巴扎尔格特（M. Léon Bazalgette）讨论过现代文学的一种倾向，（转下页）

白日梦并不总是与性有关；但是，它的根源仍然是性。有人（包括男性和女性）告诉我，白日梦往往在结婚之后消失，甚至那些与性完全无关的白日梦也是如此。

除了以上形式的自体性欲活动，它们多少带有一定的自主成分，还有一种重要的自体性欲现象没有得到揭示，一种很多人认为十分正常的现象：睡眠中的性高潮。相关研究使得我们不得不相信，健康个体在节欲的情况下一定会有某种形式的自体性欲现象在清醒时得到表达。毫无疑问，在同样的情况下，男性在睡眠中发生彻底的性高潮并遗精，也属于正常现象。如鲍桑尼亚所描写，甚至宙斯都可能发生这种意外。这表明，这在古希腊人眼中没有什么不好的。① 不过，犹太人认为这是

188

（接上页）他称之为"精神手淫"；在他看来，后者很可能是自体性欲之生理过程的对应物。（利昂·巴扎尔格特，"作为艺术创造原则的手淫"［L'onanisme considéré comme principe créateur en art］，《新精神》［L'Esprit Nouveau］，1898 年）。

　　① 鲍桑尼亚，《亚该亚》（Achaia），第 17 章。古巴比伦人相信"夜之女仆"（maid of the night）的存在，后者出现在男人的梦中，唤醒他们但不满足他们的激情。（加斯特罗，《巴比伦的宗教信仰》，第 262 页。）这名女妖（succubus）就是亚述人的利莱尔（Assyrian Liler），与希伯来人的莉莉丝（Lilith）有关。相应地，也存在与女人在睡梦中性交的梦魇神（incubus），"晚上的小男人"（the little night man）。（见普洛斯《女人》第 7 版，第 521 页及以下诸页。）基督教接受了女妖和梦魇神（后者更常见）的概念。圣奥古斯丁说道，森林女妖和农牧神或梦魇神的攻击是如此之普遍，我们很难否认它们的存在。（《上帝之城》，第 15 卷，第 23 章。）梦魇神在中世纪信仰中很常见，甚至在今天也没有断绝。很多人对此有过研究，如杜福尔，《卖淫史》，第 5 卷，第 25 章；法王的御医圣安德鲁（Saint-André）在 1725 年指出，梦魇神只是一种梦。需要补充的一点是，很多地方都相信女妖和梦魇神的存在。西非的约鲁巴人（Yorabas）相信（据埃利斯［A. B. Ellis］描述），神灵埃莱格布拉（Elegbra）以女人或男人的形象出现在男人和女人的梦中与之交合，导致了春梦的发生。

一种不洁的表现，^① 类似的观念在基督教中得到了继承，体现在"不洁"（pollutio）这一概念当中，这是教会针对该现象的专用措辞。^② 据毕吕亚（Billuart）及其他神学家的观点，睡眠中的不洁不算是罪过，除非有自愿的因素；若它始于睡眠状态，完成于半睡半醒之间，有快感，那就是一种轻微的罪。不过，基督教似乎也允许夜间不洁发生在清醒状态，只要不是故意的。圣托马斯甚至说"如果不洁可以提升个人的天性，那就不能算一种罪"（Si pollutio placeat ut naturæ exoneratio vel alleviatio, peccatum no creditur）。

尽管这些杰出的拉丁神学家所持的立场公平和合理，在天　189
主教国家当中，认为睡眠期间的不洁是一种罪的观念还是很流行。在乔叟的短篇小说"牧师的故事"（Parson's Tale）中，牧师说道："另一宗和淫荡有关的罪发生在晚上，经常发生在少女身上，让她们堕落；此罪在男人身上名为不洁，有四种方式导致它的发生；"这四种方式是（1）笑得太多而精满自溢，（2）身体虚弱，（3）过量饮酒吃肉，（4）心有邪念。四百年之后，罗兰夫人（Madame Roland）在她的《特殊记忆》（*Mémoires Particulières*）中生动地描述了一位女孩在知道春梦有罪之后所引发的苦恼。她的初潮发生在 14 岁。"此前，"她写道，"我有几

---

① "男人交配的种子只要流出了自己的身体，他就必须全身沐浴；黄昏降临之前，他都处于不洁状态。种子撒过的每一寸衣服和每一寸皮肤都必须用水洗干净；黄昏降临之前，这些都是不洁的。"（《利未记》，第 15 章，第 16—17 节。）

② 需要补充的是，"pollutio"还包括除交合之外故意流出精液的行为。（迪比尼，《泌尿学》，第 8 页；神学家们关于夜间和日间不洁的观点，相关讨论见迪比尼的《论神学道德》[*Essai sur la Théologie Morale*]，第 100—149 页。）

次以令人吃惊的方式从沉睡中醒来；我没有任何此类幻想；我只思考过很多严肃的主题，良知和胆怯不允许我将其与其他主题联系在一起，因而我不会让自己不想理解的事情出现在睡梦中。但是，一种不同寻常的快感将我从酣睡中唤起；我的体质很不错，发生这样的事，从头到尾都有点莫名其妙。不知道为什么，那时候我首先感到的是恐惧。在我接受的信念当中，我们不允许从自己的身体中获取任何的快乐，除了合法的婚姻。而我所经验到的确实是一种快乐，因此我有罪，一种让我无地自容和懊悔万分的罪，纯洁的羔羊最讨厌的那种罪。我的内心焦灼万分，不停地祈祷，想着禁欲。我该怎样做才能避免它？事实上，我根本没有想到它的发生；当它发生的时候，我也没能阻止它。我开始变得特别警惕，睡觉时小心翼翼，避免采用容易发生意外的姿势。我是如此之不安，以至于在灾祸降临之时还是醒着的。既然我不能及时地阻止它，我就跳下床，光着脚站在光滑的地板上，双臂交叉祈祷救世主让自己摆脱恶魔的诡计。"

在早期的新教徒看来，如路德（Luther）所诠释的，睡眠期间发生的性兴奋无所谓不洁，而是一种病。在他的《桌边谈话录》（*Table Talk*）中，他说经常这样的女孩应该立即结婚，"服下上帝开出的药。"让人们普遍接受这种自体性欲过程完全正常的医学观念，是一件相对较晚的事情。布卢门巴赫认为夜遗属于正常现象。[①] 帕吉特爵士（Sir J. Paget）宣称，他认识的

---

① 《回忆录》（*Memoirs*），本迪舍（Bendyshe）译本，第182页。

所有独身男性，都是每周一两次，或者三个月两次，且都很健康。劳德·布鲁顿爵士（Sir Lauder Brunton）认为两周一次或每月一次是正常频率，通常持续两个晚上。罗勒德相信，在正常情况下可能持续好几个晚上。哈蒙德认为，大概是两周一次。[①] 里宾（Ribbing）认为10—14天一次是正常频率。[②] 洛温菲尔德（Löwenfeld）认为正常频率是一周一次，[③] 这个频率似乎接近大部分健康年轻男性的真实情况。要证实这一点，只需对照一下本卷关于性周期现象的相关记录。不过，也有些男性从来没有过夜遗，我就知道好几个这样的案例。还有一些健康的年轻男性，只有在智力活动比较频繁或精神焦虑的时候才会夜遗。

后来逐渐出现了一种与路德的观点相吻合的医学观念，认为睡眠期间的性兴奋是一种不健康的现象。莫尔是这种观点的著名支持者。睡眠期间的性兴奋是独身的正常结果，但不能说这是一种好现象。若这样的话，如莫尔所言，晚上尿失禁也是一件好事，因为可以放空膀胱。然而，大家都认为应该在睡觉前放空膀胱。（《性活力》，第1卷，第552页。）这种观点得到了如下事实的支持：我发现，睡眠期间的性兴奋更容易让人疲劳，男女都是如此。不过，情况并不总是如此，有时候它还让人更有精神。类似的，奥伊伦堡（Eulenburg）说夜遗并不 191

---

① 《性无能》，第137页。

② 《性卫生》（*L'Hygiène Sexuelle*），第169页。

③ 《性生活与神经紊乱》（*Sexualleben und Nervenleiden*），第164页。

比咳嗽或呕吐更正常（《性神经病变》［*Sexuale Neuropathie*］，第55页）。

夜遗通常伴随着春梦，尽管并非总是如此，梦见和异性以多少有些奇特的方式进行一定程度的亲密接触。一般而言，春梦越是生动形象，生理兴奋程度也就越高，醒来的解脱感也越强烈。有时候，做春梦的时候不会射精；醒来后才射精的情况也不是没有。

在北意大利，瓜利诺（L. Gualino）基于100名做过春梦的正常人的问卷——医生、教师、律师等——对春梦进行了最全面的调查研究。（瓜利诺，"正常人的春梦"［Il Sogno Erotico nell' Uomo Normale］，《心理学杂志》［*Rivista di Psicologia*］，1—2月，1907年。）瓜利诺指出，有夜遗的春梦（不论有无精液）要晚于马洛在相同地区年轻人身上查明的生理发育时间。他发现他们都是从17岁开始做春梦。马洛认为在这个年龄的年轻人当中，有8%的人尚未性成熟；性发育始于13岁，春梦始于12岁。在多数情况下，在做春梦之前的几个月里表现为频繁勃起。在这100名正常人当中，其中37%的人在现实中没有性经验（包括自慰和性交）；23%的人有过自慰，剩下的都有过某种形式的性接触。春梦主要的表达方式是视觉上的，其次才是触觉，"梦中人"（dramatis persona）可能是完全陌生的女子（占27%），也可能是见过的人（占56%）。在见过的人当中，大部分情况是刚开始觉得讨厌或古怪，后来觉得越来越有吸引力的人，但绝不是日常生活中真正爱的女人。如瓜利诺所言，这一点符合日常情感在睡眠期间进入潜伏状态的规律。春梦主题是自慰的情况只有四例。在青春期，除了快感，主要的情感状态还有焦虑（占 37%）、渴求（占 17%）和恐惧（占14%）；成年之后，焦虑和恐惧分别下降到 7% 和 6%。有 33 人因为性或其他方面的紊乱，有过没有春梦的夜遗，事后总是打不起精神。正常的春梦（占比超过 90%）在所有梦境中是最生动的。在这些案例当中，没有发现春梦具有周期性。有 34% 的春梦是在性交不久之后发生的；很多时候，春梦频繁地出现在谈恋爱期间（甚至一晚三次），年轻男子在这时候有亲吻和爱抚未婚妻的习惯；在婚后就会停止。值得注意的是，睡觉的姿势或满胀的膀胱也容易导致春梦的发生，主要的原因是精囊受到了压迫。

192

在德国，春梦研究者有福尔克特（Volkelt，《梦－幻想》[*Die Traum-Phantasie*]，1875 年，第 78—82 页）和洛温菲尔德，尤其是洛温菲尔德（《性问题》[*Sexual-Probleme*]，1908 年 10月）。在美国，斯坦利·霍尔总结了男性春梦的总体特征："在绝大多数春梦中，即便刚从梦中醒来，在意识中出现的也只有散乱的画面、只言片语以及纯粹的姿势和动作，且很多动作并无挑逗性。很多时候，精神活动似乎是随机的和无关联的，早上醒来的时候什么都不记得，除了梦中人的穿着、指甲形状、后颈、头部的甩动、脚的动作或头发的样式。在这种情况下，这些画面脱颖而出，在脑海中久久挥之不去；这意味着，我们在很大程度上可以在春梦中找到情欲恋物癖的根源。梦中很少出现性器官的画面，不过，其他部位或相关场景应有尽有；大自然的设计是如此之丰富，任何经验都可能在里面发生。假如刚好在事后醒来，按理应该能记住梦中的大部分场景，但事实上往往怎么也想不起来；有可能，意识所流经的是非常熟悉的领地，因而没有必要记住；只有那些新的和具有独特性的内容留下了记忆。所有的这些精神现象，都属于成年男性的典型特征；青春期的春梦则与此不同，要生动形象得多。"（斯坦利·霍尔，《青春期》，第1卷，第455页。）

下面是一位有经验的匿名者给《美国心理学杂志》的投稿（"夜遗"［Nocturnal Emissions］，1904年1月），一名年龄在30—38岁之间的健康男性，过着一种有道德的生活："在梦中最显眼的往往是胳膊和乳房，很少出现其他性部位，然后它们很多时候又变成了男性器官。我仅做过两次性交的梦，梦中人一般是女孩或年轻女子；奇怪的是，扮演主动角色的往往是她们。有时候是熟人，有时候是曾经见过的人，有时候是陌生人。性高潮出现在梦境的高潮部分，生理和精神同步。梦境的高潮往往不过是一次偶然的回眸或注视，例如：梦见自己在大街上经过一个陌生的女人，然后她在背后叫住我；起初我没留意，然后她再叫我一声；正当我犹豫着要不要回头的时候，射精了。还有一次，梦见自己走在一位年轻女子身边，她说，'我能挽着你的胳膊吗？'我伸出胳膊，当她用自己的胳膊挽着并举起来的时候，射精了；在她问我的时候，我能够感觉到强烈的勃起。有时候是一句话就够了，有时候是一个手势。有一次，射精就发生在我注意年轻女子逐渐消失的手指甲的时候。另一个恋物的例子是，有一次梦见一块布上面绣着一个漂亮的

人，穿着小女孩的裙子，我奇怪地被她吸引住了。有时候春梦
还会变形，例如有一个晚上，我梦见自己爱上了一只松鸡（在
那个夏天我正在观察松鸡），它在我的爱抚下变成了一位漂亮
的女孩，但她仍然带有野鸟身上那种难以言表的天真，优雅迷
人，就像女神尤迪娜（Undina）！"

上述经验很有代表性，健康和自律的年轻男子的春梦大多
如此。例如，从鸟儿变来的女人仍然具有鸟儿的元素，在其他
年轻人的春梦中也出现过。值得注意的是，如德·古伯纳蒂斯
（De Gubernatis）所言，"鸟儿是一种著名的阴茎象征物"。马
埃德尔（Maeder）发现，鸟类在梦中和生活中都有性的意味。
（"对几个梦的解释"［Interprétations de Quelques Rêves］，《心理
学杂志》［Archives de Psychologie］，1907 年 4 月。）在梦到女人的时
候出现男性生殖器，无疑是因为做梦的人对它很熟悉。不过，
这种情况只是偶尔出现；因为熟悉而梦到，绝非春梦的普遍特
征，甚至从未与女性性交过的男性都经常梦到女性生殖器。

莫尔对晚上遗精和尿失禁的对比，既体现一种有趣的相似
性，又凸显了二者之间的反差。两者都是在过满或受过度刺激
的情况下，在睡眠期间痉挛性地射出体液。有时候，当尿床发
生在童年晚期或青春期，尿失禁和夜遗的另一种相似性在这时
候体现得更加明显了：两者往往都伴随有生动的梦境。（如见里
斯［Ries］，"关于夜遗尿"［Ueber Enuresis Nocturna］，《泌尿系
统疾病与性卫生月刊》［Monatsschrift für Harnkrankheiten und Sexuelle
Hygiene］，1904 年；巴肯［A. P. Buchan］约在一百年前指出了年
轻人尿床的精神因素，《独居的维纳斯》［Venus sine Concubitu］，

194　1816 年，第 47 页。）我知道一名 7 岁儿童的案例：偶尔尿床，尿床的时候往往梦见自己想撒尿，于是跑出去找地方撒尿，最后醒来的时候发现尿床了；15 年后，她有时候还会做这样的梦，导致她一直很警惕，但醒来之后并发现没有发生意外。后期的梦不是由强烈的尿意引起的。我还知道另外一个案例，一名 8 岁的小女孩偶尔在精神兴奋或吃了难消化的食物之后尿床，尿床时梦见有人在后面追她，感到很可怕；就在自己被抓住那一刹那，就像伦布兰特（Rembrandt）描述甘尼米（Ganymede）被老鹰抓住那样，发生了尿床。值得注意的是，这两个案例的情况很不一样。在第一个案例当中，胀满的膀胱暗示想象采取适当的行动，然后膀胱真的接受了想象的解决方案；用费奥兰尼（Fiorani）的话来说，这是"膀胱在梦游"。在另一个案例当中起作用的不是梦游，而是精神和神经上的紊乱；不论膀胱有没有满，在膀胱神经系统的平衡性不够好的情况下，一定程度的刺激就可能引发痉挛性的排尿动作。在易紧张的儿童身上，这种情况偶尔出现在七八岁的时候；在神经系统对膀胱的控制能力发展起来之后，就不会再这样了，做梦的人会从梦中醒来。不过也有特例，偶尔出现在原本没有这种问题的人的青春期甚至更晚，尤其是年轻女子，但是在男性中特别少见。

　　春梦和关于撒尿的梦似乎在两个方面很不一样：其一，春梦发生在成年人身上；其二，它很难控制。然而，这种区别只是表面上的。要知道，性活动在青春期之后才开始进入常态；在 20 岁的时候，人们的性控制力并不比 6 岁小孩对膀胱的控制能力更突出。另一方面，在高涨的性需求没有得到释放的情况下入睡，类似于在膀胱胀满的情况入睡，二者的控制难度应该是相当的。过了 40 岁，有夜遗的春梦越来越少，要么没有真正射精，就像成年人梦见撒尿但并未导致尿床，要么在发生射精之前及时醒来。不过，这种状态并不容易获得。奥古斯丁在他的《忏悔录》（Confessions）中提到，性梦"不仅仅带来了快感，也征服了你的意志。"春梦也常引发抗拒，就像被催眠的人可能抗拒催眠者的暗示。有一位 35 岁的女士曾经连续做了三个春梦：从第一个春梦中醒来时没有性兴奋；睡下没多久又做了第二个春梦，她又挣扎着醒来，没有性兴奋；做第三个春梦的时候，发生了性高潮。（纳克描述了这个案例，把这种情况称作"春梦中断"[pollutio interrupta]，《神经学概要》[Neurologisches Centralblatt]，1909 年 10 月 16 日；罗勒德将清醒状态下的对应情况称作"自慰中断"[masturbatio interrupta]，《中间性类型年鉴》，1908 年 8 月。）由此看来，性控制和膀胱控制所涉及的要点是一样的，只是条件存在一定程度的区别。

　　正如我在其他地方所指出来的（如《性心理学研究》第三卷"性冲动的分析"[Analysis of the Sexual Impulse]），膀胱与性具有紧密的联系，包括精神和生理两个方面。无论是男性还是女性，膀胱胀满都容易引发春梦。（如见谢尔纳[K. A. Scherner]《梦境》[Das Leben des Traums]，1861 年，第 187 页及以下诸页；斯皮塔（Spitta）也指出了膀胱和春梦之间的联系，《睡眠与梦》[Die Schlaf und Traumzustände]，第 2 版，1882年，第 250 页及以下诸页。）雷蒙德和杰尼特认为，梦见撒尿导致尿失禁的情况在青春期可能被自慰所取代（《猥亵》[Les

195

Obsessions〕）。反过来，弗洛伊德相信自慰在很大程度上导致已过尿床年纪的儿童继续尿床，他甚至认为这些儿童自己能够意识到两者之间的联系（《精神病学月刊》，第 18 卷，第 433 页）。

很多研究者强调了春梦的诊断价值，将其视为性特征的指示标志。（如莫尔，《反向性感觉》〔*Die Konträre Sexualempfindung*〕，第 9 章；纳克，"梦作为判断性感觉之真实性质的最佳指示剂"〔Der Traum als feinstes Reagens für die Art des sexuellen Empfindens〕，《犯罪心理学月刊》〔*Monatsschrift für Kriminalpsychologie*〕，1905 年，第 500 页。）性梦有可能复现甚至突显主体在清醒状态下最感性趣的性特征。

这一点尤其是适用于涉及性欲反向的梦。首先，一个对女性身体不熟悉的年轻男子，不论有多正常，梦见女性身体的可能性很小，即便是关于女人的梦；其次，梦境的混乱与重组经常模糊两性的区别，不论做梦的人有多正常。一位通信人告诉我，有一位纯洁的健康男子对性事一无所知，也从未见过裸体的女人，在春梦中总是出现长着男性器官的女人，尽管他没有任何同性恋倾向，且当时他正处于热恋当中。我曾经做过的一个梦，也出现了梦境重组所导致的异常场景。当时我刚读完约斯特的一段描述：在他给一位年轻的黑人女子纹身的时候，后者突然用自己的手按压胸部，挤出两股温热的奶水射在他脸上，并大笑着跑开了。于是我做了一个类似的梦，不过奶水是从她的阴茎而非胸部射出来的。有一名男子梦见自己和另一名男性有性事，但对方的形象却是女性。另有一名正常男性做过一个离奇的梦，梦中场景从未真实发生过，他也从未想过要发

196

生："我梦见自己是一个大男孩，另一位年轻一点的男孩躺在我身边，然后我们（或者他）射精了；我被动地得到了满足，看着身边的男孩，涌起一股羞耻感；当我醒来时，发现自己其实没有射精，紧靠妻子躺着。做梦的前一天，我看过男孩们的游泳比赛。"在我看来，这种情况属于典型的梦境混杂，不能说明做梦者具有性欲反向的倾向。（纳克也描述过正常人涉及性欲反向的梦，如"论性梦"[Beiträge zu den sexuellen Träumen],《犯罪人类学档案》，第 20 卷，1908 年，第 366 页。）

一般说来，就我的理解而言，男性和女性在睡眠期间的自体性欲表达上的区别，不仅仅是生理性的，还具有心理学的意义。这种现象在男性身上表达得很简单，一般出现在青春期，在没有性生活的情况下，每隔一段时间出现一次，通常伴随着春梦和高潮；它的发生在一定程度上受下列因素的影响：生理、心理或情感上的刺激，睡前有无饮酒，睡觉姿势（如平躺着），膀胱状态，有时候还有对床的熟悉程度，以及明显存在的月周期和年周期。从整体上来看，这种现象在男性身上表现 197 得十分明确和有规律，醒来后除了稍有疲劳和偶尔头疼，一般也不记得。相比较而言，这种现象在女性身上表现得更具多样性，无规律可循。据我目前的了解，青春期的女孩很少做明确、清晰的春梦。① 在清醒状态下从未有过性高潮的女性，其

① 伊丽莎白·布莱克威尔表达过一种奇怪的观点，说男性的性冲动一般通过睡眠期间的射精得到缓解和释放，女性的性冲动一般通过月经得到释放。我认为她的第二个观点与事实风马牛不相及。不过，它倒是能说明，年轻女孩在睡眠期间很少发生性兴奋。

睡眠期间的自体性欲现象一般十分模糊。尽管没有性生活的年轻女子往往会在睡梦中经验性高潮，但没有性经历的青春期女孩是一个例外。一般而言，只有在清醒状态下经验过性高潮的情况下——不论在何种条件下发生——性高潮才会出现在睡梦中。甚至在性欲强烈但受到压抑的女性身上，也不会经常在睡梦中发生性高潮。[①] 有一位从医的年轻女子写道："我的睡眠很好，基本不做梦。但偶尔，我会被某种感觉突然唤醒。它们不能算是梦，不过是一种纯粹的冲动，与性有关的冲动，没有任何多余的东西。"另一位女士（对男性和女性都有精神上的性压抑倾向）说道，她的第一次性高潮发生在 16 岁时做的梦中，但她记得这些梦并不令人愉悦，也与情欲无关。两三年后，自发性的性高潮开始偶尔在清醒状态下发生；此后，又开始有规律地出现在梦中，每周一到两次，但这些梦仍然与性无关，只记得发生了性高潮并随即醒来。

198

　　无性经历的女性在睡眠期间很少发生彻底的性高潮，这一点也许部分是因为性情感在女性身上受到了非常强烈的压抑。[②] 如此，这种现象在男性和女性身上所呈现的差别就具有了心理学的意义。

---

　　① 洛温菲尔德最近也表达过相同的观点。罗勒德认为真正的处女不可能发生生理上的不洁。但我认为这种观点太极端。

　　② 需要补充的一点是，患有神经质的女性和女孩有可能经常做春梦并造成精神压抑。福瑟吉尔写道："这种梦的频率远远高于一般的梦，导致她们承受很大的精神压力。相较于强健的女性，精神高度紧张的女性所受到的折磨更加严重，不仅因为后者出现更多的非自主性高潮，还因为她们的一般健康受到了更大程度的干扰。"（《关于西莱登收容所的报告》，1876 年，第 6 卷。）

非常熟悉性交过程的女性会做明确、清晰的春梦，有着彻底的性高潮，并伴随解脱感——在现实中对性交不甚了解的女性偶尔也会如此。[1] 不过，有些女性即便熟悉真正的性交过程，且伴随有性液分泌，其春梦也只是性欲旺盛的表现，没有带来真正的解脱感。

有意思的是，有些年轻女性，甚至是青春期的女孩，在对性一无所知的情况下，也会做带有性特征的梦，梦见性交或男性的勃起。有人告知了我好几个这样的梦。可以想见，有些学 199 派的心理学家会认为这些梦是种族经验的自发性表达。我倾向于把它们视为被遗忘的记忆。正如我们所知，有些记忆在睡眠状态下会被唤醒。儿童见过或听过一些不感兴趣的性现象，在新发育起来的性感觉的激发之下，这些记忆在睡眠中被唤醒。

女性在正常情况有做春梦的倾向，这一点在以前曾经得到了普遍的认可；但奇怪的是，最近有很多人在否认这个结论，甚至包括那些对女性的性冲动有过专门研究的学者。这说明人们对女性的性生理性质依然很无知。奥伊伦堡似乎认为（《性神

---

[1] 一位俄罗斯的通信人认为我极大地低估了年轻女孩在睡眠期间的性表达频率，他写道："就这一点，我问过的所有女性都说自己从青春期开始就有过这样的体验，甚至开始的时间还要早，且伴随着春梦。我询问过大概二三十名女性，她们都是南方人（意大利、西班牙和法国），而且我认为南方女性在这个问题上比北方女性更加坦诚，后者往往觉得肉欲可耻因而喜欢隐瞒。"我的通信人没有指出这种不同的要点在哪儿。我说的是，*在清醒状态下没有性经验的女性*的春梦相对较少。无论这一点是否成立，我都没有否认有性经验的女孩经常做春梦。

经病变》，第 31、79 页），女性睡眠期间出现的性现象是由自慰导致的。阿德勒在一份关于女性性现象的细致研究中竟然鲁莽地提出，女人不做春梦（《不完美的女性性感觉》，1904 年，第 130 页）。1847 年，吉布特（E. Guibout）提到了一个案例，一名女子从 10 岁开始自慰，一直持续到 24 岁结婚；从 29 岁开始，她每过几个晚上就会做春梦并夜遗；后来，一晚上甚至夜遗好几次，尽管这时候做的梦不再和性有关。吉布特认为这种情况是独一无二的，以前从未有人报导过类似案例。（"女性非自主性的性表达" [Des Pollutions Involontaires chez la Femme]，《医学联盟》[Union Médicale]，第 260 页。）然而，数千年前吠陀时代的印度人就已经认识到，女人做春梦是一件稀松平常的事情。（洛温菲尔德对此有过引述，见《性生活与神经紊乱》，第 2 版，第 114 页。）甚至野蛮部落也认为这是一种正常现象。例如，巴布亚新几内亚人相信女孩初潮的发生，是因为月亮化身男子与之性交，女孩梦见有男人抱着她。（《赴托雷斯海峡剑桥人类学远征报告》，第 5 卷，第 206 页。）17 世纪，罗芬修斯在一份著名的研究中（《睡眠期间的性表达》[De Pollutione Nocturna]，耶拿就职演讲，1667 年）曾说女人也有此类经验，并引述亚里士多德、伽林（Galen）以及弗尼利厄斯（Fernelius）的观点作为佐证。托马斯·奥弗伯里爵士（Sir Thomas Overbury）在其完成于 17 世纪早期的《人物》（Characters）描述了理想中的牛奶女工，说"她的梦非常纯洁，敢和别人说。"这句话反过来说明大部分女人的梦不是这样。由是观之，认为女人不做春梦的观点出现时间相对较晚。

200

女性春梦有一个有趣的和重要的（一般性）特征是，它会在现实生活引起回响。这一点在健康的正常女性当中很常见，甚至在高度神经质的女性身上可以到夸张的地步，信誓旦旦宣称它真正发生过。男性的春梦很少如此，有也不严重。

赫斯曼（C. C. Hersman）曾经遇到过一个案例，一名患有舞蹈症的女孩梦见自己受到校长的侵犯，导致后者被判有罪。他总结了诸多美国精神病专家的观点，指出此类梦境在精神不稳定的患者那里经常导致幻觉和犯罪指控。德卡姆（Dercum）、伍德（H. C. Wood）和罗赫（Rohé）没有亲自遇到此类案例。布尔（Burr）认为有强力的证据表明，"性梦可以生动到让她以为自己真的发生过性关系。"基尔南知道此类案例；休斯（C. H. Hughes）在表面上看十分正常的人身上，发现晚上的春梦成了白天的幻想，患者激烈地抗议说自己说的是真的。赫斯曼还报告过一个案例，一名精神病院的年轻女孩说有一名医生每晚都来拜访她并与之发生关系，但这都是她的幻想。[①] 我了解 201 一个类似的案例，主角是一名聪明但非常容易紧张的年轻女子。她写道："多年来，我一直在努力扑灭自己的性欲，在去年

---

① 赫斯曼，"性欲－舞蹈症的法医学问题"（Medico-legal Aspects of Eroto-Choreic Insanities），《精神病学家和神经学家》，1897 年 7 月。皮特斯（Pitres）记录了一个几乎一模一样的案例，在他的病房有一名患有歇斯底里症的女孩，刚开始很感激一位负责其病情的医院工作人员，后来性情大变，指控后者每晚从窗户爬进来和她躺一块，爱抚她，然后和她连续三四次进行激烈的性交，直到她筋疲力尽。（《歇斯底里症的临床经验》[Leçons cliniques sur l'Hystérie]，第 2 卷，第 34 页。）我补充的一点是，氯仿和一氧化二氮可以影响女性的性兴奋，经常导致她们相信自己真的受到了侵犯，这种影响在男性身上似乎很少见。见霭理士，《男人和女人》，第 269—274 页。

秋天开始取得成功的时候，我身上发生了一件奇怪的事情。那天晚上我正躺在床上，突然强烈地感觉到有一个男人和我在一起。我又羞又急，满脸通红。我记得自己平躺着，没有看到任何人，因而感到特别不可思议。我确信，此人是我最信任和仰慕的一位牧师。我从未想过和他有任何的爱恋关系，因为他在我眼中一直是高高在上。从那以后，经常这样——有时候是白天，但一般都是在晚上。即便如此，我也能逐渐入睡，一觉到天亮，并且醒来感到特别精神。这件事对于我的健康和精神产生了特别好的影响。我认为自己得到了*适当的*爱，正因如此，我一点也不担忧未来。我只是担心，这件事情不过是因为神经紊乱才出现的。"主人公似乎一方面认为它是由客观原因导致的，另一方面又清醒地意识到它可能是精神紊乱的表现。①

　　在正常的健康女性身上，睡眠期间的自体性欲现象都可能如此强烈，以至于影响有意识的情感和行动，走进现实。在患有歇斯底里症的女性身上，情况更加夸张，因而对它的研究也最多。桑特·德·桑克提斯（Sante de Sanctis）研究过各类人的梦境，说歇斯底里的女人的梦往往具有性的特征，并在第二天影响现实生活。他举了一个典型的例子：有一名没受过教育的女服务员，23 岁，经常在月经前几天做一些异常兴奋的春

---

　　① 数年前，澳大利亚的一名男子被指控犯有强奸罪，并被判有强奸"企图"，入狱 18 个月。指控他的人是一名 13 岁的小女孩，她后来承认指控是虚构的。在这个案子当中，陪审团认为这么年轻的女孩不可能会撒谎或有这种幻想，因为她对事件的描述特别详细。类似案例并不少见，有些可以借助自体性欲的夜间幻想得到解释。

梦。她的梦给她留下了强烈的印象，尤其是春梦；梦里不高兴，第二天早上就会发脾气；做有男人的春梦，第二天就会情欲高涨并自慰，然后一整天都觉得快乐，性器官也一整天也跟着湿润。[1] 皮特斯和吉勒斯（Gilles de la Tourette），沙尔科（Charcot）最杰出的两位弟子，在关于歇斯底里症的共同研究中，都认为梦境对于歇斯底里患者的现实生活具有巨大的影响，并讨论了春梦的特殊影响。在这里，我们不得不提到梦魇神和女妖的概念，后者在中世纪的魔神学（demonology）中扮演着广泛而重要的角色，尤其是在女性当中。此类春梦——据研究者在今天的歇斯底里患者当中所看到的——并不总是令人愉悦，甚至经常让人感到难受。这一点和古人的经验一致。皮特斯坚持认为歇斯底里患者的幻想具有性特征，同时写道"这些情欲幻想很少带来令人愉悦的性满足感。在大部分幻想的性交中，甚至引发了剧烈的疼痛感。古时候的女巫几乎一致断定，自己在和魔鬼发生关系的时候承受了巨大的痛苦。[2] 她们

---

① 桑特·德桑克克提斯，《歇斯底里症和癫痫患者的梦与睡眠》（*I sogni e il sonno nell'isterismo e nella epilessia*），罗马，1896 年，第 101 页。

② 皮特斯，《歇斯底里症的临床经验》，第 2 卷，第 37 页及以下诸页。洛林（Lorraine）的审问官尼古拉斯·雷米（Nicolas Remy）曾仔细地研究过女巫和魔鬼性交时的感觉，通过详细的询问，确定这个过程极其痛苦，让她们充满了恐惧感。（如见杜福尔，《卖淫史》，第 5 卷，第 127 页；杜福尔还对女巫的安息日［Sabbath］进行过有趣的总结。）不过，和魔鬼性交并不总是让人感到痛苦。苏格兰女巫伊莎贝尔·戈蒂（Isabel Gowdie）明确地证实了这一点。她说，"性欲最旺盛的女人和他交合的时候会感到极大的快乐，远高于和丈夫的性交……他比任何男人都更有能力。（哎呀，我竟然拿男人和他比！）"不过，她对他的描绘听起来可没有吸引力。他是"一个巨大的、黑色的和多毛的男人，全身冰冷，我发现他和我在一起的时候就像春天的井水那么冷。"（转下页）

说魔鬼的性器又长又尖又粗糙，有鳞片，从阴道中拔出时鳞片
张开导致阴道撕裂。"（在我看来，女巫对魔鬼和性交的描述在
很大程度上受到了她们对动物性交之认识的影响。）如吉勒斯所
提醒的，我们不能急着下结论说歇斯底里的女人的性精力一定
很旺盛。他指出，她们的这种紊乱是精神上的，而不是生理上
的。她们往往以冷漠和勉强的态度迎接这些现象，因为其性感
受中心不是不够敏感就是过于敏感。"在性活动期间，相较于
生殖器的动作，她们更在乎男性的温柔和爱抚；对于前者，她
们更多的是一种忍受而非享受。很多家庭刚开始挺幸福——新
郎倾向于相信未婚妻的敏感和易兴奋是出于对自己的爱，在爱
情面前失去了理智——最后形同地狱。对于歇斯底里的女性而
言，性行为会让她失望，她无法理解它，对它怀有无法逾越的
厌恶感。"① 在文明社会的人造环境中，女性睡眠期间的自体性
欲现象非常普遍，我们不得不将其视为一种正常和健康的生理
事实。歇斯底里患者所表现出来的是它的极端形式。其中所经
历的痛苦，绝非仅限于歇斯底里的女性，只是她们表现得更突
出。很可能，这是由生理和精神的冲突造成的：情感和理智上
持厌恶态度，但强烈的生理冲动强行加以表达。如此，这种痛
苦不过是一种极端形式的厌恶感。生理上的性表达对于没有相

（接上页）他的脚趾分叉有偶蹄，有时候像一头公鹿，当女巫们亲吻他的尾巴
的时候，尾巴会竖起来。（皮特凯恩［Pitcairn］，《苏格兰的刑事审判》［*Criminal
Trials in Scotland*］，第 3 卷，附录 7，1907 年；同见玛丽博士［Dr. A. Marie］的《疯
狂与神秘主义》［*Folie et Mysticisme*］，1907 年。）

　　① 吉勒斯，同上，第 518 页。贝拉米（Bellamy）也曾研究过性幻觉，见
《性幻觉》（*Hallucinations Erotiques*），1900—1901 年。

应感觉的人而言只会引发厌恶。有时候，在运动之后筋疲力尽的状态下刺激性器官，也会导致类似的结果，引发精神上的厌恶感和生理上的疼痛感。莫尔曾详细地描述过一位美国护士协会成员的性经验史。主角是一名十分正常的女性，除了强烈的道德感导致性情感受到抑制。她的经验非常给人以启发，充分说明在情感和理智处于对立状态的情况下，性兴奋是如何变得让人讨厌或痛苦的。[①] 不过，这种情况很可能也存在生理上的原因。在一份关于歇斯底里症之性质与成因的详细研究中，索里耶（Sollier）在很大程度上揭示了歇斯底里患者自体性欲现象的这一特征。他坚持认为感知紊乱是歇斯底里症最重要的因素，患者的状态介于感觉缺失和正常感觉之间，所以才出现了这种特征。

无疑，歇斯底里患者在自体性欲现象中的不愉快特征有被夸大的倾向，这种倾向是对一种早期观点的回应，后者认为歇斯底里不过是性情感的一种无意识表达，无需仔细研究。我同意布洛伊尔（Breuer）和弗洛伊德的观点，即歇斯底里患者的性需求和其他正常女性的需求是一样，只是她们往往因为道德和本能的冲突而承受太多，总是想让本能进入可控的意识层　205

[①] 有一次，当她还是一名女孩的时候，一位她仰慕的艺术家碰到了她的手，导致她的性器官变得膨胀和湿润，但没有快感；后来没过多久，一位叔叔的膝盖不经意间碰到了她的大腿，导致性器官分泌粘液，尽管她不喜欢这位叔叔；做了护士之后，她偶然看到了一名男子的性器官，导致她全身震动，就像过电一样，尽管这个画面让她感到恶心；有一次在帮助一位男病人排尿的时候，她感受到了极大的兴奋，但还是没有快感，躺在隔壁房间沙发上的时候，可以确定发生了射精。（莫尔，《性活力》，第 1 卷，第 354 页。）

面。^① 在许多歇斯底里和生理异常的女性身上，自体性欲现象以及一般的性活动能够带来强烈的快感，尽管她们不一定理解这些经验的性质。我无意间发现了一个有趣的极端案例，主角是美国宗教领袖哈里斯（T. L. Harris）的女追随者。哈里斯是"新生活兄弟会"（Brotherhood of the New Life）的创立者，这些女追随者的经验曾公开发表过。在利斯皮罗（Respiro）题为"内呼吸"（Internal Respiration）的小册子上，引述了一位女医生的话，后者写道："有一天早上醒来，我发现子宫里有一种奇异的感觉，这种感觉持续了一两天；我感到特别幸福，但这种快乐不是在心里，而是子宫里。"^② 另一位女士写道，"最后我睡着了，平躺在床上，双手、双脚交叉；不论我以何种姿势入睡，醒来总是发现自己处于这个姿势。很快，我带着一种非常强烈的愉悦感醒来，一股异常的暖流漫延到每一处肌肤。我发现自己侧躺着，脸朝左（我一直不会这个姿势），躺在他的臂弯里。除非亲眼所见，我无法向你描述他的肉体之美，我所得到的快乐有多大。想象一下，发光的肉体；噢！多么美妙的色彩，除非亲眼见到，你做梦都想不到。他紧紧地把我拥在臂弯里。"诸如此类。在这些案例中，生理和精神不存在冲突，故而引发的兴奋是一种愉悦感而非痛苦。

---

① 布洛伊尔和弗洛伊德，《歇斯底里症研究》（*Studien über Hysterie*），1895 年，第 217 页。

② 卡尔梅利（Calmeli）认为子宫感觉在一些著名的女苦修者的幻象中扮演了重要角色。他写道："大家都知道，歇斯底里的处女们几乎总是对此类感觉津津乐道。"（《论疯狂》[*De la Folie*]，第 1 卷，第 252 页。）

到这里，我们可以看到自体性欲现象与神秘主义发生了联系。在一篇关于基督教神秘主义的论文当中，勒巴（H. Leuba）在引述本文之后，提到了一段著名的话，圣特丽萨（St. Theresa）在这段话中描述了一位美丽的小天使是如何将一把带着火焰的短矛刺入她的心脏，直到它没入内脏，使她全身充满上帝的爱。勒巴的分析很有启发，富有洞察力。他追问道，"新生活兄弟会信徒所享受的美好感觉，和肉欲的满足感在生理上有什么区别呢？圣特丽萨所说的'内脏'，女医生会说'子宫'，这是唯一的区别。"①

自体性欲的极端形式，其中的性情感倾向于完全沉浸并迷失在自我倾慕之中。这种纳西索斯般（Narcissus-like）的自恋倾向，在某些男性身上存在轻微的表现，在某些女性身上则非常明显。具有自恋倾向的女性通常对他人具有一定的吸引力，当然，这种吸引力一般是次要的。布洛赫指出（《对性精神病的病理学研究》，第1卷，第201页），"镜子在性反常的成因中扮演着重要的角色……毋庸置疑，很多男孩和女孩的初次性兴奋，发生在看到镜子里自己的身体的时候。"

西班牙小说家巴莱拉（Valera）在其《天才人物》（*Genio y Figura*）很好地描述了这种冲动。小说的女主人公拉斐拉（Rafaela）在洗完澡后说道："我陷入了一种幼稚之中，这种幼

---

① 勒巴，"基督教的神秘主义倾向"（Les Tendances Religieuses chez les Mystiques Chrétiens），《哲学杂志》，1902年11月，第465页。圣特丽萨自己也说生理感觉在这种经验中扮演了相当多的角色。

稚可能纯洁，也可能是邪恶的，我也不知道。我只知道，它是一种纯粹的思想行为，是出于对美的无私热爱。它不是粗俗的感官之欲，而是一种柏拉图主义的美学追求。我模仿纳西索斯，把嘴唇靠在冰冷的镜子上亲吻自己的镜像。在这个天真的吻当中，包含着对美的爱，对上帝造物的柔情和喜爱。"与之类似，《迷失少女日记》(*Tagebuch einer Verlorenen*) 的女主人公在准备做妓女之前写道："我很漂亮，这让我乐于在镜子面前一件一件地把衣服脱掉欣赏自己；你看我，肤白如雪，挺拔如杉，长发如丝绸般顺滑；当我双手把发束解开，我看上去就像一只长着黑翅膀的白天鹅。"

　　还有一个典型的案例是一名在农场长大的 28 岁女子。她面容俊美，身材高大匀称，健康活跃又聪明，只是对异性没有表现出明显的兴趣。不过，她也没有性欲反向的倾向，尽管表达过更愿意做男人的想法，并在很大程度上蔑视女性。她对她本人有着强烈的倾慕之情，尤其是四肢。在卧室里脱光衣服独处的时候最高兴，只要有可能，她尽量培养裸体的习惯。她对自己身体各个部位的尺寸烂熟于心，骄傲于它们完全符合黄金比例。一想起自己的大腿比很多女人的腰更粗就会自豪地大笑。她为人坦诚，举止自信，毫不忸怩。尽管他人的仰慕和注意让她很受用，但从不主动引起关注，看上去，没有什么情感比她从自身得到的快乐更强烈。要补充的一点是，我没有机会对她进行仔细的检查，因而很难说她没有过自慰。

　　一个人若存在自恋倾向，他或她对性交甚至异性的爱慕就会相对不那么在意。这种情况似乎少见，但精神病人除外。自从我提醒人们关注这种形式的自体性欲之后（《精神病学家和神经学家》，1898 年 4 月），有几位研究者对此做过讨论，尤其是纳克，他按照建议把这种情况定义为自恋（Narcissism）。在 1500 名精神病人当中，纳克发现有 4 名男性和 1 名女性存在这种情况（《布莱登精神病与神经病杂志》[*Psychiatrische en Neurologische Bladen*]，1899 年第 2 期）。休斯博士写道（在一份私人信件中），他知道类似的案例，男性沉浸在对自身男性身体和性器官的迷恋当中，女性沉浸在对自身乳房和身体比例的迷恋当中，尤其是四肢。他补充道，"主体处于单一的心理阶段之中，不能说是完全病态的。它和艺术作品中的裸体的美感具有紧密的联系。"

费雷（《性本能》，第 2 版，第 271 页）提到，有一名女子在亲吻自己的手的时候体验到了性兴奋。纳克认识收容所中的一名女子，后者在周期性性兴奋期间亲吻自己的胳膊和双手，就像处于恋爱之中。他还认识一名患有早发性痴呆的年轻男子，他会亲吻自己的镜中之像。（"精神病患者的吻"[Der Kuss bei Geisteskranken]，《精神病学普刊》，第 63 卷，第 127 页）。莫尔提到过一名年轻的男同性恋律师，后者在凝视镜子里的自己之时感受到了极大的快乐（《反向的性感觉》，第 3 版，第 228 页）。他还提到另一名反向者，此人喜爱男性的臀部，有一次偶然在换衣服的时候在镜子里看到了自己的臀部，被它的美所震惊，随后在欣赏它们的时候获得了极大的乐趣。（《性活力》，第 1 卷，第 60 页。）克拉夫特－埃宾也认识一个男人，此人在镜子前自慰，同时想象一个真正的爱人有多好。

208　　不过，观察最详细的自恋案例来自于罗勒德，他给这种情况起了一个笨重的名字"自体单独性现象"（automonosexualism），并认为它在以前从未被发现。（罗勒德，"自体单独性现象"［Der Automonosexualism］，《柏林医学》［*Berliner Klinik*］，第225期，1907年3月。）在罗勒德研究过的两个男性案例当中，注视自己真实或镜子里的身体就可以触发性兴奋，对其他人没多少"性趣"，或根本没有"性趣"。罗勒德倾向于把这种情况归咎于大脑"性核心"的先天性缺陷。

第二章

歇斯底里及其与性情感的联系——关于其性质和
原因的古希腊理论——现代观点的逐步出现——沙尔
科的理论——对沙尔科两个必然性结论的违背——相
关错误——沙尔科的态度与其个人特点有关——布洛
伊尔和弗洛伊德——他们的观点补充和完善了沙尔科
的理论——同时也为早期观点提供了辩护——但它们
不是最终的结论——正常人的各种癔症——歇斯底里
的生理基础——真正的病理性歇斯底里与大多数正常
状态相关，尤其是性饥渴

现在人们似乎都已经看到，夜间异常兴奋的幻象与歇斯底 209
里症的发作具有紧密的联系。索里耶是近来最杰出的歇斯底里
症研究者，他有力地证明了歇斯底里患者的睡眠事实上存在病

理学的原因，即处于醒性梦游症（vigilambulism）的状态。① 他
认为所有的歇斯底里症具有一个共同的基础，即感觉功能的紊
乱——这里的"感觉"指最宽泛意义上的感觉，作为人格之基
础的感觉——而把"感觉缺失"视为"真正的木偶式歇斯底里
（sigillum hysteriæ）"。不论何种形式的歇斯底里症，都是一种程
度或深或浅的醒性梦游症：在这种状态下，主体看上去进入了
睡眠，甚至自己也这么认为，不论是局部的睡眠还是整体的睡
眠。索里耶同意费雷的观点，感觉功能的紊乱也许源自大脑中
特定感知核心的过度消耗，后者可能是大脑的结构问题，也可
能是受到了强烈情绪的影响，或者因为脑细胞中毒。

210　　　因此，女性在睡眠中的自体性欲现象，尤其是歇斯底里的
女性，似乎对于歇斯底里症的成因具有重要的意义，尤其是它
与有意识或无意识的性情感的联系。不同的研究者在不同的历
史时期对于歇斯底里症的成因给出了各种不一样的解答。②

　　古希腊人相信，歇斯底里来自母胎，其希腊名称有"在
子宫受苦"（ύστεϱικός）之意。首先，在柏拉图的《蒂迈欧篇》

① 《歇斯底里的起源与本质》（Genèse et Nature de l'Hystérie），1898 年。索
里耶的最新观点见"歇斯底里和睡眠"（Hystérie et Sommeil），《神经学档案》，
1907 年，5—6 月。隆布罗索指出歇斯底里患者的新陈代谢水平有所降低，类
似于动物的休眠（《女犯》，1889 年，第 2 卷，第 329 页）。巴宾斯基（Babinsky），
与梅奇尼科夫（Metchnikoff）一样认为歇斯底里是一种潜意识状态，一种耽于
过往记忆的状态。

② 弗洛伊德教授在接受"自体性欲"概念的同时，认为它不应该涵盖所
有形式的歇斯底里。对于这一点，我完全赞同。歇斯底里现象极为庞杂，很难
在整体上被概括为自体性欲的表现形式。不过，它的某些方面确实可以被理解
为自体性欲的变体。

（*Timaeus*）可以看到："男人的生殖器——叛逆而傲慢，就像野兽一般不服从理性的管教，在欲望面前变得疯狂——想获得绝对统治；女人的子宫也是如此，生活在里面的野兽总是渴望孕育小孩，在适当时机来临之前的漫长时间里，它因为没有收获而变得不满和愤怒，在身体里的各个方向游走，通过阻塞呼吸关闭子宫的呼吸通道，[①] 将它们逼上了绝境，带来各种疾病。"

当然，柏拉图的立场算不上科学，但很可能代表了他那个时代的医学观点。在希波克拉底（Hippocrates）那里可以找到完全一致的看法，尽管他还没有区分歇斯底里和癫痫（epilepsy）。[②] 罗马最好的医生们也是这么认为。阿雷特乌斯，古代的埃斯基罗尔（the Esquirol of antiquity），也提出了相同的观点，用子宫的活动来解释歇斯底里："它喜欢芳香，于是靠近芳香；厌恶臭味，于是远离恶臭；从整体上来看，子宫就像一只动物，里面还住着另一只动物。"[③] 相应的，治疗的方法就是

211

———————————

① 癔球症（globus hystericus），歇斯底里现象中的一种，此后在很长的时间里都被归咎于子宫呼吸受到阻塞。布洛赫记录了一个有趣的案例（《维也纳临床周刊》[*Wiener Klinische Wochenschrift*]，1907 年，第 1649 页 ），一位女士总感觉有一个球从胃里往喉咙上来，然后又下去。这种感觉和丈夫的阴茎上下动作的念头有关，总是发生在她想性交的时候。

② 如吉勒斯所言，不难发现，古人之所以赋予癫痫诸多宗教特征，视其为圣体附身（morbus sacer），在很大程度上是因为把它和歇斯底里相混淆。圣体附身的女祭司一边抽搐一边说出预言，显然不是癫痫发作，而是歇斯底里症的表现（《论歇斯底里》[*Traité de l'Hystérie*]，第 1 卷，第 3 页 ）。

③ 阿雷特乌斯，《论急症的病因和症状》（ *On the Causes and Symptoms of Acute Diseases* ），第 2 卷，第 2 章。

让鼻子闻恶臭，在性器官周围抹芳香的药膏。[①]

在歇斯底里的问题上，继承希腊医学传统的阿拉伯医生似乎没有任何创新，且可能对它知之甚少。在基督教中世纪的欧洲，同样没有新的进展。事实上，这时候的医学认识甚至还不如以前。部分因为无知，部分因为普遍的不幸（米舍莱［Michelet］指出，巫术中的歇斯底里现象在 14 世纪达到顶峰，那时候的穷人特别悲惨），歇斯底里变得更加普遍了。不仅有明确的记录为证，各种手抄本、象牙制品、微缩图、浅浮雕、壁画和雕刻作品都生动地表明了歇斯底里在中世纪的普遍流行。

212　里歇尔博士（Dr. P. Richer）在他引人入胜的科学著作当中讨论了大量这样的证据，他是沙尔科的弟子之一。[②]

到了 17 世纪，阿姆伯伊斯·帕里（Ambroise Paré）仍然在像希波克拉底那样谈论"子宫窒息"；福瑞斯特斯（Forestus）仍然在像阿雷特乌斯那样将摩擦疗法用于阴户；费尔内尔（Fernel）仍然在驳斥伽林，后者否认子宫的运动导致了歇斯底里。

同样是在 17 世纪（1618 年），亨利二世的医生查尔斯·莱波什（Charles Lepois）（又名卡罗鲁斯·皮索［Carolus Piso]）基

---

① 需要指出来的是，这种治疗方式超越了所有的理论变化，从古至今，在历史上有着一贯的连续性。不好闻的药物，如阿魏胶（asafoetida），一直被用来治疗歇斯底里，而今天的医学仍然认为它是一种强效的子宫镇静剂，用于控制孕期神经状态和安胎（如见沃尔曼［Warman］，《妇科医生》［*Der Frauenarzt*]，1895 年 8 月）。还有，给性器官抹芳香药膏的推拿，是诸多治疗女性性功能失调的现代疗法之一。

② 《艺术作品中的恶魔》（*Les Démoniaques dans l'Art*），1887 年；《艺术作品中的病患与畸形》（*Les Malades et les Difformes dans l'Art*），1889 年。

于经验和推理，一劳永逸地推翻了这条延续近两千年的教条，表明这种病症可能出现在各个年龄的人身上，不论男女，其根源不是子宫而是大脑，必须将其视为一种神经系统疾病。① 如此革命性的观点必然会遭到强烈的反对，但后来得到了威利斯（Willis）的证实。1681 年，西德纳姆（Sydenham）对歇斯底里给出了清晰、准确和详细的描述，其天才般的成就只有在我们这个时代才有可能被超越。

原始的希波克拉底的子宫理论已经失去了生命力，但是相关的改良理论，尤其是强调歇斯底里与性情感之联系的改良理论，在 18 世纪甚至 19 世纪仍然有支持者。人们不断发现歇斯底里和性情感确实存在联系。18 世纪的詹姆士回归古典理论，在其《医学辞典》（Dictionary of Medicine）坚持认为子宫是歇斯底里症的温床。卢耶·维勒梅（Louyer Villermay）在 1816 年断言，歇斯底里症最常见的病因是缺乏爱情的快乐，由此导致的悲伤和月经紊乱与之有关。福韦勒（Foville）和朗杜齐（Landouzy）分别在 1833 年和 1846 年表达过类似的观点。敏锐的莱科克在 1840 年引述谚语"越是好色的人，越容易得歇斯底里症"（Salacitas major, major ad hysteriam proclivitas），说它"几乎是一条医学准则"，完全支持这种观点。更晚一点，克劳斯顿将歇斯底里定义为"高等的精神和道德功能对女人的生殖和性本能失去了抑制作用"（这种观点显然有待改进，因为歇斯底

213

---

① 莫斯科的格拉菲拉·阿布里科索夫（Glafira Abricosoff）在其 1897 年的《17 世纪和 18 世纪的歇斯底里》（L'Hystérie aux xvii et xviii siècles）中简要地概括了当时的各种观点；同见吉特勒，《论歇斯底里》，第 1 卷，第 1 章。

里绝不限于女性），与此同时，他又提到在一定程度上隐藏性现象是"歇斯底里精神病人"的首要症状。[①] 两位地位较高的产科学家，德国的黑加尔和澳大利亚的鲍尔斯 – 黑德利（Balls-Headley），将歇斯底里和贫血在很大程度上归咎于性欲未得到满足，包括"理想感觉"的未满足。[②] 隆布罗索和费雷罗一方面承认性感觉在歇斯底里状态下可能被压抑或者得到提升，另一方面提到歇斯底里患者经常出现一种所谓的"矛盾的性本能"，即性冷淡与强烈的性专注同时存在。他们还指出，歇斯底里患者的犯罪行为几乎总是和性有关。[③] 可见，即便到了歇斯底里的概念不再涉及任何性联系的年代，认为二者间存在联系的独立观点依然存在。

不过，此类观点在近年来受到了猛烈的批判。代表人物有布里凯（Briquet，1859 年），他对相关事实进行了普遍的归纳并给出了大量的研究，愤慨地否定歇斯底里与性具有生理上或精神上的联系。他认为，这种观点对女性来说是一种侮辱和贬低。

214　　最终推翻关于歇斯底里的性理论的是天才沙尔科和他杰出

---

① 《爱丁堡医学杂志》，1883 年 6 月，第 1123 页；《精神疾病》（*Mental Diseases*），1887 年，第 488 页。

② 黑加尔，《性病与神经性疾病的内在联系》（*Zusammenhang der Geschlechtskrankheiten mit nervösen Leiden*），斯图加特，1885 年。（实际上，黑加尔比这走得远得多，在很大程度上要为一项针对歇斯底里的手术疗法负责，该疗法在今天看来不仅无效反而会加重病情。）鲍尔斯 – 黑德利，"女性生殖器官神经疾病的病因"（Etiology of Nervous Diseases of the Female Genital Organs），阿尔巴特（Allbutt）和普莱费尔（Playfair），《妇科系统》（*Gynecology*），1896 年，第 141 页。

③ 隆布罗索和费雷罗，《女犯》，1893 年，第 613—614 页。

的弟子们。沙尔科强烈地驳斥了歇斯底里的脏腑起源说，宣称它是一种单一的和不可分的精神紊乱症，不存在变种，由此没有给歇斯底里的性起源说留后门。他认为，歇斯底里的根本原因只有遗传，后者所扮演的角色比任何其他神经条件都要重要。此类遗传要么是直接遗传，要么经过了变异，祖先在营养方面的任何偏差（痛风、糖尿病、关节炎等）都有可能导致后代出现歇斯底里。"我们对歇斯底里的性质一无所知，"沙尔科在 1892 年写道，"为了认识它，我们必须把它放在一个客观的位置。在我们看来，歇斯底里的成因是遗传性的体质。大量歇斯底里症之所以患病，仅仅是因为他们生来具有歇斯底里的可能性，要么经过直接遗传，要么因为自我暗示或一般营养条件的偏差，尤其是神经系统的营养条件。"① 在沙尔科的启发之下，吉勒斯在其《论歇斯底里》中进一步阐述了这些观点。

尽管沙尔科的理论得到了确证和普遍的认可，但该领域内的有些研究者倾向于认为它过于绝对。在沙尔科为《心理学词典》撰写"歇斯底里"的词条的时候，唐金（Donkin）虽然不赞同性是唯一的原因，但他同时指出情感对于歇斯底里的发生扮演了非常重要的角色，还有女性青春期的巨大影响，后者源自于性器官的发育，大面积的中枢神经分布受到影响，导致主体有可能陷入一种不稳定的状态。他还指出，强行节欲使得内在的原始欲望无法得到满足，有可能诱发歇斯底里。这种观点意味着，且不论古老的歇斯底里在生理意义上的性成因说，精

215

① 沙尔科和玛丽（P. Marie），"歇斯底里"，图克，《心理学词典》。

神意义上的性成因无法被完全排除。比唐金早十年，阿克森费尔德（Axenfeld）和于夏尔（Huchard）就已经指出，对于歇斯底里的性成因说，人们明显反应过度。他们提到了兽医给出的证据，即动物在性欲没有得到满足的情况下可能出现与歇斯底里非常相似的神经症状。[1] 我在 1894 年曾简要地把歇斯底里视为第二性征中的某种因素，通过自己的观察证实，性因素对于歇斯底里的影响确实被低估了。我还曾进一步指出，认为歇斯底里和女性性器官具有特殊联系的古老错误，很可能源自一个事实，即女性身上器质性的性范畴比男性更大。[2]

　　沙尔科及其学派的观点一度占据主流地位，但是当我们检视其基础，可以清晰地看到里面包含诸多错误和误解。沙尔科的首要继承人布里凯，承认自己反对歇斯底里性起源说的理由是它"贬低了女人"。也就是说，他承认自己怀有一种愚蠢和不适当的偏见。在性本能失调的情况下，神经系统给出无意识和非自主性的病态反馈，认为这一事实"贬低了女人"的想法本身就是不道德的。神经系统的失调不论发生与否，所谓的"贬低"纯属子虚乌有。古代认为歇斯底里源自生理上的性器官，

216

---

　　[1]　阿克森费尔德和于夏尔，《论神经官能症》（*Traité des Névroses*），1883 年，第 1092—1094 页；伊卡德（《月经期间的女人》（*La Femme pendant la Période Menstruelle*），第 120—121 页）同样提到了动物身上的歇斯底里记录（科斯特［Coste］和彼得［Peter］的案例），吉勒斯也是（同上，第 1 卷，第 123 页）。同见费雷，《性本能》，第 59 页。

　　[2]　《男人和女人》，第 4 版，第 326 页。杰出的妇科专家马修斯·邓肯（Matthews Duncan）在数年前提到（《柳叶刀》，1889 年 5 月 18 日），歇斯底里尽管不是一种子宫疾病，但"与生殖系统具有特别的联系，因为生殖系统对个体情绪的影响力超过其他任何系统，还有在道德和社会问题方面的影响力。"

首先是子宫，后来是卵巢。这种错误的认识引发了混乱，导致性器官切除术被用来治疗歇斯底里。沙尔科强烈地谴责这种危险的手术不科学，声称不存在由月经导致的歇斯底里。[①] 后来，安杰卢奇（Angelucci）和皮耶拉奇尼（Pierracini）对歇斯底里的手术疗效进行了一项国际性的调查，然后对它进行了彻底的批判。[②] 它清楚地表明，生理的性器官不是歇斯底里的温床。然而，这并不意味着受到压抑的性欲不是导致歇斯底里的原因。古人对歇斯底里之成因的认识包含了这一点，并体现在一条古老的谚语当中："结婚会使疾病消失"（Nubat illa et morbus effugiet）。在古人看来，它是子宫渴求得到满足的呼声。一旦得到满足，疾病就会消失。[③] 当我们越来越清晰地看到，以生殖系统为基础的性欲是构成歇斯底里的神经和精神因素，那么仅仅消除生殖器官的影响是不够的，因为性情感在青春期之前就可能存在，在性器官被彻底切除之后也可能继续存在。主张性欲没有得到满足可能导致歇斯底里的观点受到了很多研究者的批判。布里凯指出，歇斯底里在修女中很少见，倒是常见于妓女。克拉夫特－埃宾相信，大部分歇斯底里的女人并不担忧 217

---

① 吉勒斯，《产科和妇科档案》（*Archives de Tocologie et de Gynécologie*），1895年6月。

② 《精神病学实验杂志》，1897年，第290页；同见《精神科学杂志》，1898年1月。

③ 在很早以前，人们就相信月经可能引发歇斯底里；后来，朗杜齐记录了大量的案例，表明歇斯底里发作和健康状态下的月经十分吻合；巴尔（Ball）指出，只有在月经期间，歇斯底里才会显露出本色。见伊卡德，《月经期间的女人》，第75—81页。

性欲的满足，并宣称"我还从没见过因为感官上的性冲动没有得到满足而引发的歇斯底里。"① 与此同时，皮特斯及其他人指出歇斯底里患者的性幻觉往往伴随着痛苦。很快人们发现，精神上的性范畴不仅限于生理上的性欲得到有意识的满足。说歇斯底里在修女中很少发生，这不符合事实。修道院中曾经爆发过最具传染性的歇斯底里症，并得到了最仔细的研究。② 此外，歇斯底里现象与奋兴派（revivals）的关系也是众所周知。据说歇斯底里在妓女中盛行，但这并不排斥它与性的联系。然而，甚至像帕伦特－迪沙特莱（Parent-Duchâtelet）这样的权威都否认歇斯底里的发生可能是因为性需求没有得到满足；他发现歇斯底里甚至在就医的妓女中也很少见，它常与自慰相关；不过，在脱离旧习转而从良的妓女当中，帕伦特－迪沙特莱发现

---

① 克拉夫特－埃宾，"论由禁欲导致的神经与精神疾病"（Ueber Neurosen und Psychosen durch sexuelle Abstinenz），《精神病学年鉴》（*Jahrbücher für Psychiatrie*），第 3 卷，1888 年。必须要补充的一点是，歇斯底里因为性需求得到满足而有所缓解的情况也并不少见。罗森塔尔（Rosenthal）就遇到了通过这种方式根治的抽搐现象。（《维也纳普通医学简报》[*Allgemeine Wiener Medizinal-Zeitung*]，1887 年第 46—47 期。）据蒙格里（Mongeri）的观点，怀孕也可以治愈简单的歇斯底里案例。

② "所有给修女治过病的医生都知道，"马尔罗说道（《青春期》[*La Pubertà*]，第 338 页），"歇斯底里症对她们的影响有多大。"他还补充说，他的经验和拉齐博尔斯基一致，后者发现，那些致力于冥想的修女比从事教学或护理的修女更容易患歇斯底里症。有一点要补充的是，并非所有人都认为歇斯底里在修道院很普遍。布拉谢（Brächet）和布里凯类似，认为它很少出现在修道院。英伯特－古贝雷（Imbert-Goubeyre）也说，在他四十年的从医生涯中，尽管经常和宗教团体打交道，但在她们当中从未见过一例歇斯底里患者。他说这是因为避世的修道院生活不允许个人放纵及由此引发的失衡。

了更多、更严重的歇斯底里现象。① 对于严重的歇斯底里来说，性交一般不会带来好的效果；睡眠和性幻觉当中的性兴奋往往是一种痛苦感。这些事实可不能证明性情感受到伤害或压抑，与歇斯底里的产生没有关系。生理上的性感觉的缺失，也许恰好可以证明歇斯底里患者存在性情感紊乱问题。就像饿的时候狠狠地吃一顿所引发的不良反应，恰好可以证明身体之前在挨饿。与此类似，吉勒斯及其他人所提到的事实，即歇斯底里患者的性交需求通常没有感情需求那么强烈，也许说明性情感因为饥渴或受到伤害，导致歇斯底里患者拒斥正常人期待的性满足。通过此番推理我们看到，性情感是一种非常复杂的东西，通常是不可见的，且有时候无法被意识到，除了性欲未满足所带来的伤害，还容易受到诸多其他的伤害；支持沙尔科立场的很多论证站不住脚。不过，这并不意味着沙尔科及其学派的观点都是错误的。

还有一点需要指出来的是，沙尔科的立场和他的个人特点相关。他首先是一名神经学家，其专长在于研究能够得到客观展现的事实。他第一次对歇斯底里产生兴趣，是在 1862 年对子宫 – 癫痫性抽搐（hystero-epileptic convulsive）的关注。自始至终，他对所有不能得到客观展现的事实不感兴趣。这是他进行神经学研究的法宝。对于纯粹的心理学研究，他既不喜欢，也很可能不具备相应的能力。任何有幸在萨彼里埃（Salpetriere）见过其工作方式的人，都会记住这位大师高大的身形和充满蔑

218

---

① 帕伦特 – 迪沙特莱，《卖淫》（*De la Prostitution*），第 1 卷，第 242 页。

视的表情，有时候甚至带点嘲讽；狂热的崇拜者说这种倨傲有
点像拿破仑一世。他向病人提问的时候态度冷漠，有时候还没
有耐心。显然，沙尔科完全不信任以这种方式获得的信息。可
以想见，这么一个傲慢和让人害怕的人很难穿透他人心理世界
的迷雾，把握到歇斯底里的真实性质。①

　　于是，从精神方面对歇斯底里现象展开进一步研究的大门
向我们打开了。沙尔科已经确证，生理创伤，甚至由道德冲击
引发的精神伤害，都可能诱发歇斯底里；但是他对这种精神疾
病的心理学贡献仅限于"易感受性"（suggestibility）这一个概
念，对其性质和机制没有给出任何解释。其他人接过了这部分
工作，如杰尼特。从 1899 年开始，他不仅坚持认为情感和情绪
是导致歇斯底里的首要因素，还指出了该机制的部分过程。他
看到了如下事实的意义，即强烈的情绪有可能导致感觉缺失，
从而引发精神崩溃或意志力丧失。性情感，作为所有情感中最
具力量的一种，具体是如何发挥其影响的，尚有待进一步的揭
示。在这个问题上，维也纳的研究者布洛伊尔和弗洛伊德做出
了巨大的贡献，尤其是弗洛伊德。② 需要注意的一点是，他们

---

　　①　关于歇斯底里的精神机制，还是有必要指出这一点。我没有说存在*纯
粹的*精神过程。如费雷在一项关于歇斯底里的研究中说道："歇斯底里问题的发
生涉及所有的过程，相关的精神过程和生理过程似乎属于同一个生物学事实的
两个方面。"（《20 世纪医学实践》[*Twentieth Century Practice of Medicine*]，1897 年，
第 10 卷，第 556 页）

　　②　皮埃尔·杰尼特（Pierre Janet），《无意识心理学》（*L'Automatisme
Psychologique* ），1898 年；《歇斯底里的精神状态》（*L'Etat mental des Hystériques* ），1894 年；
《神经官能症和不变的观念》（*Névroses et Idées fixes* ），1898 年；布洛伊尔和弗洛伊
德，《关于歇斯底里的研究》（*Studien über Hysterie* ），维也纳，1895 年；（转下页）

并没有颠覆前人的肯定性观点。弗洛伊德刚开始接受了沙尔科的立场，他说自己在关于歇斯底里的早期工作中没有发现性的致病作用，并认为这是对其病人的一种侮辱。最后的结论是他 220们经过漫长而细致的研究之后才得出来的。弗洛伊德详细地研究过大量歇斯底里案例，经常在一个案例上耗费一百多个小时。他的病人不同于法国学派所依赖的病人，都来自于受过教育的阶层，故有机会展开精细的精神调查，而这在未受过教育的病人那儿是不可能的。布洛伊尔和弗洛伊德专注于一些好的和经常出现的精神特质。他们拒绝将"易感受性"视为一个常量，也不赞同杰尼特的看法（尽管在很多方面保持一致），即认为精神脆弱是歇斯底里的标志。他们认为，精神脆弱只是表象，因为歇斯底里患者的精神活动被分裂了，只有一部分是有意识的。^①歇斯底里的一种优越性体现在，它经常涉及是非观与天赋倾向的冲突。布洛伊尔和弗洛伊德甚至断言，歇斯底里是一朵"人性之花"，天才般的想象力与实践能力结合在一起，就像圣特丽萨那样，他们把这种特质称作"歇斯底里患者的守护神"。

要理解布洛伊尔和弗洛伊德的立场，我们也许可以从"神

（接上页）弗洛伊德的相关工作，见其两卷本的《神经官能症小集》（*Sammlung Kleiner Schriften zur Neurosenlehre*），分别于 1906 年和 1909 年以合集形式出版。还有一点要补充的是，弗洛伊德的论文选集后来（1909 年）出了英译本。

① 也许，我们甚至可以说，在歇斯底里患者身上，所谓的高级核心对低级核心具有异常强烈的抑制作用。乔夫弗雷迪（Gioffredi）已经表明，有些歇斯底里症状，如缄默症，可以通过麻醉得到治愈，亦即弱化高级核心的控制能力。《医学公报》（*Gazzetta degli Ospedali*），1895 年 10 月 1 日。

经性休克"现象开始。这种症状是由生理创伤导致的，通常是非常轻微的创伤。沙尔科已经表明，"神经性休克"及其引发的症状就是一种歇斯底里。布洛伊尔和弗洛伊德在这一点上与沙尔科一致。他们把最典型的歇斯底里理解为一种"精神创伤"。

221 也就是说，它始于情感有机体的创伤或重复性伤害。的确，沙尔科学派承认道德冲击的影响，尤其是恐惧感的影响，但认为它仅仅起到了类似于"密探"（agent provocateur）的怂恿作用。吉勒斯带着一种奇怪的任性，在关于歇斯底里的论文中对性情感只字未提，甚至没有把它放在"密探"的名单当中。这显然也体现了沙尔科的态度。①

　　布洛伊尔和弗洛伊德没有否认恐惧感的影响，但他们通过仔细的精神分析发现，司空见惯的"恐惧"实际上源自性情感所受到的伤害。布洛伊尔记录了一个虽然简单但很典型的案例。一名 7 岁的小女孩在下楼梯的时候，一只猫跳到她的肩膀上导致她受到惊吓，然后出现了首次歇斯底里。通过仔细研究发现，这名小女孩受到了一名年轻男子不怀好意的关注，而小女孩对他的接近有抵触感。数天前，她也是在这个黑暗的楼梯间被此人吓一跳，挣扎着逃离了他的魔爪。这导致了一种真正的精神创伤，只是猫的突然出现让它变得更明显。布洛伊尔追

---

　　① 沙尔科学派不可能看不到在歇斯底里幻觉中经常起着主导作用的性因素。吉勒斯试图将其最小化，说"它更多的是精神性的，没那么真实。"他的意思是，它更多的是精神的而非生理的；其中暗含着另一层意思，即在性的问题上，只有生理因素是"真的"。无论如何，这个假设很奇怪，和吉勒斯自己的基础性主张一样有害，即认为歇斯底里是一种真实的、纯精神性的疾病。

问道，"有多少这样的案例，被错误地认为完全是由'一只猫'引起的呢？"

布洛伊尔和弗洛伊德在每一个调查过的案例中都发现了类似的和隐蔽的性情感伤害。有一个案例来自一名非常正直的女家庭教师，她不知不觉地爱上了所教小孩的父亲，但她拒绝承认这种感情，甚至对自己也是如此。还有一个案例是一名年轻女子爱上了自己的姐夫；还有，一名纯洁的女孩突然发现自己的叔叔和自己的玩伴在性交；一名小男孩在放学回家的路上被一名粗俗的性欲反向者接近。几乎在每一个案例中，布洛伊尔和弗洛伊德都发现了性情感在青春期和童年时代所受到的伤害；几乎在每一个案例中，这种伤害都因为其私密性而被仔细地隐藏起来了，甚至本人都不愿承认。在早期的案例中，布洛伊尔和弗洛伊德发现一定程度的催眠可以将这种伤害带到意识层面，其他人也尝试并验证过这种方式。然而，弗洛伊德早就放弃了催眠，他觉得病人在决定要不要讲述自己的故事的时候，应该要感到绝对的自由。这种方法从表层开始往下挖，慢慢地发现重要的历史片段并将其串起来；弗洛伊德说，这就像考古的时候把一件件文物残片挖出来然后再将它们拼在一起得到一件完整的文物。然而，以此获得的大部分材料仅具有象征意义，需要得到进一步的解释，有时候甚至是虚假材料。现在，弗洛伊德非常看重梦境，认为它们象征性地体现了主体的精神历程，后者很难通过其他方式得到揭示。[①] 弗

222

---

① 如见他的巨著《梦的解析》(*Die Traumdeutung*)，1900 年版及 1909 年第 2 版。

洛伊德通过解析梦境所得到的微妙线索，很难不引起读者的怀疑。不过，似乎这种方式也经常获得成功，让他发掘到意识当中一些潜在的事实。主要的创伤就像"意识中的异物"，拒绝融入整体的意识流。它无法像生活中的其他事实一样被接纳，甚至不能被提起；于是，它就像意识经验中的一粒沙子，使之慢慢磨损并发生转变。布洛伊尔把这个过程比喻成打喷嚏。"当鼻腔黏膜受到刺激但因为某种原因没有打出喷嚏，就会导致一种兴奋感和

223　紧张感，后者无法沿着运动神经得到释放，于是进入大脑导致其他活动受到抑制……*在人类的优先性最高的活动当中，我们也许可以看到相同的过程*。"正因如此，如布洛伊尔和弗洛伊德所发现的，简单的坦白和忏悔行为就可能极大地缓解由该精神机制引发的歇斯底里症状，有时候甚至可以彻底治愈，永不复发。基于这一事实，他们创立了自己的治疗方法，布洛伊尔设计并将其命名为"导泻法"（cathartic method），弗洛伊德更愿意称之为"分析"法。如弗洛伊德所言，它与催眠暗示疗法恰恰相反。他指出，二者之间的区别类似于达芬奇两种艺术手法——加法（per via di porre）和减法（per via di levare）——之间的区别；催眠暗示法就像绘画，往画布上涂颜料；导泻法或分析法就像雕刻，削掉多余的材料。①

　　按照布洛伊尔和弗洛伊德的理解，歇斯底里的生理症状的出现，就是该机制的组成部分。情感创伤所引发的转换过程导致了歇斯底里，情感创伤本身却隐藏到了意识的背景当中，甚

---

　　① 《弗洛伊德文集》（*Sammlung*），第 1 卷，第 208 页。

至完全不会被意识到。他们发现，长时间照顾至亲所经历的紧张情绪，是引发歇斯底里的常见因素。例如，女儿在照顾父亲期间所经历的风湿痛成为了一种象征，代表着一种痛苦的精神刺激。理由可能有好几个，其中最主要的是，它在意识中的出场与这种刺激几乎完全同步。此外，恶心和呕吐也可能成为一种象征，因为某种情感冲击与强烈的厌恶感产生了关联。而后，这些象征本身有了自己的生命力，从与之相关联的情感那里获得了隐藏的力量。布洛伊尔和弗洛伊德通过仔细研究发现，歇斯底里带来的疼痛感和生理问题不是任意的，它们以不同的方式生发于某些事件、疼痛和行为，后者关联着某个时刻剧烈的精神痛苦。转换的过程是一个非自主性的逃离过程，逃离那种无法忍受的情感创伤，就像人们有时候借助肉体痛苦来缓解精神上的痛苦，患者由此获得一定程度的解脱，代价是精神上的异常，一定程度的意识分裂状态和生理上的疼痛，或者感觉缺失。在沙尔科所划分的歇斯底里惊厥症的第三个阶段，即"态度激昂"（attitudes passionnelles）阶段，布洛伊尔和弗洛伊德看到了对记忆的幻觉重现，后者充分体现了歇斯底里种种表现的起源。

224

　　布洛伊尔和弗洛伊德分别陈述了最终的结论。布洛伊尔说到，"前人的主要观点，仍然适用于'歇斯底里'的概念；他们比后来的研究者更接近真相，后者几乎把性因素完全排除在外，以保护病人免遭道德批判。的确，歇斯底里患者的性需求和正常人一样。但是，他们又因此承受着很大的痛苦，更准确地说，他们的痛苦来自于和性需求的抗争，力图把性抛诸脑后。"① 弗洛伊德总结道，"通过彻底的精神分析，我们所发现的最重要的事实是：不论从什么方面、哪一种症状入手，我们总是会走向性生活的领地。首先，这就是歇斯底里状态的病原学条件……在每一例歇斯底里案例当中——有可能通过长达数年的精神分析——最后都可以发现早年与性相关的事实。我认为这个重要结论揭示了神经病理学的源头（caput Nili）。"② 十年之后，弗洛伊德进一步扩展了他的概念，说："在歇斯底里当中，性不是一次性的解围者，而是所有单一症状及其表达的动力之源。简单地说，这些病态现象构成了病人的性活动。"③ 现在，弗洛伊德认为歇斯底里的发作也许可以被视为"一种替代方式，取代曾经被使用但后来又被抛弃的自体性欲的满足方式。"类似的，它也可以被理解成和性交相当的行为。④

　　至于这种观念对沙尔科及其学派歇斯底里理论的影响，不能说它否定了沙尔科得出的肯定性结论，但确实削弱了它们的重要性和价值，从一个完全不同的视角将其呈现出来。沙尔科坚守客观性的生理事实，这样确实不容易犯错，但他忽视了对歇斯底里的精神分析，同时又宣称它是一种纯粹的精神紊乱。他认为导致歇斯底里的唯一原因是遗传。弗洛伊德当然承认遗传的作用，但他同时指出遗传的作用被高估了。它过于模糊和宽泛，若能够找到具体的原因，遗传就只是一个背景条件，具

---

① 《关于歇斯底里的研究》，第 217 页。
② 《弗洛伊德文集》，第 1 卷，第 217 页。
③ 《弗洛伊德文集》，第 2 卷，第 102 页。
④ 同上，第 146 页。

体的病因在遗传的土壤里发生作用。不过，弗洛伊德刚开始在这个问题上可能矫枉过正，现在，他对自己的观点做出了重要的改动：承认遗传的压倒性影响。他意识到，童年时期各种形式的性活动太过普通，不大可能造成特别严重的性情感创伤；他还意识到，后来出现的幻想有可能在童年经历的基础上进行加工，在童年性活动和病态表现之间起着桥梁作用。如此，他对遗传性的强调和沙尔科不同，不是指一般性的神经质倾向，而是指"性结构"，并倾向于用"性幼稚症"取代"婴儿期的性创伤"的概念。①

弗洛伊德之研究的真正价值在于，他为歇斯底里这种精神 226
疾病提供了一种明确的精神解释。自"歇斯底里"的概念被首次创造出来之后，研究者们对它的理解一直没有到位，而弗洛伊德为它提供了一种可能的辩护。经过大量的充满艰辛、洞识和同情心的工作，他成功地从精神过程的动态视角，清晰地展示了歇斯底里状态的结构。在这个视角下，沙尔科所揭示的这些生理症状，在很大程度上属于情感过程的副产品和副现象；这种情感过程对于主体而言往往具有悲剧性，发生在精神有机体最敏感的地方。弗洛伊德教授所呈现的这种机制，尽管不能说是最终的或最完整的，但应该可以得到大家的认可。它出自弗洛伊德之手，其中有些观点在被当作普遍真理得到广泛接受

① 《弗洛伊德文集》，第 1 卷，第 229 页。弗洛伊德在《性学三论》中发展了他的性结构概念。

之前，还需要进行大量的确证工作。[①] 但它们至少打开了那扇被沙尔科紧紧关闭的大门，为进一步探索歇斯底里的真实性质创造了条件，并表明这种探索有助于缓解病人的不幸。此外，它们表明歇斯底里也许可以被确切地理解为性情感及其所受创伤的表现，至少有很多案例是如此。换言之，是自体性欲的一种变体。

于是，受沙尔科及其学派强烈影响的歇斯底里概念开始显得不够用。不过，我们必须认识到，这种不完全性既是合理的，也是必要的。面对非科学观点的普遍流行，一种强烈的反应是必要的。有必要表明，歇斯底里就是一种紊乱，即便性器官和性情感的因素被彻底排除在外；有必要表明，人们常常说歇斯底里患者虚伪和爱撒谎，不过出于对这种疾病之精神因素的无知和误解。这些都归功于沙尔科学派。

关于对歇斯底里的解释，我还要提最后一点，这一点经常被忽视，且它与性情感的普通心理学相关。我这里所说的歇斯底里，是指与病理学的歇斯底里相对应的生理学的歇斯底里，沙尔科曾描述了它的生理细节，歇斯底里的概念只能这么用。尽管作为一种病的歇斯底里是单一不可分的，但是在正常的健康人群当中，普遍存在模糊的类癔病（hysteriod）现象，后者散布在健康的环境中，来去无声，仅在少数受到显著遗传因素或严重身心伤害的人身上得到发展，导致真正的歇斯底里症。

---

　　① 如莫尔所言，弗洛伊德的观点仍然带有一定的主观成分，有待客观验证。不过无论怎么看，他补充道，布洛伊尔和弗洛伊德在这个问题上的贡献无疑是巨大的，他们突显了性生活在神经系统层面上的重要功能。

这种类癔病现象，也许可以通过格特鲁德·斯坦（Gertrude Stein）小姐在美国的心理学调查结果加以阐释。她的调查对象是哈佛大学和雷德克利夫学院（Radcliffe College）的正常男女学生，目标是研究正常个体做出无意识动作的倾向性程度。有近一百名学生参与了实验。研究发现，除了少部分男生和女生，所有人在两个实验段内都会做出无意识动作，其中有两类人特别明显。一类（很可能是神经衰弱的雏形）是那些紧张、敏感和富有想象力的学生，他们不容易受到外界环境和心理暗示的影响；另一类人与我们的问题相关，斯坦小姐是这么描述他们的："从整体上来看，这些人明显比较冷淡，通常长着金发，肤色苍白，对情感的反应最弱；他们看上去要么高大笨重，缺乏活力，要么就像贫血似的，反应迟钝。他们的专注能力非常弱。他们说自己的心思从来不会沉浸工作当中，很容易走神；累了之后也继续工作，不停地用功。他们特别容易发起先兆性的对话，对朋友的话有预期，会在对话发生前想象整个对话过程；经常出现似曾相识的感觉，亦即在特定的环境下，觉得自己曾经有过一模一样的经验；他们往往持宿命论的观点，沉溺于白日梦。一般说来，他们非常容易受影响。"[①]

在具有这种生理机构和精神气质的人身上，特别容易发展出典型的歇斯底里症状。[②] 但这些人都是正常的学生，只有少

228

---

① 格特鲁德·斯坦，"培育出来的自动症"（Cultivated Motor Automatism），《心理学评论》（Psychological Review），1898 年 5 月。

② 大部分沙尔科的忠实追随者拒绝接受"精神气质"的概念。假如这个概念意味着不存在作为一种疾病的歇斯底里，那么他们是对的。然而，（转下页）

数特点符合通常所说的"病态"。从整体上来看，他们属于普通的健康个体。基于他们先天性的结构和倾向，精神创伤在"最恰当的时机"有可能发展出确切且顽固的歇斯底里症状。但是在有利的环境下，他们是普通的正常人。他们和很多人一样具有歇斯底里的先天性倾向，但歇斯底里有可能永远不在他们身上发生。

229　　我们也许不得不承认，就性情感和总体结构而言，很多正常人具有类癔病的特征，对应歇斯底里患者的病态特征。金医生曾经对此有过阐述。①

　　金医生阐述了他所谓的"女性的性歇斯底里"，后者被他看作是最主要的一种歇斯底里。然而，他认为它在严格意义不是一种病，而仅仅是生殖系统的无意识反应，这种反应在文明社会有可能变得异常并以病态的形式持续存在。他列举了12个特征：1. 出现在青春期和更年期之间。2. 独处的时候很少发作。3. 主体看上去是无意识的，但实际并非如此。4. 她在事后会本能地觉得不好意思。5. 通常发生在单身女性身上，或那些性需求没得到满足的女性身上，包括单身和已婚。6. 没有患病的外在证据，（如艾特肯［Aitken］所指出来的）屁股没有变平，

（接上页）我们不得不承认具备某些素质的人特别容易出现歇斯底里，尽管他们十分健康。沙尔科的杰出弟子杰尼特彻底接受了这一点，并指出"我们也许可以在正常人的生活习惯中发现精神自动症及相关的激情，它们是所有歇斯底里现象的种子。"费雷也有类似的看法。

　　①　金（A. F. A. King），"歇斯底里"（Hysteria），《美国妇产科杂志》，1891年5月18日。

女人的生理状况没有受损，还可能对男人有着特别的吸引力。7. 温暖的气候和春夏两季容易诱发。8. 发作时间很短，是临时性的。9. 轻轻触碰导致疼痛，用力按压和紧紧握住起缓解作用。10. 可能出现在忙碌的生活当中，但闲淡和无所事事的生活更容易发生。11. 别人的同情和抚摸会让主体高兴。12. 存在意志缺陷，需要强烈的刺激才会激发行动。

在文明社会的女性当中，金医生继续写道，这种情况似乎不会带来任何有用的效果。"不过，让我们看看原始部落中的女性——森林中和原野上的女人。想象一下，一名年轻的土著女子第一次歇斯底里发作。同时，不要忘了前面提到的 12 个特征。她不是一个人独处，或者，独自在一个很容易被发现的地方。假设一名年轻的和有着成熟动物本能的土著男子发现了她。他和她，就像任何其他动物一样，在大自然自由的怀抱里。他会忍不住去想：'这个女人没有死，还在呼吸，身体温暖，也不像病了，体态丰满，面带红润。'于是喊她，她听不到（从表面上看）没有反应，闭着眼睛。于是他伸手触摸，随意摆弄。她没有反抗。接下来他会做什么？他会治好她的痉挛，让她苏醒过来，满足她的情感需求，恢复她的意志力——不是靠触碰她感觉过敏的皮肤，而是通过剧烈的按压和猛烈摇晃。这名女子的歇斯底里过程就此结束，也许还混杂着笑声、眼泪和羞耻感。对于神经系统强迫她做的这些事情，哪个女人不会否认并感到生气呢？但是，这是大自然的进程，爆发歇斯底里的目的已然达成，这种治疗促成了一对幸福的新人——而不是一个没有得到满足的女人——以及可能正在孕育的第三个人。" 230

金总结道，"女性主要的性歇斯底里源于自然，是身体神经系统的一种暂时性调整和布置（在过分规矩和有着强烈道德原则的女性身上最常见，她们的意志要求她们抗拒异性任何形式的接近），要求抑制保守性的自我和道德意志暂时性退场，将控制权交给生殖性的自我，使得生殖本能可以超越主体意志，强制女性的机体在适当的时间和场合发挥作用，允许、邀请和保障异性能够接近，不论她是否愿意，直至大自然的繁殖目的顺利完成。"

金医生所描述的显然不是专业性的歇斯底里，但我们也许应该承认，它描述了一种与真正的歇斯底里惊厥相类似的状态。性高潮对应歇斯底里的痉挛，二者都解除了神经中心的控制权，使得情感压力得以释放。性高潮甚至有可能发生在歇斯底里痉挛期间，尤其是不那么严重的歇斯底里。维也纳的罗森塔尔曾发现过此类案例，一名年轻女孩在易发的半清醒痉挛状态下总是发生性高潮。[1] 不用怀疑，若用心找的话，我们可以发现更多类似的案例。而且，在几种比较严重的歇斯底里中，它经常出现；很多研究者提到，正常的性兴奋在这时候已经无法带来满足感，反而引发痛苦和变态，起到了反作用。弗洛伊德已经让我们看到，性情感所受到的伤害往往会导

---

[1]　罗森塔尔，《神经系统疾病》（*Diseases of the Nervous System*），第2卷，第44页。费雷提到了类似的案例（《20世纪医学实践》，第10卷，第551页）。很早以前，高尔记录了一名年轻寡妇的案例，此人性情激烈，经常痉挛，带有明显的歇斯底里性质，总是在性高潮之后恢复常态（《大脑的功能》[*Fonctions du Cerveau*]，1825年，第3卷，第245页）。

致这种后果，而神经系统的爆发性需求仍然存在。[①] 这种需求甚至强烈到足以使从身体整体性的正常活动受到压制。痉挛是释放压力的唯一方式。"我曾长期注意过一位女士，"阿什维尔（Ashwell）提到，"痉挛过后她总是很高兴，因为持续好几天的痛苦和愤怒从整体上得到了缓解，尤其是大脑。"在大多数案例中，这种发作没有带来真正的满足感，也无法起到治疗作用，因为它是一种病态的缓解。在外在的神经休克案例中，可以发现类似的特征，且很多时候效果更加令人满意。在以前，人们误解了此类休克对歇斯底里的影响，所以拒绝将歇斯底里视为一种严重的疾病。在 1745—1746 年苏格兰叛乱期间，卡伦（Cullen）说很少出现歇斯底里。在法国大革命和爱尔兰叛乱期间也是如此，拉什（Rush）认为很多歇斯底里的女人"通过那个时代的事件恢复了健康"（《论美国革命对人类身体的影响》[*On the Influence of the American Revolution on the Human Body*]）。在这种情况下，情感的压力有机会以一种新的和非个人的方式得到释放，病态的个人情感锁链被打破了。

有人提出，性高潮通常无法消除真正的歇斯底里的紊乱，这一点意味着歇斯底里不包含性因素。但事实上，这一点恰恰说明了性因素的存在。假如没有之前发生的性情感创伤，假如性情感仍然可以得到自然和健康的表达，那么性高潮应该更有可能消除歇斯底里。在更健康的类癔病状态下，精神上的性有   232

①　不知何故，此类爆发性的表达，女性的需求似乎远高于男性。我在第4 版的《男人和女人》中总结了一些指向这一点的证据，见第 12 章和第 13 章。

机体没有受到伤害，仍然有正常的反应，异常表现可以通过这种方式得到消除。正因为混淆了类癔病状态和真正的歇斯底里，柏拉图和希波克拉底错误地开启了一种古老的观点，即认为婚姻可以治愈的歇斯底里。[①] 事实上，二者之间的区别类似于两个膨胀的膀胱之间的区别，一个仍然具备正常的收缩能力，然后婚姻提供了释放的机会，另一个则因为长时间的膨胀导致神经系统对它失去了控制，无法自发地释放。第一种情况对应类癔病现象，后者尽管带有一定的精神伤害，但面对可触发歇斯底里的条件仍然可以做出正常的反应；第二种情况对应真正的歇斯底里，因为长时间的精神伤害——不论有没有涉及性——在适当的条件下就会发作。第一种情况虽然异常但仍然健康，第二种包含明显的病态成分。

于是，真正的歇斯底里与健康状态没有被割裂，尤其是有可能被描述为性饥渴的状态。这一点也许有助于我们看到这些令人困惑的现象的真实性质。

---

① 毫无疑问，这个观点当中也包含一些正确的因素，尽管仅对极少数歇斯底里有用。有很多著名的研究权威接受了它。赫尔曼说道，"歇斯底里必然常见于单身人群，一般可通过幸福的婚姻得以治愈。"（《女人的疾病》[*Diseases of Women*]，1898 年，第 33 页。）洛温菲尔德提到，"不可否认，对于很多歇斯底里患者的整体状况而言，婚姻可以带来好的效果，"尽管无法根除身上的歇斯底里性情。（《性生活与神经紊乱》，第 153 页。）婚姻对于歇斯底里的效果并不仅仅源自婚姻的性功能，甚至可能毫无关系。蒙格里曾指出过着一点："我曾认识并治疗过几位歇斯底里的女孩，现在她们已经结婚了，不再有任何神经病的表现。其中有几位女性不再期待任何的性满足，有也不过是尽婚姻义务，尽管她们爱自己的丈夫，和他们幸福地生活在一起。在我看来，婚姻对于有神经疾病的女人具有绝对的修复作用，她们需要从另一个人身上获得支撑，与人一起迎接生活的洗礼。"（《精神病学普刊》，1901 年，第 5 期，第 917 页。）

在这里，我想提到一种和歇斯底里相平行，并可能真的有 233
关联的疾病，即贫血萎黄症（chlorosis）。鲁泽特（Luzet）曾经
说过，歇斯底里和贫血萎黄症是一对姐妹。我们已经看到，有
一定的理由把歇斯底里视为自体性欲现象的一种夸张性表达；
我们同样有一定的理由把贫血萎黄症视为一种与性相关的生理
状态的夸张性体现，尤其是和生育相关的生理状态。歇斯底里
经常与贫血相关，别尔纳茨基（Biernacki）甚至论证说贫血事
实上是导致歇斯底里的根本性原因（《神经学概要》，1989 年 3
月）。早在一个世纪之前，西德纳姆曾说他相信贫血是歇斯底里
的首要原因。

假如我们能够证明贫血萎黄症和歇斯底里一样，在一定程
度上是先天性的，那么上述观点就在某些方面得到了证实。菲
尔绍（Virchow）就是这么看的，他认为贫血萎黄症在本质上依
赖于动脉系统的先天发育不全。斯提达（Stieda）仔细研究过 23
个案例，力图证明贫血萎黄症源自一种先天性的发育缺陷（《妇
产科杂志》[*Zeitschrift für Geburtshülfe und Gynäkologie*]，第 32 卷，第
1 部分，1895 年）。他的证据是，贫血萎黄症具有一般性的病
态发育迹象，尤其是乳房和性器官的发育，还有骨盆收缩的倾
向。查林（Charrin）也把子宫卵巢的发育不全视为贫血萎黄症
的征兆之一。极端形式的萎黄症也许可以被视为一种发育紊
乱，是生理机能退化的标志。先天性因素即便不算是一种严格
意义上的致病原因，如斯托克曼（Stockman）所言，也会造成
倾向性的影响（《英国医学杂志》，1895 年 12 月 14 日）。

先不管极端情况的萎黄症，有大量证据表明，年轻女子的

普通贫血症是由铁元素聚集引起的，属于正常现象，是为孕育下一代做准备。邦吉（Bunge）的研究似乎为揭示生理性贫血萎黄症的致病原因带来了曙光。他通过一系列的实验发现，幼龄动物身体组织中的含铁量远远高于成年动物。例如，一只刚出生一个小时的兔子，其身体里铁元素的含量是一只两个半月的兔子的四倍之多。如此看来，进入青春期以后，身体系统中的铁元素开始发生聚集为生育功能做准备。斯托克曼通过分析他的案例发现，大部分案例发生在 15 至 23 岁之间，没有一个案例是在 23 岁之后才发病（《英国医学杂志》，1895 年 12 月 14 日）。劳埃德·琼斯（Lloyd Jones）有过类似的发现，他的研究涵盖了大量的案例。

　　劳埃德·琼斯为揭示贫血萎黄症的生理机制做出了重要的贡献。他表明，贫血萎黄症是某种状态的放大，后者在青春期表现正常（在很多女性的经期也是如此）；而且我们有很好的理由相信，它有利于怀孕。他发现，浅肤色女子比深肤色女子的生殖能力更强，同时后者的血液所占比重更低，血液中的血红蛋白相对更少。他还指出，患有贫血萎黄症的女性往往特别漂亮，它和决定女性魅力的性及生殖能力息息相关。他的结论是，作为一种正常状态之极端和病态形式的贫血萎黄症，是为生育功能做准备。（劳埃德·琼斯，"贫血萎黄症：年轻女性的贫血症"［Chlorosis: The Special Anæmia of Young Women］，1897 年；还有很多提交给英国医学联合会的案例，发表在《英国医学杂志》；在 1898 年莫斯科国际学大会上有过一场关于贫血萎黄症的有趣讨论，见大会论文集，第 3 卷，第 5 部分，第 224

页及以下诸页。）

如此，我们也就理解了为何歇斯底里和贫血萎黄症经常同时出现，为何它们总是出现在尚无性经历的青春期女子身上。贫血萎黄症是一种生理现象，歇斯底里在很大程度上是一种精神现象，但二者在一定程度上都可以被视为性倾向的极端和病态表达。

第三章

自慰的普遍性——婴儿和童年时期的自慰——更多发生于男性还是女性？——女性在青春期之后明显更频繁——自慰之性别分布的原因——自慰有害论——对此类观点的历史考察——自慰引发的症状和后果——据说可能引发眼病——自慰与精神病和神经紊乱症的联系——自慰的不良后果往往出现在具有神经系统先天性缺陷的人身上——神经衰弱是过度自慰最常见的伴随现象——过早自慰容易导致性交反感——习惯性自慰的精神后果——天才男性的自慰——作为一种镇静剂的自慰——代表性案例——古希腊人对自慰的态度——天主教神学家的态度——伊斯兰教的态度——现代的科学态度——自慰在什么意义上是正常的？——自体性欲现象之变体在生活中扮演的重要角色

前文已经表明，自体性欲现象在生活中——包括正常和不 235
正常的生活——有多么的普遍。不过，假如我们接下来打算准
确地厘清此类现象的程度和重要性，依然会面临很多困难。事
实上，除了被归类为"自慰"的自体性欲现象——我已说明这
是一种人为的分类——其他类型的自体性欲现象根本没有人去
研究，甚至对自慰的研究也仅限于不正常的社会群体，或者研
究方式有问题，很难得出可靠的结论。[1] 此外，还是有些更加
细致的研究具有一定的意义，它们试图揭示自慰的真实频率。

伯格（Oskar Berger）是一位经验丰富的神经疾病专家，他
在他的《讲座集》（Vorlesungen）中说 99% 的年轻男女偶尔自慰，
剩下的 1% 则隐瞒了事实。[2] 赫尔曼·科恩（Hermann Cohn） 236
似乎认为这个结论符合德国的情况。当然，这么高的估计肯定
会引发争议，但由于它不是以详细的调查为基础，不值得我们
认真对待。基于假设的争论没有意义，必须要有确定的证据，
即便得出的数据比预估的要低。罗勒德认为有 95% 的男女在
青春期有过自慰，但他的数据同样缺乏可靠的研究基础。[3] 朱
利安·马库塞（Julian Marcuse）基于自己的统计，说 92% 的男
性在年轻的时候有过一定程度的自慰。还有拉格比公学（Web
Rugby School）的医生杜克斯（Dukes），他说在所有寄宿的男

---

① 关于自慰的参考文献，见罗勒德，《自慰》，第 11—18 页；同见亚瑟·麦
克唐纳，《犯罪类型》（Le Criminel Type），第 227 页及以下诸页；斯坦利·霍尔，《青
春期》，第 1 卷，第 432 页及以下诸页。

② 伯格，《精神病学档案》，第 6 卷，1876 年。

③ 《自慰》，第 41 页。

孩当中，有 90%—95% 的人有过自慰。[1] 马萨诸塞州斯普林菲尔德（Springfield）的希尔利（Seerley）发现，在 125 名大学生当中，只有 8 人肯定地告诉他自己从来没有自慰过；在 347 名回答问题的学生当中，有 71 人否认有过自慰，即 79% 的人承认自己有自慰行为。[2] 同在美国的布罗克曼在 232 名神学院学生当中，发现有 132 人不由自主地承认自慰是他们最严重的诱惑，其中 1 人承认自己屈服了，69 人到了相当频繁的程度。这些学生的平均年龄是 23 岁半，来自美国不同的地方。这个比例有 56%，真实数据无疑更高，因为问卷中没有考虑性侵犯。75 人在改变信仰后开始自慰，24 人是在决定做牧师之后开始自慰，只有 66 人说他们面对的首要诱惑是性交。不过，性诱惑比其他诱惑都要多。[3] 摩拉格利亚对 200 名意大利下层社会的妇女做过调查，发现有 120 人要么现在仍然自慰，要么曾经长期自慰。[4] 瓜利诺发现在北意大利地区的职业男性当中，有 23% 的人在青春期自慰过，后来才开始自慰的人没有计算在内。一位通信人写道，"在瑞士这里，我曾偶然从自己信任的成年男性那里得知，他们在 25 岁以前甚至更晚都没有过性交经

237

---

① 杜克斯，《呵护健康》（*Preservation of Health*），1884 年，第 150 页。

② 斯坦利·霍尔，《青春期》，第 1 卷，第 434 页。

③ 布罗克曼（F. S. Brockman），"美国学生的道德和宗教生活研究"（A Study of the Moral and Religious Life of Students in the United States），《教育学院》，1902 年。里面记录了很多令人同情的自述。

④ 摩拉格利亚，"正常女性和妓女的手淫"（Die Onanie beim normalen Weibe und bei den Prostituten），《犯罪人类学杂志》，1897 年，第 489 页。需要补充的一点是，摩拉格利亚不是一个特别严谨的研究者，但他在这个问题上的结论很可能接近真相。

历。他们的原话是'我们没有这种需要'（Wir haben nicht dieses Bedürfniss）。但是我相信，在瑞士的登山运动员当中，一般存在一定的手淫现象。"在热带国家，自慰发生在更早的年纪。例如，在委内瑞拉的西班牙克里奥尔人当中，恩斯特（Ernst）发现自慰在各个阶层的男孩女孩中蔚然成风。他们很早就学会了，从他们的奶妈那里，后者一般是社会地位较低的穆拉托妇女（Mulatto women），在诸多因素的影响下逐渐形成习惯。年轻男子经常沉迷于此，年轻女子也常常保持单身。[1] 对罗马女工人特别熟悉的尼科福提到，在女帽制造商和裁缝店的工作间，每天最热的时候（中午十二点至下午两点）经常出现这样的情况：在女主人或女工头睡着的时候，所有的女孩都开始自慰。[2] 在法国，以为乡村神甫向迪比尼保证，在首次来他们这里领圣餐的小女孩当中，12 个人当中有 11 人自慰。[3] 一位普鲁士少管所的医疗官告诉罗勒德，几乎所有青春期及以上年纪的在押人员都自慰。斯坦利·霍尔了解到，美国一所教养院中所有的少年犯都有自慰行为，自慰频率最高的人会被当作英雄。[4] 对意大利青少年犯罪有过深入研究的费里亚尼说道，即 238

---

[1]　恩斯特，"关于委内瑞拉人的人类学研究"（Anthropological Researches on the Population of Venezuela），《人类学学会备忘录》（Memoirs of the Anthropological Society），第 3 卷，1870 年，第 277 页。

[2]　尼科福，《正常人的行话》（Il Gergo nei Normali）等，1897 年，第 5 章。

[3]　迪比尼，《泌尿学》，第 64 页。然而，迪比尼说神学家们和决断论者一般对女人的自慰只字不提。

[4]　斯坦利·霍尔，《青春期》，第 1 卷，第 34 页。霍尔还提到，自慰在盲人当中特别普遍。

便所有的普通男孩和女孩都不自慰，有犯罪倾向的青少年肯定自慰。在 458 名成年男性罪犯当中，马尔罗（如在其《犯罪嫌疑人》[Caratten dei Delinquenti] 中所言）发现只有 72 人否认有过自慰，386 人承认自己很早就开始自慰，其中 140 人始于 13 岁之前。在 30 名女性罪犯当中，摩拉格利亚发现有 24 人承认有过，至少早年有过（8 人始于 10 岁前，伴随着月经早熟）；他怀疑在剩下的 6 人对这种行为也不是不了解。在各个层次的妓女当中，摩拉格利亚都发现了普遍的自慰（需要指出来的是，他似乎没有明确区分自慰和同性恋行为）。在 50 名妓女当中，所有人都有过自慰；28 人始于 6—11 岁，19 人始于 12—14 岁，大部分是从青春期开始——开始发育的年纪；还有 3 人从 15—16 岁开始；开始自慰的平均年龄是 11 岁，首次性交的平均年龄是 15 岁。[①] 在另外 180 名来自热那亚、都灵、威尼斯等地的妓女，以及 23 名意大利和外国"高级妓女"当中，摩拉格利亚得出了相同的结果，每个人都承认有过自慰，不少于 113 人相较于性交更喜欢自慰，不论是自己单独做还是相互的。据布兰福德（Blandford）的统计，在英国的精神病人以及智障者当中，男性自慰更常见；从纳克那里可知，德国也是如此；[②] 不过，文图里在意大利发现女性更普遍。[③]

　　自发性自慰的出现，似乎没有年龄限制。我前面提到过，

---

　　① 摩拉格利亚，《精神病学档案》，第 16 卷，第 4—5 期，第 313 页。

　　② 见"精神病院的性变态"（ Die Sexuellen Perversitäten in der Irrenanstalt ），《布莱登精神病学》（ Psychiatrische Bladen ），1899 年第 2 期。

　　③ 文图里，《异常性心理》，第 105、133、148 及 152 页。

1 岁以下的婴儿有摩擦大腿的行为。韦斯特（J. P. West）报告　239
了三个详细的关于童年早期的自慰案例——两名女孩，一名男
孩——这种行为完全是自发的，唯一的刺激因素可能来自衣服
等。[①] 很有可能，此类案例往往涉及遗传性的神经系统稳定性
缺陷。布洛克（Block）记录了一个小女孩的案例：她很聪明，
但特别害羞和沉默寡言，从两岁开始自发性的自慰，她母亲终
身都保持着自慰的习惯，甚至婚后也是如此；尽管怀孕期间没
有做，但心里特别想；小女孩的外祖母死在了一所收容"自慰
性精神病人"（masturbatory insanity）的救济院。

弗洛伊德认为，自体性欲现象在婴儿期很常见，任何敏感
部位的节奏性功能——首先是嘴唇——都可以轻易地诱发自慰。
在他看来，婴儿吮吸（德语"lüdein"或"lutschen"）手指就是
大家最熟悉的例子，嘴唇属于快感区，在吮吸乳房的时候很容
易受到温热的奶水的刺激。不过，弗洛伊德指出，这种情况仅
发生在嘴唇极其敏感的人身上，尤其是那些在后期很容易歇斯
底里的人。[②] 沙特尔沃思（G. E. Shuttleworth）也指出，神经过
敏的婴儿，即便只有几个月大，其烦躁不安和乱摸乱动有时候
会偶然引发愉悦的性感觉，这种体验反过来又加剧神经系统的
不稳定性，这是一个恶性循环。他发现，在具有遗传性神经质

---

① 韦斯特，《俄亥俄州儿科协会汇刊》（*Transactions of the Ohio Pediatric Society*），1895 年。《医学标准简报》（*Abstract in Medical Standard*），1895 年 11 月。温特（J. T. Winter）在其"婴儿期和童年的自渎"（Self-abusft in Infancy and Childhood），《美国妇产科杂志》，1902 年 6 月。

② 弗洛伊德，《论性理论》（*Abhandlungen zur Sexualtheorie*），第 36 页及以下诸页。

的年轻女孩身上，这一点比人们设想的更加普遍。[1]

在正常情况下，不同的人在青春期之间经验性高潮或任何
其他肉体快感的能力各不相同。通过诱导正常人的记忆，我发
现有些人在很小的年纪对性器官的无意触碰就可以触发肉体的
快感；在另一些人身上，偶然性的轻微刺激可以引发快感；其
他人则完全无感，直到青春期的到来。这种无感，不纯粹是因
为缺乏神经末梢的刺激。我了解的一个案例可以说明这一点。
一名 7 岁的男孩在同伴的煽动下，在数周的时间里，不时通过
摩擦阴茎引发勃起，但他完全无感。到了青春期，自发性的勃
起又伴随着正常的性感觉。[2]

有一位通信人给我提供了下列陈述：

"根据我在寄宿学校持续 5 年的观察，可能有 80% 的男孩
或多或少沉迷于此。不过我也不敢肯定，因为这个比例仅源
自 30 名小学生，尽管自慰行为很常见。我知道有一个寝室睡
了 7 个男孩，所有人都频繁地自慰，在床上，在衣柜里，有时
候在教室课堂上。我曾就寄宿学校的手淫情况询问过我的一些
朋友，他们在那儿待过；在自慰频率上，有些答案似乎相互矛
盾。朋友 A 是一名医生，他念的法国学校。他和我说，所有的
高年级男孩都有和年轻的同伴相互自慰。他还提到了手淫在英
国西部一所著名公学的盛行。B 也说自己学校里的所有男孩都

---

① 沙特尔沃思，《英国医学杂志》，1903 年 10 月 3 日。

② 关于童年期性现象的详细研究，参见莫尔的《儿童的性生活》（*Das
Sexualleben des Kindes*）；同见《性心理学研究》第六卷第二章。

自慰；G说大多数自己的同学手淫；L说人数过半。

"在我的学校，用手相互自慰和独自自慰同时存在；有时候，老练的大男孩引诱没有经验的小男孩。有一名15岁的早熟男孩总是选择一位10岁的男孩，因为'他的手像女人的手。'有时候，男孩们会爬上朋友的床一起找乐子。在后来的生活中，他们没有表现出性欲反向。另有一名大约14岁的男孩是在女仆的引诱下学会了抱枕头。据他的描述，想象枕头是一个女人可以增强快感。他说这种行为的乐趣在假期强烈得多，那时候他可以把姐姐的内裤塞进枕头以强化幻想。

"男孩们在青春期之前似乎更加自制。有些年长和聪明的自慰者懂得调控自慰的频率，就像已婚的男人懂得控制性交的次数。刚才提到的那位总是选择同一个对象的男孩，承认自己20天仅自慰一次，理由是超过这个频率将有害健康。我猜，平均下来，进入青春期的男孩约一周两次，小一点的男孩一周一次。我还从未遇见医生们经常记录的过度自慰情况，在这所学校里可能也有，只是男孩们有所隐瞒。

"我的经验证明，很多小伙觉得自慰应该受到斥责；但他们的借口是'每个人都这样'。有些人严肃地谴责它是一种有罪的行为，通常这些人的沉溺程度比其他人更高，做得也比别人更隐蔽。有些人似乎认为'它没有伤害'，但频率过高可能会阻碍成长，导致身体虚弱。大部分人无意隐瞒，并放大了从中得到的乐趣：它'比吃水果馅饼有趣得多'。

"我相信引发自慰的首要原因是高年级学生的启蒙，但也有其他偶然性的原因，例如发现摩擦阴茎带来快感，摩擦阴茎可

241

以平息愤怒，或者只是在早上醒来之时发现自己奇怪地握着勃起的阴茎。"

上述引文可能代表了大多数英国校园里的情况，尽管我自己倾向于认为校园里的自慰在很大程度上被高估了。的确，它在有些学校很猖獗，但在另一些学校却鲜为人知，只有少数人私下在做。我早期的个人记忆（私立学校）没有涉及任何自慰或同性恋现象，不过，这种幸福的无知也许是一个例外而不是常态。因为民族特点和气候的差别，以及英国更健康的生活条件，我认为英国校园里的性冲动没有大陆国家校园里那么早熟和明显。可能正是这种发育的相对延迟，引发了费雷罗所发现了差距（《欧洲的年轻人》[*L'Europa Giovane*]，第151—156页），还有年轻英国男子的性保守及其同胞的性羞怯心。

在德国，纳克也说（"性理论评论"[Kritisches zum Kapitel der Sexualität]，《精神病学档案》，第354—356页，1899年）自己在学校从未听说过自慰或同性恋。他还问过自己的医生朋友，他们说此类现象只是例外，很少发生，并被多数男孩视为"肮脏"（Schweinerei）的表现。在另一所德国学校，如霍赫（Hoche）所表明的，这种性行为非常普遍。显然，在不同的学校，甚至在同一所学校的不同时期，这些行为的普遍程度都可能很不一样。

在我看来，这种不一样是由两方面的原因导致的。首先是大男孩的影响，其次是校长的态度。下面的陈述来自一所英国著名公学的校长："25年前，当我第一次来到这所学校的时候，X医生正在针对该弊病进行改革，不少男孩被送走，有些被召

242

集单独谈话。然而，措施越是严厉，他们反而越猖獗。我自己想，这些措施可能有问题，因为情况越来越严重。事后，我从一名大男孩那里听说，这段时间他们经常私下谈论，觉得这事肯定有特别的地方，不然学校不会这么紧张。我和 X 医生从未讨论过这一点。当好奇心消散之后，这种事情应该也就少了。有人告诉我们要警告新来的男孩，此类行为对健康和道德有害，以免他们因为无知而陷入其中。我只和少数男孩说过。我认为，最重要的不是让他们知道这一点。我曾注意到一位男孩经常出错，然后我告诉他是如何自毁身体的。不知你有没有发现，只有小狗才行有悖自然之事，成年的狗从来不会。所以，假如两个小男孩有这种行为，也不过是出于自然的本能，它会自行调整过来。很多人觉得它是一种罪大恶极的行为，但持这种想法本身就一种罪。我看到，以前有很多可爱的小男孩被送走，身负恶名，自己却不知道为什么。按照这种逻辑，那些用手挠头的男孩也应该被开除。我相信，最合理的方式是像医生一样看待它，向男孩解释过度沉溺此类行为会造成何种生理影响。假如像苦行僧那样对待它，它将变成一场瘟疫。"然而，我并不支持完全忽视年轻人的这种性现象。关键不在事情本身，而是管理者的智慧和决策能力。一名称职的校长应该既要充分理解自体性欲和同性恋现象的性质，又能制定合理的策略来应对，根据自己的判断果断地加以实施。也有人会怀疑，有没 243 有必要让男孩们在性方面觉醒太早。他们的老师们可不会这么想。当然，女孩也是如此，类似的情况也不是没有，尽管没那么明显。

　　自慰在男性当中更普遍，还是在女性当中更普遍，不同人的看法很不一样。蒂索（Tissot）认为女性更多，克里斯蒂安认为男性更多，德朗德（Deslandes）和伊凡（Iwan）认为二者差不多，加尼尔说无法确定。劳森·泰特在其《女人的疾病》中说道，在英国，自慰在男孩中很常见，在女人中则相对少见。斯皮茨卡（Spitzka）在美国也发现女性自慰相对较少。还有德纳（Dana），他说男孩自慰现象要比女孩或成年人普遍。[①] 莫尔倾向于认为女性自慰从整体上来说比男性少。罗勒德认为，自慰行为在青春期之后的男女当中同样普遍，只是男性自慰频率更高，而女性对自慰更热情和投入。[②] 凯洛格（Kellogg）说自慰在美国的男女当中差不多，只是女性比男性更隐蔽。另一方面，同样是在美国，莫里斯说女性的长期自慰行为更普遍，理由是男孩有着更健康的生活和传统。普耶仔细研究过法国的自慰现象，他的结论是女性自慰更普遍，且与经济条件无关，尤其是在大城市。在俄罗斯，古德塞特在其《三十年的实践》（*Dreissig Jahre Praxis*）中说 10—16 岁男孩的自慰程度比同年龄段

244

---

　　① 毫无疑问，这是最常见的观点，经常在教科书中出现。然而，只有真正研究过这个问题的人才有资格做出判断。舒费尔特（R. W. Shufeldt）引述了诸多谨慎的研究人员的看法，认为女性自慰很难被发现（"关于一个女性性无能的案例"［On a Case of Female Impotency］，第 5—7 页）。

　　② 纳克关于精神病人的研究证实了这一点。他在一家规模较大的精神病院展开一项关于性变态的研究，发现中等程度的自慰在男性当中更普遍，极端程度的自慰在女性当中更常见。男性当中自慰频率最高的是精神能力最低的人（智障患者和低能者），精神能力越高（全身性麻痹患者），自慰次数越少；在女性当中，情况则刚好相反。（纳克，"精神病院的性变态"，《布莱登精神病与神经病杂志》，1899 年第 2 期。）

的女孩更高，后者对此既不怎么了解，也没什么兴趣；不过在16岁之后，女性的频率要高于男性。纳克相信，有足够的证据表明德国的情况也是如此。阿德勒说自慰在德国女性当中很普遍。摩拉格利亚基于自己的研究得出了相同的结论。他提到了一点，即男性的性中心只有阴茎，女性的性中心则有好几个，包括阴蒂、阴道、子宫和乳房。[①] 这一点非常重要，我在别的地方也提到过。他还提到他认识一名妓女，一名发育很好的深肤色女子，有轻微的神经质气质，向他吹嘘说自己知道十四种自慰方法。

我的观点是，自慰在两性当中的分布问题，这个问题本身在一定程度上就不够清晰，我在前面已经指出了原因，即大家只考虑了某一类的自体性欲现象。我们应该对这些事实加以区别和分类。假如仅仅考虑年幼的儿童，现有证据表明它在女性当中更常见，[②] 这一点和如下事实相吻合：青春期早熟在女性当中更常见。[③] 在青春期的男孩和女孩当中，既可能频繁自慰，也可能偶尔自慰，有时候没有人们想得那么多；很难说是

245

① 有时候也会有乳房自慰，如见罗勒德，《自慰》（第 32—33 页），只是很少发生。

② 希施斯普龙在多年前就基于自己的经验提到了这一点。见罗勒德，同上，第 44—47 页。

③ 当然，在很多案例当中，生理上的早熟和性习惯的早熟相关联。有一个相关的案例提到，一名来自健康家庭的 7 岁漂亮女孩，特别聪明，从 3 岁开始就偷偷地开始自慰（《精神病学家和神经学家》，1895 年 10 月）。她的阴蒂及整个阴部就和成年女性一样，知道的事情和普通女人一样多。通过细心的照料和卫生护理，这种情况被治愈了，最后状态不错。一位医生朋友告诉我，有一名两岁女孩的生殖器官发育程度很高，经常自己摩擦。

男孩多，还是女孩多。有人说男孩更频繁，因为女孩的性冲动及由此导致的自慰倾向相对较晚，也没有那么容易。然而，要知道男孩的传统及其活跃的生活方式有可能缓解他们的自慰倾向，女孩则没有类似的抵消因素。[①] 在关于性欲反向的研究当中，我发现无知及传统的缺失是构成同性恋倾向在女性中盛行的可能性因素。[②] 在青春期之后，我认为女性的自慰无疑比男性普遍。这时候的男性大多已经接受了通过异性获得性满足的方式，而女性在很大程度上还没有。此外，女性的性冲动在青春期过后往往变得更加强烈，自觉意识更明显。有些活跃、聪明的健康女性在平时的生活中很纯洁，但偶尔也会自慰（尤其是在行经前后），这一点让我印象深刻。其他人也证实了这一点。有一位知道很多女人秘密的女士告诉我，她相信所有的女人都保留了婚前的自慰习惯，因为她知道很多相关的证据。[③] 这位女士的话当然有待证实，但我相信它比较符合那些在建立正常性关系之后，因为种种原因被迫与之脱离并独自生活的年

246

---

① 纽约的莫里斯已经指出了传统对此的影响。他说道，"在男孩当中，形成了自渎有害健康的观念。在女孩当中，则没有这种保守的传统。"基尔南博士在一封私人信件中写道："据说，有些年轻女子因为无知或其他方面的原因，并不像男人那样认为对自慰心怀恐惧。"类似的，古德塞特提到男人往往被告知不要自慰，因而害怕引发不良后果；女孩即便收到警告，也不会太放在心上。他补充说，在健康的女性身上，自慰没有什么不良后果，甚至过度自慰也无妨。下面这段话出自一位从医的印度友人，应该可以代表很多女人的态度："有一天，一位英国女患者说自己教会了一位上校17岁的女儿自慰，理由是：'可怜的女孩，她经常梦见男人，为了避免她被男人引诱然后怀孕，我教给她如何自己来，这样更安全，毕竟它的体验和男人一样。'"

② 霭理士，《性心理学研究》第二卷，《性欲反向》，第四章。

③ 如见第三卷的附录，我在那里概括了普通人的性生活史。

轻、健康女性。① 此外还要记住，还有一些女性存在明显的先天性性感觉缺失（无疑，她们和正常的健康女性不一样），其性本能从未被唤起，不仅没有自慰，对正常的性满足方式也提不起兴趣；其中有相当一部分人通过我前面提到的被动方式得到满足。以这种方式呈现的自体性欲现象，即自发性的空想，没有或很少主动介入，定然在女性当中更常见。另一方面，睡眠期间发生的自体性欲现象似乎在男性当中更普遍，尽管这种现象对女性清醒状态下的精神生活中有着更广泛和深刻的影响。

布雷东（Restii de la Bretonne）也许是最早对女性自慰给出精确描述的人。1755 年，他认识了一位年轻的黑人女子，相貌普通但身材匀称，性格温和，在女修道院学习过。有一天，发现她从窗户里凝视一位她喜欢的年轻男子，然后变得很兴奋。"她看上去躁动不安，我走近她，还以为她在宣泄爱慕之情；然后她脸红了，长长地叹了一口气，停止了动作，站在那里伸展开僵直的双腿，好像觉得有点疼。"进一步的迹象表明，她的手 247 也参与了这项活动。（《尼古拉斯先生》，第 6 卷，第 143 页。）

在 18 世纪的版画中，也有对女性自慰的形象描述。在法国，鲍杜因（Baudouin）的"午间"（Le Midi）描绘了一名优雅的年轻女子在花园凉亭中，刚刚放下手中的书和遮阳伞，慵懒地靠在那儿，手朝着裙子的开口游走（见福克斯 [Fuchs] 的《绘画中的情色元素》[*Das Erotische Element in der Karikatur*]，图 92 ）。

---

① E. H. 史密斯也说到，在医生看来，大多数女性在 25—35 岁之间表现出了明显的自慰习惯。

关于女性自慰，研究最细致的是阿德勒，他详细地记录了一位 30 岁女性的自体性欲表现，此人聪慧无偏见，从 20 岁开始自慰，隔几周一次。她的自慰行为具有如下特征：（1）月经前后，不由自主；（2）用来治愈失眠；（3）有时候用温水清洗阴部；（4）春梦之后；（5）十分突然，没有明确原因。自慰过程可以分为两个阶段：（1）不完全兴奋，（2）最高的快感和满足感。它只发生在晚上或傍晚，要有特定的姿势，右膝弯曲，右脚靠着伸直的左膝；右手食指和中指在左侧小阴唇的下三分之一处动作，使之与下面的部位摩擦。在这个阶段，自慰有时候会中断，要么因为自控力，要么因为胳膊累了。事后不会分泌黏液，身上也不会流汗，只是有一定的疲惫感和满足感，然后睡觉。不过，假如继续的话，就会到达第二个阶段，中指插入阴道，食指停留在阴唇上，手的其他部分抓住和挤压整个阴部，从耻骨到肛门做前后运动，左手也常常用来支撑和辅助右手。这时候，阴部会有一种伞状的触感，数秒或更长时间之后，就会感觉到一种彻底的快感和满足感。与此同时，骨盆会不由自主地抬高（不过是在她有过性交经验之后），分泌粘液让手变湿，黏液有一种味道，和阴道平时分泌粘液味道很不一样，还有，阴道里的中指会感受到整个阴道壁的轻微收缩。性高潮持续好些秒，同时阴道持续收缩，然后伴随着一种整体性的幸福感慢慢平息下来，手指滑出阴道，全身流汗，很快就会睡着。假如这些没有发生，就会频繁地感觉到骶骨那里有一种感觉，持续好几个小时，尤其是坐着的时候。春梦之后的自慰（有但很少），第一个阶段在梦中就完成了，第二个阶段更快。在此

248

期间，只会偶尔想到男人或性交，注意力集中在即将到来的高潮。事后往往会自责。（阿德勒，《不完美的女性感觉》，1904年，第26—29页。）这个案例中的现象应该很有代表性，但也会有很多个体性的差异。粘液分泌和阴道收缩在性高潮之前经常出现，而手指插入阴道的行为，在没有性经验的女性身上不常发生，甚至有过性经验的女性也很少这样做。

接下来要讨论的是习惯性自慰引发的症状和后果。在过去，这一点好像是人们在自体性欲问题上的唯一关注点。似乎是一个18世纪初的英国人，首先让公众注意到自慰具有所谓的不良后果。他的著作在伦敦出版，书名是《手淫，或可憎的自渎之罪，它给男性和女性带来的可怕后果，从精神和生理等方面来考察》(*Onania, or the Heinous Sin of Self-pollution, and all its Frightful Consequences in both Sexes, Considered, with Spiritual and Physical Advice*)。此书不是一本医学著作，其内容在今天的报纸上不过是一些老生常谈，很有代表性。在此书的第二版当中，收录了很多紧张和过分忧虑的年轻男女的来信，他们不好意思拜访作者，只是在信中要求作者给自己寄一瓶他的"强效酊"(Strengthening Tincture)，说自己愿意出半个、一个甚至更多基尼金币(guinea)的价格。至于"强效酊"的成分，我们不知道。[1] 这本书后来被认为出自一位名叫贝克尔斯(Bekkers)的人，据说出版次

---

[1]　不过，在此书的最后有一则广告，"罗宾逊医生论面包皮的好处和效果，在早餐时吃"(Dr. Robinson's Treatise on the Virtues and Efficacy of a Crust of Bread, Eat Early in the Morning Fasting)。

249　数不少于八次，并被翻译成了德语。洛桑市（Lausanne）的蒂
索后来又出了《论自慰：手淫引起的疾病》（*Traité de l'Onanisme: Dissertation sur les Maladies produites par la Masturbation*），首先以拉丁文
出版（1760年），后来以法语出版（1764年），后来几乎欧洲各
国都出了翻译版。他将自慰视为一种犯罪，一种"自杀行为"。
此书用华丽的辞藻和夸张的手法大肆宣扬自慰会导致巨大的伤
害，如克里斯蒂安所言，其叙述风格既像卢梭，又像一名虔诚
的基督徒。蒂索只是把用到手的自渎归为"手淫"的名下。不
久之后，伏尔泰在其《哲学辞典》（*Dictionnaire Philosophique*）中赋
予了它更宽泛的含义，并使其进一步大众化。后来（1836年），
拉勒芒（Lallemand）写了一本相对更科学的书，但仍然把自慰
视为万恶之源。这四位作家——《手淫》的作者、蒂索、伏尔
泰和拉勒芒——要负很大的责任。很多医学权威的错误观念，
借由传统遗留到了我们这个时代，给肆无忌惮的江湖骗子留下
了可乘之机；成千上万既无辜又无知的年轻人默默承受的懊
恼，在很大程度都要归咎于这四位"好心办坏事"的作者（在
这个问题上）。

　　在上个世纪，各类医学权威列举了无数自慰引发的症状和
后果，不管真真假假。精神病，癫痫，各种形式的眼病，眶上
头疼，后脑勺疼（斯皮茨卡），头顶的奇怪感觉（萨维奇［G. H.
Savage］），各种形式的神经痛（安斯蒂和查普曼［J. Chapman］），
后背下方的皮肤敏感（查普曼），年轻女孩的乳房敏感（拉
卡萨涅），乳房肥大（奥森多夫斯基［Ossendovsky］），哮喘
（J. 派尔），心脏杂音（希尔利），伤口出现水泡（巴拉迪克

［Baraduc］），痤疮和其他形式的皮肤出疹（《手淫》的作者克里普森［Clipson］），瞳孔扩张（斯基恩［Skene］，路易斯［Lewis］和摩拉格利亚），眼睛上视和斜视（普耶），黑眼圈，间歇性耳聋（博尼耶［Bonnier］），痛经（查普曼），子宫和阴道黏膜炎（温克尔和普耶），卵巢疾病（杰西特［Jessett］），皮肤苍白无色（路易斯，摩拉格利亚），红鼻子（格鲁纳［Gruner］），鼻出血（乔尔［Joal］，麦肯齐［J. N. Mackenzie］），鼻子变形（弗利斯），青春期痉挛性咳嗽（高尔斯［Gowers］），阴道酸度过高（舒费尔特），年轻女性尿失禁（吉朗多［Girandeau］），女性手上长疣（杜尔［Durr］，克里希玛［Kriechmar］，冯奥耶［von Oye］），视觉和味觉出现幻象（格里津格［Griesinger］，路易斯），糖尿病（赫特［Herter］），女性皮肤上出现难以形容的味道（斯基恩）。这些还只是小部分。①

250

毫无疑问，上述不少现象与自慰存在一定的联系；不够健康的有机体在频繁自慰之后可能真的导致部分疾病。但是，说自慰导致了以上所有不良后果，对于这个结论，我们必须谨慎，因为证据并不可靠。在天生健康的个体身上，自慰仅能引发轻微的功能紊乱，而且还是在过度自慰的情况下。要阐述自慰的病理关系，我们可以首先简单地考察一些典型的和重要的紊乱症。

若神经系统负担过重，眼睛是最容易受影响的器官之一，因其极为精妙和脆弱。很多眼睛问题被普遍认为是由自慰引起

---

① 普耶一个人就列出了超过一百种的病态特征和后果。

的。然而，经验丰富的眼科专家经过谨慎的研究，发现自慰并非引发眼病的单一性原因。在德国，布雷斯劳（Breslau）杰出

251　的眼科医生赫尔曼·科恩对此有过充分的研究。[①] 他认为所有的年轻男女在一定程度上都有自慰行为，只有过度自慰才可能导致眼睛问题。在他研究过的大部分眼病案例中，存在每天自慰好几次的情况，持续 5—7 年，不少人长达 10 年，甚至有一个人持续了 23 年。显然，这种情况是不正常的，必然会引发不良后果。有些人停止自慰之后，眼病得到了改善。然而，即便在这些情况下，病情也比较轻微，出现最多的是闪光幻觉（一种对光的主观感觉），瞳孔、视力、颜色感知和视网膜都正常。有些案例出现了恐光，还有结膜炎和视觉调节失灵。后来，萨尔蒙·科恩（Salmo Cohn）在关于女性眼睛与性器官之联系的独著中，给出了无数与自慰相关，出现在年轻女性当中的眼病。不过，大部分案例存在长期过度自慰的情况，而且问题通常不算严重。[②] 在英国，鲍尔（Power）也调查了性系统与眼部疾病的关系，他倾向于认为自慰的影响被夸大了，但自慰的确可以引起很多小问题，如对光调节失灵、飞蚊症、肌肉性视觉疲劳、眼痉挛以及结膜炎。他还指出，更严重的眼睛问题通常是由过度性交、完全禁欲和月经紊乱引发的，尤其是月经紊乱。由此可见，即便是对微妙的视觉系统，自慰也没有产生影

---

① "自慰引发的眼病"（Augenkrankheiten bei Masturbanten），卡纳普－施威格（Knapp-Schweigger）的《眼科档案》（*Archiv für Augenheilkunde*），第 2 卷，1882 年，第 198 页。

② 萨尔蒙·科恩，《子宫和眼睛》（*Uterus und Auge*），1890 年，第 63—66 页。

响，除非具有遗传性缺陷的有机体过度自慰；甚至在这种情况下，有影响也微乎其微，且这种影响不是纯粹由自慰引发的，而是和其他性系统紊乱共同作用的结果；有时候，自慰的作用甚至还不如后者大。

现在，我们再来看看自慰对精神病和神经疾病的影响。首 252 先，我们会看到蒂索及其追随者的医学理论在过去的一百年里所造成的巨大影响。高尔曾宣称精神虚弱是导致自慰的原因，而不是自慰的结果。[①] 然而，高尔是孤独的。在本世纪初，声誉卓越的威廉·埃利斯爵士（Sir William Ellis）充满自信地写道："毋庸置疑，精神病院中的大部分病人都是因为这个原因才患的病。"他也承认，自慰有时候只是引发一些轻微的症状；但他接着断言，自慰"所导致的恶果，迄今尚未得到揭露，而它应该得到揭露，""有大量的案例表明"，自慰是导致痴呆的真正原因。[②] 埃斯基罗尔也持类似的看法。在这一百年的时间里，这种观点以一种传统的方式得到保留，甚至遗留到了今天。很多神经病学家没有意识到自慰的普遍性，也不曾去区分原因和结果，或者排除遗传性神经因素的影响，把大量精神疾病归咎为简单的自慰，如精神病、智障、癫痫和脊髓疾病。1875—1907年，在关押于纽约马特宛州立医院（Matteawan State Hospital）的精神病犯人当中，有 160 名男性（共 2595 人）的病因被归结为自慰。据克拉拉·巴瑞斯医生（Dr. Clara Barrus）的研究，

① 《大脑的功能》，1825 年，第 3 卷，第 337 页。
② 威廉·埃利斯，《论精神病》，1838 年，第 335、340 页。

在 121 名年轻的女精神病人当中，有 10 人的病情是由自慰导致的。① 还有很多类似的研究发现，这里就不做列举了。

253　　在上个世纪，第一位理性看待自慰的权威似乎是格里津格。尽管难免受流俗观点的影响，格里津格认识到，自慰的不良后果，更多地是由看待自慰的社会态度引发的，而不是由自慰行为本身导致的。他写道，"和这种压倒性力量的持续斗争总是以失败告终，手淫的人常常在羞耻、懊恼、好意和恼怒的精神状态中挣扎；我们认为，这比自慰直接导致的生理后果重要得多。"他还补充道，自慰不会引发特别的症状，一般而言，自慰是一种结果而不是原因。后来，格里津格的科学观点逐渐得到了确证和发展。不过，这位杰出的精神病学家也认为，童年时期的自慰有可能导致精神错乱。贝尔康（Berkhan）在关于儿童精神病的研究中发现，没有一个案例是由自慰导致的。沃格尔（Vogel）、乌费尔曼（Uffelmann）和埃明霍乌斯（H. Emminghaus）也在类似的研究中得出了差不多的结论。② 埃明霍乌斯坚持认为，只有在具有先天性神经系统缺陷的身上，自慰才会引发严重的后果。基尔南基于自己丰富的临床经验（在一封私人信件中）写道，"大部分被归咎于自慰的案例，真正的原因要么是青春期痴呆，要么是歇斯底里，自慰是一种结果而

---

①　克拉拉·巴瑞斯，"年轻女性当中的精神病"（Insanity in Young Women），《神经和精神疾病杂志》（*Journal of Nervom and Mental Disease*），1896 年 6 月。

②　如见埃明霍乌斯，"儿童的精神病"（Die Psychosen des Kindesalters），格兰特（Gerlandt）《儿科疾病手册》（*Handbuch der Kinder-Krankheiten*），附录 2，第 61—63 页。

不是原因。"克里斯蒂安在医院、精神病院和城乡私人诊所有过20年的实践经验，从未发现由自慰引发的严重不良后果。[①]不过，他觉得自慰的不良后果在女性身上可能更明显。与此相反，耶罗利（Yellowlees）则认为"它对于女性的伤害可能要低于男性"。这也是哈蒙德的看法。古德塞特也是如此，尽管他发现女性的自慰程度更深。纳克也对这个问题给予了特别的关注，在女性当中没有发现一例明显是由自慰导致的精神错乱。[②]科赫（Koch）也得出了类似的结论，尽管他认为自慰有可能在男性和女性当中造成一定程度的精神扭曲和退化。不过他也指出，"适度的自慰是无害的，最容易自慰且频率偏高的人，是那些神经系统已经受到伤害的人，"不良后果的主要源头是自责以及对自慰冲动的斗争。[③]卡尔鲍姆（Kahlbaum）将紧张性精神分裂症（katatonia）单列出来（后来并未得到普遍认可），在传统观念的影响下，将长期的过度自慰视为其首要原因。但据我所知，他从未说过自慰足以在健康个体身上导致紧张性精神分裂。基尔南是最早研究这种精神病的专家之一，他谨慎地指出，自慰很可能是变态神经系统的一种表现而非原因。[④]莫兹利（Maudsley）（在《身与心》[Body and Mind]中）把自慰视为一种典型性精神病的特殊诱因，但同时也谨慎

254

---

① 克里斯蒂安，条目"手淫"（Onanisme），《医学百科全书词典》。

② 纳克，《女性的犯罪行为和精神问题》（*Verbrechen und Wahnsinn beim Weibe*），1894年，第57页。

③ 科赫，《精神错乱与自卑》（*Psychopathischen Minderwertigkeiten*），1892年，第273页及以下诸页。

④ 基尔南，《美国精神病学杂志》，1877年7月。

地指出："无论如何，我认为自渎几乎总是在和严重神经衰弱的共同作用下产生影响。"[1] 舒勒（Schüle）也曾定义过一种特别的自慰性精神病。但是从总体上来看，反对这种疾病分类方式的趋势越来越明显。克拉夫特－埃宾一直持反对意见，纳克也是。克雷佩林（Kraepelin）说过度自慰只有发生在预先有倾向的人身上才可能引发严重后果。福莱尔（Forel）和洛温菲尔德也是如此，还有早期的特鲁索（Trousseau）。[2] 的确，马尔罗在其关于青春期的详细研究中接受了一种所谓的自慰性精神病，但他只给出了一个案例：一名年轻男子表现出了各种退化（degeneracy）的征兆，他还有一名酗酒的父亲。这个案例根本不能说明单纯的自慰可能带来不良后果。[3] 甚至是数年来一直持传统看法并承认存在特定"自慰性精神病"的斯皮茨卡，也在其结论中谨慎地指出："自渎若要引发精神病，必须发生得很早，并持续很长时间。但是在健康的正常人身上，即便具备这些条件，也不足以导致真正的躁狂症。"[4] 要知道，在"健康的正常人"身上，没有证据表明自慰"发生很早并持续很长时间"。于是，他所说的"典型的自慰性精神病"在很大程度上被排除了。显然，像马尔罗和斯皮茨卡这样的杰出研究者一方面

---

① 莫兹利以生动有力的方式，在"诸精神疾病例释"（Illustrations of a Variety of Insanity）中讨论了偶尔与自慰有关的极端精神病，见《精神科学杂志》，1868 年 7 月。

② 如见洛温菲尔德，《性生活和神经紊乱》，第 2 版，第 8 章。

③ 马尔罗，《青春期》，都灵，1898 年，第 174 页。

④ 斯皮茨卡，"几个自慰案例"（Cases of Masturbatio），《精神科学杂志》，1888 年 7 月。

受到了传统观念的影响，另一方面又受到了自身科学研究的影响，这两种影响彼此冲突。

最近的研究权威们几乎一致反对把自慰视为精神病的致病原因。罗勒德虽然在其综合性的专著中（《自慰》，1899 年，第185—192 页）以一种非常严肃的观点看待自慰的不良后果，但也指出了当前的主流观点，即认为"自慰从来不是精神病的直接原因。"他补充道（和库什曼［Curschmann］一样），至多只能对潜在的精神病起促进作用。他说从整体上来看，一流的研究权威们都认为自慰可能有损精神力量，弱化记忆和压制智力活动；在遗传性神经衰弱患者身上则可能引发多疑症、疑心病和歇斯底里之类的轻微精神疾病；无论如何，它绝不会导致妄想症或全身性麻痹之类的严重精神病。如凯洛格所言，"假如它真的可以引发精神病，估计整个人类早就都变成自慰性精神病了……它对年幼的儿童及所有神经系统较弱的人有害，""神经衰弱和神经过敏的患者普遍具有通常被归咎于自慰的生理特征。"（凯洛格，《精神疾病教科书》［*A Text-book of Mental Diseases*］，1897 年，第 94—95 页。）耶罗利在图克《心理学医学辞典》"自慰"条目的开篇就说道，基于前人一些鲁莽言论引起的偏见，必须要说"除非长期性的过度自慰，没有发现自慰带来永久性的不良后果。"纳克也说道（"性理论评论"，《精神病学档案》，1899 年）："自慰既不会造成生理影响，也没有精神影响；不存在任何特定的自慰性精神病，我认为，只有在那些已经具有精神病倾向的人身上，自慰才会引发精神问题。"这

256

种观点如今已得到了普遍的认可，这一点体现在了非医学专业作者莫蒂默最近出版的一本著作中，里面对自慰的讨论比较谨慎，且态度温和（《论人类的爱》，第 199—205 页）。

此外，还有专家证人的证词同样关键，蒂索等人塑造的传统逐渐被遗忘。韦斯特（O. West）在 40 年前写道，"我在自己的研究生涯中接触过无数妇女和儿童；在儿童当中，我没有见到一例惊厥症、癫痫或智障是由自慰*诱*发的。在女性当中，我也没有遇到一例青春期过后的歇斯底里、癫痫或精神错乱是由自慰*引*发的，自慰不是导致精神疾病的原因。"[1] 高尔斯的态度没有这么肯定，但也认为自慰不会导致真正的癫痫，仅可能引发非典型性发作，一种介于类癔病和类癫痫之间的症状；他经常在男孩当中看到这种联系。[2] 在莱顿（Leyden）那里，脊髓疾病的致病原因不包括任何形式的过度性行为。厄尔布（Erb）说道，"适度的自慰并不比自然性交更容易对脊髓造成伤害，它没有不良后果。"[3] 他认为正常性交引发的性高潮和个人自慰引发的性高潮没有区别。这也是图卢兹（Toulouse）、菲尔布林格（Fürbringer）以及库什曼的观点，鲁博（Roubaud）早期也是如此。

尽管这些研究权威认为自慰不会导致精神或神经疾病的观点是合理的，然而在我看来，说自慰的不良后果并不比性交多

257

---

① 韦斯特，《柳叶刀》，1866 年 11 月 17 日。

② 高尔斯，《癫痫》（*Epilepsy*），1881 年，第 31 页。洛温菲尔德相信癫痫发作是由自慰导致的。费雷认为癫痫和歇斯底里可能都是由自慰导致的。

③ 齐姆森（Ziemssen），《手册》（*Handbuch*），第 11 卷。

的结论过于草率。假如性交是一个纯粹的生理过程，这个判断也许合理。但是，性高潮通常和大量由异性唤起的强烈性情感相关；性交带来的满足感不仅包括生理发泄，还包含这些情感所唤起的快感。没有欲求对象在场的性高潮，无论带来怎样的解脱感，事后始终会有一种不满足或压抑感，甚至觉得精疲力竭，通常还有懊恼和羞耻感。斯坦利·霍尔也表达过类似的看法。[1] 事实上，约翰·亨特（John Hunter）也曾指出自慰比性交更可能走向过度。有人说自慰所涉及的神经系统负担要比性交更重，这一点还不确定。[2] 无论如何，自慰带来的伤害并不比性交多的说法在一定程度上具有误导性。[3]

通过对这个问题的总体性回顾，我们的结论是：健康个体 258 的适度自慰不一定会引发不良后果。[4] 至于一般性的症状，我们也许可以接受 1861 年柏林妇产科协会关于女性自慰的讨论意见，即不存在可靠的自慰症状，不论男女。[5]

---

① 《青春期》，第 1 卷，第 441 页。

② 关于这一点的讨论，见罗勒德，《自慰》，第 168—175 页。

③ 值得一提的是，医生们对自慰无害论的强调往往过于绝对。例如，约翰·亨特（《论性病》[Treatise on the Venereal Disease]，1786 年，第 200 页）指出"论及此问题的书本所带来的伤害比好处多"，并补充道"我认为可以确认，自慰对整体的伤害还不如性交大。"詹姆士·佩吉特爵士在其关于"性疑病症"（Sexual Hypochondriasis）的讲座中说道："相较于性交，在频率相同、整体健康状况、年龄及环境都相同的情况下，自慰带来的伤害并不会更多，也不会更少。"

④ 需要注意的是，这个结论似乎对动物也成立。高度杂交的马有可能出现过度自慰的情况并引发不良后果。不用说，高度杂交的马有可能不正常。

⑤ 鲁迪奇基于广泛的经验得出了同样的结论（和马蒂诺相反）。他经常发现，承认经常自慰的年轻女孩，其性器官是健康和正常的。他对这一点的确证更加值得我们注意，因为他是塔迪厄（Tardieu）的学生，后者很重视（转下页）

　　最后，如克劳斯顿所言，反方的观点也许也可以基于如下事实得到解释，即他们忽略了或没有充分认识到遗传和性格的影响。他们就像那些以不科学的方式研究饮酒癖的人，后者仅仅描述酒精带来的危害，却没有发现饮酒癖的首要原因不在酒精，而在于酒精所影响的有机体结构。过度的自慰也许会起到诱发作用，如那些古老的谚语所言，就像一根点燃的火柴。但我们必须记住普遍的真理：火柴是扔向一堆火药，还是扔进大海，结果很不一样。

259　　虽然过去一百年里的传统是错的，但必须要指出来的是，即便是健康或比较健康的个体，任何过度的自慰仍然有可能造成轻微的伤害，如皮肤、消化系统和循环系统的失调。就像性交过度或睡眠期间性兴奋过于频繁，神经系统的整体兴奋度会有所下降。其中最重要的后果——尽管它的发生通常也存在一定的病态基础——可能就是有着多种表现的神经衰弱。毫无疑问，自希波克拉底以来的古老信条之所以流传至今，即纵欲过

（接上页）性变态和性放纵的局部特征。（鲁迪奇，《法医学观察要点》[*Notes et Observations de Médecine Légale*]，1896 年，第 95 页。）马修斯·邓肯经常注意到，自慰女性的外生殖器尺寸偏小甚至发育不全。（《关于女性不育症的冈尔斯顿讲座》[*Gonlstonian Lectures on Sterility in Women*]）克拉拉·巴瑞斯认为，自慰和女性外生殖器肥大之间没有必然的联系，尽管在 6 名长期自慰的女性当中，她发现有 3 人存在这个问题（《美国精神病学杂志》，1895 年 4 月，第 479 页）。贝赫捷列夫（Bechterew）否认自慰可以导致阴茎增大，哈蒙德认为没有证据表明自慰会使阴蒂变大，古特塞特说它不会使小阴唇变大。无论如何，这一点值得怀疑。在诸多案例中，没有充分的证据可以证明自慰能够增大性器官的尺寸；不过，我们仍然有必要弄清楚，性器官的尺寸和自慰到底哪一个是原因，哪一个是结果。

度引发脊髓疾病和自慰导致精神病，在很大程度上是因为人们没有识别出神经衰弱症。

奥伊伦堡记录了以下案例，它们也许属于典型的、与自慰相关的神经紊乱，且经常被认为纯粹是由自慰习惯导致的：H.小姐，28 岁，深肤色，体格健壮，形体发育成熟，没有贫血症或萎黄症，但表情冷漠，有蓝眼圈，过分担心自己患病，有忧郁感；她抱怨脑袋很沉（"就像脑袋要爆炸"），眼花，耳鸣，有闪光幻觉，偏头痛，背上和骶骨区域疼，有脊髓衰弱的症状，稍微一动就觉得疲劳；她站着的时候，闭着眼睛摇晃，肌腱反应夸张；有压迫感，肋间神经痛，有神经衰弱性消化不良的各种症状，胃灼痛，恶心，胃胀气，腹中积气，时而便秘时而腹泻。她抱怨最多的是下腹部有负重感和疼痛感，由轻微的运动和某种形式的自渎引发（伴随有阴蒂痉挛），尤其是要来月经的时候，粘液分泌量很大，伴随典型性的疼痛感和高度的兴奋感。月经不正常，每次量很大。经检查发现小阴唇肿大过长，呈褐色；阴道特别大，处女膜未发育，子宫后屈。经过大量的说服工作，病人承认自己在 12 岁的时候，因为一名 16 岁的男孩不断尝试和她性交，自己被迫频繁自慰。尽管感到特别羞耻和悔恨，但并未阻止她养成习惯。她母亲早就去世了，自己独自与患病的父亲生活，没有人可以听她吐露心声。因为觉得自己不是处女，拒绝了好几次求婚，于是精神状况进一步发生恶化。（奥伊伦堡，《性神经病变》，第 31 页。）

260

自比尔德首次描述神经衰弱症之后，人们就性紊乱与神经衰弱的关系发表了各种意见。吉勒斯在其关于神经衰弱的独著中延续了沙尔科学派的传统，不经讨论就否定了它与性的关系。宾斯万格（Binswanger）一方面看到几乎所有的神经衰弱患者都承认自己曾有过自慰行为，另一方面认为自慰并不是导致神经衰弱的重要原因，它与性交的区别仅仅在于自慰的机会更多，且性紊乱导致的神经衰弱在大多数案例当中是次要的（《神经衰弱的病因与治疗》[Die Pathologie und Therapie der Neurasthenie]）。另一方面，特别重视自慰现象的罗勒德相信，它导致的最严重后果就是神经衰弱问题。克拉夫特－埃宾提出自慰是神经衰弱的致病原因之一。克里斯蒂安、莱顿、厄尔布、罗森塔尔、比尔德、胡默尔（Hummel）、哈蒙德、科恩、库什曼、萨维尔（Savill）、赫尔曼及菲尔布林格都认为神经衰弱是自慰引发的重要后果。柯林斯（Collins）和菲利普（Phillip）在分析了 333 例神经衰弱症之后，发现有 123 例明显是由劳累过度或自慰引起的（《医学记录》，1899 年 3 月 25 日）。弗洛伊德总结道，神经衰弱几乎总是和过度自慰或遗精相关。（如见《神经官能症小集》，第 1 卷，第 187 页。）卡特尔（Gattel）经过仔细研究也证实了这一点（《关于神经衰弱与焦虑症的性原因》[Ueber die Sexuellen Ursachen der Neurasthenie und Angstneurose]，1898 年）。在克拉夫特－埃宾维也纳的诊所当中，卡特尔连续调查了 100 个关于功能性神经紊乱的案例，发现每一个神经衰弱的男性（共 28 人）都有自慰行为；同时在 15 名神经衰弱的女性当中，只有 1 人没有自慰，但她进行无射精行为的性交（coitus reservatus）。不考虑具体的神经紊乱形式，卡特尔发现在 42 名女性当中有

18人承认自慰，在58名男性当中有36人承认自慰（男性的比例相对较高，但这里的男性大部分是年轻人，女性大多数更加成熟）。但必须始终记住，我们没有在健康人群做相应的调查和统计；还有，我们必须区分哪一个在前，哪一个在后；很可能，神经衰弱的人特别倾向于自慰。布洛赫就是这么看的，说这是一个恶性循环。 261

从整体上看，神经衰弱无疑与过度自慰相关。但是，即便神经衰弱很可能源自或伴随于自慰，卡特尔的结论仍然不成立，后者认为神经衰弱症患者不存在遗传性的神经问题。我们必须在两种对立观点之间站稳脚跟，一方宣称遗传是导致功能性神经紊乱的唯一原因，另一方则认为可能触发这种紊乱的偶发因素本身构成了神经衰弱的充分条件。

在我看来，始于青春期之前的过度自慰经常导致性交不宜和性冷淡，还有时候会导致性过敏，包括早泄和阳痿。不过，若过度自慰始于青春期之后，这种情况就很少发生。在女性当中，我发现自慰是导致厌恶正常性交的重要原因。在这种情况下，某些外围刺激或异常的精神刺激使得生理上的性高潮适应了某种条件，后者与异性在正常性交中施加的刺激完全不一样。在青春期，正常的性欲和性魅力虽然可以被感受到，但由于生理上的性感觉因为自慰已经适应了非正常条件，使得这些新出现和更正常的性魅力停留在纯粹的理想化状态，缺乏强烈的感官冲动与之相关联。我非常肯定在很多女性身上，尤其是高智商的女性，早熟的过度自慰是导致生理上的感官冲动与理想化情感在后期相分离的主要原因，尽管不一定是唯一的原因。在高级情感得到表达之前，感官冲动已然进化和变态，两者渐行渐远。这是诸个人悲剧和家庭不幸的共同来源，尽管这种冲突有时候也可能促使道德元素得到更高的发展。早期的自慰也是引发性欲反向的因素之一，我已经表明其原理，即厌恶正常性交为反向性冲突的发展提供了便利。

以前的研究者不是没有看到这一点，尽管他们还没有注意到其中的心理学机制。蒂索说自慰导致对婚姻的反感。后来的洛伊曼（Loiman）认为女人的自慰影响相关的感觉中心，导致性感觉变态，无法在性交中获得满足感。（"关于女人的手淫"［Ueber Onanismus beim Weibe］，《治疗月刊》［Therapeutische Monatshefte］，1890 年 4 月。）史密斯·巴克尔（Smith Baker）发现，"厌恶婚姻的根源似乎是，相较于合法的相互性交，起替代作用的旁门左道带来了彻底的满足感"，并给出了相关的例子。（"反感婚姻的神经心理学因素"［The Neuropsychical Element in Conjugal Aversion］，《神经和精神疾病杂志》，1892 年 9 月。）萨维尔也相信，女性的自慰比人们通常所认为的更加普遍，性交过程不愉快或觉得疼，就是有自慰习惯的迹象。

如雷蒙德和杰尼特所指出来的（《强迫症和神经衰弱》，第 2 卷，第 307 页），女性的自慰经常导致婚姻中的性冷淡。两位作者给出了一个案例来说明这一点。一名 26 岁的正常女子，来自健康的家庭，15 岁的时候被女仆教会自慰；她在 18 岁的时候结婚，爱自己的丈夫，但是在性交的时候没有性感觉；她继续自慰的习惯，有时候一天好几次，没有什么不良反应；24 岁的时候，因为游走肾（floating kidney）要去医院做检查，不得不停止了自慰。她在医院偶然听说自慰会导致诸多不良后果，于是下决心戒掉这个习惯，并坚持了下来。但是在医院的时候，她疯狂地爱上了一个男人。为了不再总是想着此人，她和丈夫发生关系，偶尔还自慰，不过这时候的自慰已经没有快感了。可说起来容易做起来难，她开始出现神经问题，往往因为看见某个男人，并伴随着性兴奋。经过治疗，这些症状都消失了，但她变得完全性冷淡，对生活失去了动力和性趣；她唯一的愿望就是重新找到曾经的性感觉。阿德勒认为，只要有机体正常，女性即便自慰过度也不会有伤害，它的影响主要是精神上的；他认为自慰是导致她们对正常性交无感觉的重要原因，甚至是最常见的原因。他用了一章的篇幅讨论这个问题，并给出了诸多案例以作说明。（阿德勒，《不完美的女性性感觉》，第93—119 页，第 21—23 页。）在阿德勒看来，女性之所以频繁自慰，是因为相较于男性，她们在性交中获得性满足的难度更大，无法得到满足的性交导致自慰在婚后继续。他还补充说，部分是因为天生的害羞，部分是因为耻于承认自己有通常被视为一种罪的行为，部分是因为害怕医生厌恶或不值得同情的眼光，女人一般在这个问题上保持沉默；要想让她们坦白，需要付出极大的耐心和口舌。

　　在精神方面，长期过度自慰最常见和最明显的后果是自我意识以病态的方式得到强化，而自尊（self-esteem）却没有得到相应的提升。① 被心上人亲吻所带来的骄傲和快乐，在自体性欲活动中定然是不会有的。② 这种自我意识还不包括自慰者意识到社会对其行为的一般性态度，害怕自己被发现的恐惧感，因为这也许同样适用于正常的性交，只是后者不会造成相应的精神后果。假如自慰是习惯性的，自慰者就会被迫发展出一种虚假的自尊感，在精神上慢慢表现出傲慢的倾向。自以为是（self-righteousness）和固执是针对懊悔感的一种保护措施。当然，这些特质的充分发展离不开病态的精神土壤。要知道，习惯性的男性自慰者往往是比较害羞和孤独，这种性格的人特别容易发展出各种形式的自体性欲并走向过度，反过来进一步增强他对社会的保守和恐惧感，同时对他人保持一定程度的怀疑和不信任。如克雷佩林所言，在某些极端案例中，出现了精神能力下降的情况，无法领会和协调外在印象，记忆力弱化，感情麻木或者变得易怒，导致神经衰弱。

我认为，有理由相信自慰在男性和女性身上会造成不一样的精神影响。如斯皮茨卡所言，尽管它有时候导致女性陷入自责和犹疑不决，但更多的是让她们变得胆子更大；女性没有男

---

① 贝赫捷列夫认为，自慰有可能导致自慰者对别人的目光产生病态的恐惧感（"目光恐惧症" [La Phobie du Regard]，《神经学档案》，1905 年 7 月）。

② 自慰有一个特别不好后果，就是让情感需求变得麻木，一味追求性冲动和满足感。戈弗雷（Godfrey）说得好（《性科学》[The Science of Sex]，第 178 页），"自慰虽然属于性活动，但不是一种高等的性行为，甚至在根本性的意义上。因为性具有二元性，而自慰没有。正常性亲密具有的生理、道德和精神上的互动性及其带来的稳定性和美感，自慰者一样都没有，和独身者一样。因此，自慰在某种意义上是对性生活的彻底否定，类似于禁欲，是在逃避问题而非解决问题。无论我们多么确定它在生理上是无害的，这一点永远成立。"

性那样的传统观念，即自慰有害、自慰意味着懦弱，故而在受到良心的自我审判之前，她们的羞耻感和懊悔感往往没有男性那么强烈。

奥伊伦堡认为，自慰对女性的不良后果相对较少，在很大程度上是因为她们没有受到夸张的警告，没有被胡说八道的宣传吓到。福莱尔也认为，女性在自慰之后的良心不安相对较轻，但这不是因为她们的道德意识没有男性强烈（福莱尔，《性问题》[Die Sexuelle Frage]，第 247 页）。在这问题上，可参见《性心理学研究》第五卷附录中的案例 4，里面提到，在主人公与之发生过关系的 55 名各国妓女当中，18 人自发地告诉他自己有自慰的习惯；在 26 名正常女性当中，有 13 人主动承认有自慰的习惯。俄罗斯的古特塞特说过，曾有体格强健的女性告诉他，自己一天自慰 6 到 10 次（直到累了睡着），没有任何不良后果。他还补充说，据他的观察，"从整体上来看，在不过度的情况下，自慰无伤大雅"，且它在女性当中从来不会引发自慰性疑病症（hypochondria onanica），因为没有人教导她们说有不良后果（《三十年的实践》，第 306 页）。我认为 W. C. 克劳斯（W. C. Krauss）的结论在一定程度上符合事实，尽管无疑会有很多例外："从我的经验来看，它（自慰）对男性和女性的效果似乎是相反的，让男性在精神上变得迟钝，生理上变得笨拙，让女性的精神和生理活动更加敏捷；让男性变得麻木，女性变得更加敏感。"

不论男女，青春期的过度自慰——尽管没有恶劣影响——经常产生一定程度的精神变态，并有可能培育出虚假的和高度

265

紧张的生活理想。克雷佩林提到，自慰者经常表现出高度的热情。我在前面也引述了安蒂斯的话，指出自慰和文学艺术领域中早熟的虚构作品存在一定的联系。需要补充的一点是，过度自慰也经常出现在其作品不能算早熟和虚构的男女艺术家或文学家身上。莫里茨（K. P. Moritz）早年间有过度自慰的行为，直到 30 岁还没有和女人发生关系。据说莱瑙（Lenau）很早就开始自慰——尽管有时候被否认——这个习惯对他的生活和工作产生了深远的影响。卢梭在其《忏悔录》中生动地写道，在其孤独、胆小和富有想象力的生活中，性满足主要来自于自慰。[①] 伟大的俄罗斯小说家果戈理也曾过度自慰，据说由此引发的空幻和忧郁是其小说大获成功的因素之一。据说歌德也曾一度自慰过度，但我不知道有哪位权威人士说过此话，很可能源自《诗与真》（*Dichtung und Wahrheit*）第七篇的一段话，讲述了他在莱比锡的学生生活；那时候他因为忽视了安妮（Aennchen）而失去了她，他讲到自己是如何借助愚蠢行为报复自己的，据说持续了相当长的一段时间。[②] 据拉斯马森（Rasmussen）所

---

① "我学会了这种危险的替代方式，"卢梭写道（第 3 卷第 1 部分），"这种恶习是对自然的欺骗，而且对想象力有着特别的吸引力，适用于害羞和胆小之人，在想象中做任何自己想做的事情，享受和意中人在一起的乐趣而无需她的同意。"

② "我真的失去了它；我要报复自己的错误，借助许多无意义的方式冲击自身的天性，疯狂地伤害道德，对身体施加诸种邪恶；我失去了一生中最美好的一年；是的，如果不是因为具有治愈能力的诗歌提供帮助，我可能会被这种失去彻底毁掉。"不过，这段话不能作为最终的证据，因为歌德在这段时间很可能承受着生理上的其他痛苦，和自慰完全不同。如见比尔朔夫斯基（Bielschowsky），《歌德传》（*Life of Goethe*），第 1 卷，第 88 页。

言，伟大的北欧哲学家索伦·克尔凯郭尔（Sören Kierkegaard）也因过度自慰承受了严重的痛苦。在今天的艺术、文学及其他领域的杰出人物当中，普遍存在过度自慰行为，对此我有确凿的证据。

我有一位 30 岁男性的详细案例。此人在科学领域能力出众，从童年早期就开始自慰，每晚一次（很少超过一次），除了精神紧张的时候；从他目前的健康状态来看，没有任何明显的不良后果。还有一名 30 岁的男性，是一位刻苦的音乐家，很有成就，也是每天晚上都自慰，从学生时代开始；据他所言，没有任何不良后果；他从未和女人发生关系，烟酒几乎不沾。库什曼认识一位能力出众的年轻作家，后者从 11 岁开始就养成了过度自慰的习惯，但是在生理和精神上始终有活力。还有很多其他的例子。我想要说的是，据《性心理学研究》各卷所记录的案例来看，在杰出人物当中，有相当一部分人承认自己有过度自慰的经历。

人们经常思考自体性欲兴奋和智力活动之间的联系及具体 267
机制。晚年的布朗－塞夸德（Brown-Séquard）认为，激发一定程度的性兴奋但不要射精，有助于精神上的工作。雷蒙德和杰尼特认识一位自称为诗人的男性，后者为了创作出理想的诗歌，一手执笔，一手抚摸阴茎但不至于射精。① 然而，一定不要相信那些值得尊敬的作家也是这么进行创作的；至少可以

---

① 《强迫症和神经衰弱》，第 2 卷，第 136 页。

说，不至于如此。只有那些精神能力虚弱的人才会这么干。更常见的是，自体性欲兴奋和精神能力自发地得到同等程度的发展，精神能力在达到顶峰的时候，自体性欲兴奋几乎同时达到高潮，甚至完全同步，在爆发之后慢慢平息下来，精神张力得以释放。我认识一些智力出众的年轻男女，他们都是如此，这种情况的出现频率远远高于我们平时的猜测。

为了说明这一点，可以参考一位男性信中的原话："从青春期开始到 30 岁（我结婚的年龄），我基于自己的原则过着禁欲的生活。这些年里，我特别努力地工作——主要是艺术工作（音乐和诗歌）。我在白天讨生活，艺术研究只能放在晚上。我发现，创造力是一阵阵出现，每次的持续时间都不一样，在一定程度上受控于意志；它通常始于一种忧郁感，然后很快把我对普通生活的厌恶感推向极致，让我对芸芸众生普遍感到满足的平庸和卑微充满了憎恶；随着这种心态越来越强烈，在这种对低俗事物的蔑视中生动地浮现出通往更高真理的洞识；苦闷和压抑逐渐让位于一种实现永恒的英雄主义情怀；平庸不过是生活众多可能性中的一种，爱成了生活的最高真理，永恒的浪漫在荣耀的光辉中清晰可见；衣服再也遮不住裸体的力量和美。我在这种心态下创作自己的作品，痛苦的挣扎和敏锐的激情一同融入其中。涌现的创造力当然和男性的生殖能力周期具有深刻的联系。在艺术创作能力到达顶峰时候，会自然地发生射精，大自然通过这种方式平静地处理这种没有用到的力量。这样的射精是自然的和健康的，既不会让人感到精疲力竭，也

268

不会使人歇斯底里。艺术创造力的持续时间在射精之后稍有延续——创作艺术作品在最后阶段更不能晃动，力量更轻柔。接下来是一段平静和正常的休息时间，为下一次的忧郁和爆发慢慢积蓄力量。创造力的持续时间长短不一，在一定程度上受心灵和创作意志的控制；也就是说，我可以在一定程度上延迟射精，由此延长创造力的持续时间。

健康程度适中的人可以多长时间只有自慰而没有正常的性生活，这个问题因人而异。一般而言，假如只是偶尔自慰，为了缓解生理需求和精神压力不得已而为之，在非自然状态的文明社会中，这通常是一种不可避免的结果。假如它比正常的性关系更受青睐，就像具有精神退化问题的人——害羞而富有想象力，有一定程度的神经过敏，或之后变得神经过敏——经常表现出来的那样，它很可能在生理和精神上带来诸多的伤害。①

然而必须要记住，尽管自慰有可能带来伤害，但是在没有正常性生活的情况下，它也不是没有好处。在过去一百年的医疗文献当中，偶然记录了大量病人觉得自慰有益的案例。显然，只要愿意寻找，这样的案例还有很多。我的结论和萨德思（W. Xvier Sudduth）一致，他断言"人们自慰，主要是因为它对 269

---

① 马克斯·德尔索（Max Dessoir）曾经做过类似的区分。他指出，我们必须区分不得已而为之的（aus Noth）手淫和作为一种癖好的（aus Leidenschaft）手淫，后者事实上非常重要。达勒马涅（Dallemagne）的分类也和这差不多，他区分了出于内在冲动的（par impulsion）自慰和被唤起或强迫的（par evocation ou obsession）自慰，前者出现在精神退化或智力有问题的人身上。

神经系统具有镇静作用，事后的放松效果乃其真正吸引人的地方……自慰和性交都应该被视为典型的镇静剂。"①

　　高尔提到了一名女性因性欲强烈受到折磨的案例（《大脑的功能》，1825 年，第 3 卷，第 235 页），她每天自慰 10—12 次，不但没有不良影响，还可以迅速缓解颈后的剧烈疼痛。克劳斯顿引述了一名 22 岁年轻人的信件内容："我保证，我自己也不知道怎么回事，也不是为自己的这种行为辩护；有时候在工作的时候觉得心神难安，我就跑到洗手间自慰，而这似乎可以缓解我的不安，然后可以疯狂地工作一周，直到再次产生不安的感觉。我可能是最肮脏的无赖。"（《精神疾病》，1887 年，第 496 页。）加尼尔提到了一个僧侣的案例，此人 33 岁，没有性生活，他据自己的经验写道："在过去三年里，至少每隔两到三周，我就会在阴茎那里感受到一种疲劳感，或者说是一种轻微的闪痛，在数天里持续增强，这时候我就会有一种强烈的射精欲望。没有夜遗的情况下，不射精导致整体的紊乱，引发头痛和失眠。必须承认，我偶尔会让自己从整体和局部的压抑中解脱出来，趴着射精。事后情况立马缓解，胸口不再觉得压抑，也能睡着了。"这位患者向他咨询，这种自我释放和它所缓解的

---

①　萨德斯，"自慰的心理–生理效果研究"（A Study in the Psycho-physics of Masturbation），《芝加哥医学记录》（Chicago Medical Recorder），1898 年 3 月。海格的结论与此类似，他试图从血压中寻找其具体机制。"性行为导致血压下降，"他说道，"因而它必然可以缓解高血压或血压上升所引发的问题，例如精神压抑和脾气不好；除非我的观察受到了欺骗，我可以确定高血压所引发的身心压抑和自慰之间有联系，自慰可以缓解这些问题，这可能构成了自慰的目的之一。"（《尿酸》，第 6 版，第 154 页。）

痛苦哪一样更有害。加尼尔的建议是，若修道院的良好氛围和镇静剂都没有效果，在必要情况下可以这样做（加尼尔，《独身和独身者》[*Célibat et Célibataires*]，1887 年，第 320 页）。科（H. 270 C. Coe）给出了一名已婚女士的案例，她对自慰的理解很有偏差，但发现只有自慰才能缓解经期剧烈的卵巢疼痛，同时伴随强烈的性兴奋；在经间期没有这种诱惑（《美国妇产科杂志》，第 766 页，1889 年 7 月）。特恩布尔（Turnbull）认识一位年轻女子，她发现自慰可以极大地缓解每隔一段时间就出现的负重感和混乱。威格尔斯沃思（Wigglesworth）经常发现在其他时间不自慰的人会在癫痫发作后自慰。莫尔提到了一名 28 岁的女性，一位性格容易紧张和激动的艺术家，和爱人发生关系无法带来满足感，只有自慰才能，每天一到两次，甚至更多。她说若没有自慰，自己会更加紧张。（《性活力》，第 1 卷，第 13页。）有朋友给我讲述了一位 40 岁女性的情况，她因为和丈夫不和分居，存在月经不调的问题；她尝试自慰，然后用她自己的话来说，"又变正常了"；她之前从未自慰。还有人给我说过另一个案例，一名年轻的未婚女子，发育很好，很健壮，从 7、8 岁的时候开始自慰，几乎每天睡觉前都要做，不做的话就会感到不安，无法入睡。

据我对男性和女性的观察，正常人在青春期过后，在没有其他性生活的情况下，自慰的主要目的就是获得生理和精神上的解脱感。很多健康的未婚女子或和丈夫分离的已婚女性，都说自己在节欲期间只有通过自慰才能摆脱歇斯底里的神经压抑和性执念；大多发生在月经前后，要么是单纯的生理行为——就像通过摇晃和抚摸哄着婴儿入睡——要么是在想象的配合下完成；在其他时候，不会为了自慰而自慰。

这一点可以通过下面几个案例加以阐述，它们都是关于正常女性的自慰案例，大部分主角都很健康；部分来自有一定程度神经过敏问题的家庭，她们的精神能力和智力有点异常。

案例1——未婚，38岁。非常健康和有活力，性格热情，数年前才开始自慰，之前一直没有。那时候有一个经常亲吻她的男人向他求爱，尽管没有接受，但她陷入了一种无休止的性兴奋状态。有一次，当她躺在床上正兴奋的时候，偶然发现用手把玩身体上"一个圆圆的东西"（阴蒂）可以带来快感。她发现这种操作可以极大地缓解自己的兴奋，平静下来，尽管时候有一种疲惫感。她有时候一晚上自慰六次，尤其是经期前后，直到再也没有性高潮或快感产生。

案例2——未婚，45岁，性格非常容易紧张。多年来，她已经习惯了在月经前的一周左右，通过躺在床上踢腿的动作获得性解脱。她说，通过这种方式可以获得彻底的满足。她从不碰自己。事后好几天都会觉得下腹疼，显然是因为踢腿动作导致的肌肉疼痛。

案例3——29岁，刚结婚，来自于一个存在神经过敏问题的病态家庭。本人健康，平时生活在乡下。活泼，热心，有激情，人也聪明，在慈善事业和市政工作方面表现突出；同时喜欢社交，很受男人欢迎。她有多年自慰的习惯，尽管自认为不好。这个习惯是不得已而为之，"我惯于坐在床沿，然后就会产生特别强烈的欲望，我无法抗拒。我感觉自己快要疯了，于是想着自慰总比疯了好……我一般将阴蒂往里按压……事后会觉得疲倦——不同于和丈夫发生关系。"这份坦白源自主人公的一个重要信念，她希望找到某种方式帮助女性克服经常出现的这些困难。

案例4——未婚，27岁。很有个性，智商高，积极投身于自己的职业。7、8岁的时候开始体验到一种她称之为闪电般的感觉，"只不过是一种模糊的不安感，或是短暂的抽搐感，和阴道或子宫的抽搐感很像，但没有性高潮之类的体验。"需要补充的是，这些感觉一直延续到了成年生活。"我总是在月经前后几天有这种感觉，经期偶尔有，但没有那么频繁；有时候一天来四五次，完全不依赖于外在刺激或我自己的念头；有时候好几天都没有。这种感觉转瞬即逝，就像按压指关节，响一下就没了。" 272

当然，她小时候完全没有意识到这些感觉和性有关。那时候，它们往往与各种想象的场景相关。有一个她经常想象的场景是，有一头黑熊在树上等她，她通过绳子慢慢地往上爬，然后因为害怕被熊抓住，又开始往下爬，上下反复，同时有一种病态的欲望希望自己被抓住。后来她意识到，这些想象背后存在生理性的原因，她喜欢的是那种拒斥感所触发的生理感觉。

后来没过多久，尽管还是小孩，她开始对一个年龄比她大很多的男人产生一种理想化的激情，并沉浸其中达两年之久。不过，这期间并没有相应的生理感觉。直到接近13岁的时候，初潮之后没多久，在这种理想化激情的影响下，她第一次学会了体验有意识的性高潮，不过心里没有想着任何人。"我没有把它和任何更高或美的东西联系起来，因为我接受了当时关于性感觉的流行观念，以一种非常浅薄的眼光看待它们。"她觉得自己这个时期的性感觉是最强烈的。然而，她经常在长达数周的时间里故意不去满足它，以免自己觉得不值得。"至于性满足感，它是实验性的。我曾听年长的女孩说起，但从来没有人向我示范过。我只是在洗澡的时候用毛巾摩擦自己，然后等着，直到出现经常体验到的那种奇怪的感觉。我没有发现任何不良的影响，但自觉这是一种堕落，并努力去克服它。没有人和我说起过这种习惯，但是从大人们的鬼鬼祟祟和圣经中的段落，我意识到这是一件受到谴责的事情。这种意识虽然没有让我悬崖勒马，却教会了我自控，每次我都发誓这是最后一次。通常我能坚持两到三周。"四年后，她渐渐地打破了这种习惯，

273 获得了更多关于性的认识；尽管仍然把自慰视为一种不好的行为，但是为了缓解生理上的感觉，必要的时候还是会毫不犹豫地自慰。她写道，"通常我能让自己的念头远离这些感觉，但假如它们让我变得易怒或失眠，我就会释放自己。它是一种生理行为，与其他任何深层的感觉无关。我始终觉得，它是一种不愉快的妥协，向自身生理特质的必要妥协。不过，我已经很长时间没有自我满足了。假如经期的性感觉不是很强烈，我就没事，既不会出现这些感觉，也没有自慰。奇怪的是，我发现解药和防治措施是想着自己爱的人或某种精神性的事物。我想，这纯粹是一个训练问题——某种神经体操——帮助我把注意力

从这些生理感觉上转移开来。"这位女士从未发生过性关系。她很有想法，相信这种性情感也许可以转变为生活整体的某种动力之源，因而希望避免发生性关系。

案例 5——未婚，31 岁，健康状况良好，有一定程度的歇斯底里性精力过剩。她写道，"在我 26 岁的时候，有一位朋友向我坦白自己有过好几年的自慰经历，说自己遗精况迷其中难以自拔，导致了严重的不良后果。此前，我从未听说过女人的自渎行为。我怀着极大的同情和兴趣听她讲完了自己的故事，但心里有所怀疑，于是决定试试，目的是为了更好地理解这件事以帮助她。一番操作之后，我成功地唤醒了一种未知的和无意识的感觉；我故意养成了习惯——总是在睡前，从不在早上做——并从中获得了大量的乐趣和满足感，但第二天总是会良心发现，觉得从后脑勺到脊柱那一块有点疼。我停了一段时间，然后又有规律地继续，每月一次，通常在月经过后的那几天。在适度自慰的那几个月里，我觉得自己获得了很大的解脱，且没有什么不良后果，后来我发现自己变得特别健康。我继续自己的实验，习惯越来越持久，摆脱它几乎不可能了。不用说，我没能帮助自己受折磨的朋友，甚至在她向我坦白之后，我再也没有提起过这件事。

"两年之后，我听说有些场所可供女人与女人发生性行为。我对自慰的兴趣再次增强了，因为别人告诉我的一些事情让我相信，还有很多东西可供探索。我对生物学的知识一无所知，274 于是在询问一些朋友之后，我又开始拿自己做实验。自慰的时候，我的目的是通过分泌粘液来缓解局部充血和刺激，而不是为了快感。与此同时，我试着了解阴蒂可以给我带来什么样的影响。这种习惯让我越陷越深，几乎成了它的奴隶。不过，这时候还没有什么不良后果出现，直到我更进一步。我发现自己对女人的身体构造一无所知，于是又试着去了解阴道。我继续自己的操作，直到找到了一个入口。我想，可能是因为这个阶段的实验对我的神经系统造成了干扰，导致从后脑勺到脊柱区域和眼睛后面出现了剧烈的疼痛感，整个人都变得无精打采，等等。

"我再也不能忍受自己做它的奴隶，经历诸多折磨和不成功的尝试之后，通过付出巨大的努力和祈祷，我终于获得更好的自控能力，整整一周都没有自慰。局部的恢复给了我希望，但后来我又成了它的牺牲品，心里特别懊恼，于是对自己又失去了信心。好几天里，我无精打采，满肚子绝望；我的神经系统可能要毁了，但最后，我没有真正地放弃。我想起那些戒不了酒的酒鬼和戒不了烟的烟鬼，想起所有奴役人们的不良习惯，摆脱这种令人痛苦的和不必要的恶习的念头越来越强烈，直到有一天晚上，在我做了整整四个小时的心理斗争之后，我相信自己成功了。

"有时候，在达到很高的性兴奋程度之时，我觉得自己至少离这种病态习惯远了一步，尽管它总是可以带来女人的快乐。有一段时间，这个习惯似乎变成了一种高尚的激情，但我很快通过轻率、粗鲁和急躁的操作将其打回原形。纵欲过度的神经系统出现了疼痛，同时意识到自己成了它的奴隶，我决定要重新做它的主人。

"概而言之，我要说的是，自慰是我人生历程当中一个盲目的转折点，从中我获得了大量宝贵的经验。"

然而，她并未放弃自慰的习惯。一段时间过后，她又写道："为了缓解某些部位的感觉，我又开始了自慰。有一天早上，我正在读一部很重的书；为了方便，我把书放在膝盖上，自己靠在椅背上。沉浸在书中约一个小时之后，我发觉的一股由书的重量引发的感觉开始升起。忍不住想看看接下来会发生什么，于是让书脊靠自己更近；愉悦感越来越强烈，我迷失在这种情绪中达三十分钟之久。

"尽管享受了这么长时间的快感，我还是觉得最好保持克制；不过，我认为只要温和以待，这种快乐对于整体的健康状况应该是无害的；它的确是独身者所需要的，给她们带来了快乐。对于这种快乐，她们往往闭口不谈，好像它是一种不自然事情，就像偷食禁果。有过这种经历之后，一个人应该走进森林，听听鸟儿的歌唱，以摆脱它带来的后遗症。"

在数月之后的一封信中，她写道："我想自己已经从自慰习惯中站起来了。"在同一封信中，她还写道："假如我意识到自己有不正常或未得到满足的欲望，我就会以最简单、伤害最少的方式满足它们。"

18个月之后，她又写道："奇怪的是，我有好几个月忘了这个习惯，只是偶尔为之。每当脑子里感觉到了压力，身体某个部位出现轻微的刺激，意味着自慰的时间到了，从中可以享受到异常强烈的快感，一个月不超过两次，有时候更少。"

案例6——未婚，积极投身于自己的职业。发育良好，整

275

体上很女人，但举止和动作有男孩子气；强壮，尽管肌肉不多；健康，有不错的神经系统；从未贫血。头发深棕色，阴毛浓密，脚趾上和大腿上有体毛，一直到肚脐眼；自慰始于 10 岁左右（出现阴毛之前），一直持续到 18 岁。乳头周围有一点杂乱的体毛，下嘴唇更密，胳膊和手上也有一些；屁股正常，臀部较小；小阴唇较大，阴蒂耷拉明显。处女膜较厚，阴道很可能较小。阴部颜色很深。初潮发生在 15 岁，但 17 岁前一直不规律，不疼，量少；身体越健康，量越少。来月经的时候，性或其他方面的感觉无变化，持续一到三天。

她写道，"我相信，我的第一次生理上的性感觉出现在 16 岁，在我睡觉的时候。不过，那时候我没有意识到，事实上几乎没想过它和性有关。那时我早已经不是一个小屁孩了。当时做的梦让人不舒服，不过我已经忘了是什么梦。直到 19 岁，我才在清醒状态下了解了性高潮。它让我彻底震惊了，但我知道自己以前在睡梦中接触过它。

"第一次发生在一个夏天，那时候是一个人待着，沉浸在卡莱尔（Carlyle）、罗斯金（Ruskin）、赫胥黎（Huxley）、达尔文、斯科（Scott）等人的书本中，脑子里没有任何与和性有关的想法。我注意到，每当我早上醒来就觉得特别热和不舒服。阴蒂及周边部位膨胀和勃起，还经常有点疼。我不知道为什么，我还发现自己一两个小时里不能撒尿。有一天，在我努力撒尿的时候发生了性高潮。在下一次发生的时候，我紧紧地夹着双腿想制止它，当然，效果适得其反。我不记得当时有没有感受到快感，倒是记得事后有一种很强烈的解脱感。我让自己

276

做了很多次实验，以期得出一个结论。当时太害羞，不敢和任何人说起，觉得它很可能是一种罪。我试过不去管它，不去想它，和自己说我的身体我做主。但是，我发现这件事完全不受我控制。不论我多么地不愿意，总是会时不时出现一种不由自主的不适感。不论我有没有碰自己，总是如此，有时候会带来快感，我还以为它可能是某种形式的自慰，没有去管它，直到发现没有用。很快，性高潮经常在我睡觉的时候爆发，可能每周一两次。我从来没有做春梦，但有时候会睡不着，在发生性高潮的时候醒来，醒来之前梦见正在发生，事实上它真的在发生；有时候几乎不会醒，很快又会睡着。这种情况持续了两三年，让我觉得非常厌倦。后来我获得了一定程度的控制能力，尽管一个触碰动作或明确的想法就会触发性高潮，但我能够将其隔离，不做任何'错误的行为'就睡去。当然，在我睡着之后，情况又失控了。所有的这些让我很担心自己的身体，不得不时时注意这个问题。我不认为自己的身体容易过敏，但可以肯定自己的性冲动特别强烈。

"一两年之后，在我开始工作之后，再没有精力去盯着它。我服了一段时间的药，但最后失效了，导致人没有精神，不适合我。于是，我干脆抛开顾忌，打算通过速战速决的方式获得解脱。不是等着身体自己发生，而是用手满足它。与其等上五个小时的身体发热和不舒服，我五分钟都不愿意等。

"然后取得了惊人的效果。我实际上再也没有遇到麻烦。它 277 很少在白天出现，尽管晚上继续发生，频率和强烈程度都降低了，一般也不会把我唤醒。之前经常出现在脑子里的色情场面和想象都消失了。我不再对自己的感受感到恐惧或担忧。当时我觉得自己应该过单身生活，在性问题上想得越少，我的生活也就越容易。后来，我接受了一些宗教观点，它们为我提供了巨大的帮助，去追求一种体面、有序和自制的理想生活。我对此事完全没有压力，不带丝毫的情感；我在生理上和精神上的发展似乎是脱节的。在接受那些宗教观念之前，我有一种强烈的道德感；此前，我还有一种比二者更强烈的'常识'。

"在我 28 岁的时候，我想自己也许可以放弃这种习惯。（在时间上不规律，有时候一天一次，有时候甚至六周一次。）当时我患了一种严重的疾病，改变也就更容易了。就这样，我坚持了好几年（直到 34 岁）；但与此同时，发生在晚上的情况变得更强烈了，尤其是在我的健康状况明显好转之后；最终，就像在青春期一样，开始威胁我在白天的生活。我推断，之所以失去控制，是因为我停止了自慰。于是，我又开始了过去的习惯，起到了同样的良好效果。所有的麻烦都消失了，我的状态立即得到了改善。（睡眠期间的性高潮仍然继续，大约两周一次；空气变化对它有影响，在海边的时候，变成了两三个晚上一次。）我决定，为了适当地管理自己的单身生活，自慰是正常的，也是正当的。我的经历证明这是对的。我的目标始终是，就一个独身主义者而言，尽可能地保持生理状态和精神状态之间的平衡。"

我们可以简单地回顾一下，从古希腊到今天这个时代，人们对自慰的态度是如何发生转变的。古希腊人很少觉得自慰可耻，最多认为它不够男人。阿里斯多芬尼斯在多处把它和女人、儿童、奴隶及虚弱的老男人联系在一起。埃斯基涅斯（Æschines）似乎曾当众指责德摩斯梯尼（Demosthenes）有过自慰；但另一方面，普鲁塔克说第欧根尼（Diogenes）——熟悉希腊哲学史的策勒称其为"最典型的古希腊哲学家"——曾因在市场公开自慰而受到著名哲学家克里西普斯（Chrysippus）的称赞。在氛围相对紧张的罗马，无论如何，如在朱文诺（Juvenal）和马尔西亚那里，自慰受到了更强烈的谴责。① 阿雷特乌斯直言不讳地论述了保留精液的滋补效果；但另一方面，伽林认为存储精液会导致伤害，支持经常排精，这种观点有可能为自慰提供辩护。无疑，自慰及其他各种形式的自体性欲冲动在古典时代相对较少。在那个时代，成年早期的同性关系和后期的异性关系是如此之稀松平常，几乎不可能出现过度或变态的自渎行为。到了基督教的时代，情况发生了变化。基督徒在道德上强烈谴责特定情况之外的性关系。事实上，基督教不鼓励任何形式的性表达，自慰也在此列；但显然，自慰是最容易被攻破的防线，是人们最容易屈服和放松警惕的据点。因此，基督教很可能在自慰问题上颇费周折。它的威力体现在了神学家们对它的持续关注当中。值得一提的是，伊斯兰教的神学家们将自慰视为一种基督徒的罪。在伊斯兰世界，无论是教义还是实践，都鼓励发生性关系，不怎么看重自慰，甚至对它

278

---

① 诺思科特讨论了古典时代对自慰的态度，见《基督教和性问题》，第233页。

没有进行任何严厉的谴责。厄纳·哈勒比（Orner Haleby）提到，有些伊斯兰教神学家倾向于把自慰视为一种基督徒的时尚，伊斯兰教徒在孤独的旅程中也可以自慰；他自己把它视为一件既没有坏处也没有好处的事情（睡眠期间的遗精足以带来必要的放松）。不过，假如有伊斯兰教徒犯下此错，真主也会原谅！①

279　　在 7 世纪西奥多（Theodore）的赎罪书中，自慰将被罚 40 天的苦修。阿奎那谴责说自慰比通奸更恶劣，尽管不如其他违背自然的性行为那么道德败坏；有人认为"流鼻涕"（distillatio）通常没有快感，但阿奎那发现它往往是由性情感引发的，因而总是出现在忏悔者的告解中。利果里也认为自慰比通奸严重，甚至说自愿且引起生理骚动的"流鼻涕"无疑是一种道德上的罪，因为它将引发"不洁"。另一方面，有些神学家认为"流鼻涕"应该被允许，即便有一定的骚动，只要不是主动引起的。被称为"老顽童"（enfant terrible）神学家卡拉姆（Caramuel）宣称"自然之法没有禁止自慰"，但这种观点受到了诺森十一世（Northen XI）的谴责。最开明的现代天主教神学家应该是迪比尼，他说自己认识不少虔诚、聪明的人具有难以抗拒的自慰冲动，"我们应该原谅还是谴责这些人？都不能。假如你谴责他们，把这种行为看作是一种违背其信条的绝对之罪，你就把他们扔进了绝望的火坑；相反，假如你完全原谅他们，他们就有

---

　　① 埃尔·卡塔布（El Ktab），《保罗·德·雷格拉的译经》（*Traduction de Paul de Régla*），巴黎，1893 年。

可能陷入一种无法摆脱的漩涡。也许，走中间道路是最明智的；在上帝的帮助之下，你往往有机会拯救他们。"

在某些情况下，天主教神学家允许已婚女性自慰。耶稣会神学家居里（Gury）断言，"离开丈夫后单独播撒种子"的妻子没有罪。这一教条似乎受到了误解，因为后来的伦理和医学人士对支持它的教会神学家表达了极大的不满。事实上，这条允许自慰的理由是建立在一个错误的生殖理论之上，从"播种"（seminatio）这个词就可以看出来。那时候的人们相信，女人射精对于怀孕是必要的，就像男人射精。伽林、阿维森纳（Avicenna）和阿奎那认为女人的"播种"不是必要的；桑切斯的态度不能确定，苏亚雷斯（Suarez）和扎克基亚（Zacchia）则追随希波克拉底，认为是必要的。由于天主教会不赞同不以受精为目的的性交，自然也就允许女性自慰，只要不在性交之时或之前分泌黏液。

认为女性的阴道在性兴奋状态下分泌黏液对应男性的射精，这种观点为自慰提供了卫生保健学的基础。加尼尔提到，18世纪的默苏尔（Mesué）发明了一种特殊的子宫帽来替代阴茎，促进女性精液的排出。（《独身和独身者》，第255页。）

毫无疑问，新教大体上接受了天主教的传统；但是在反对早期神学家的宗教法庭的过程当中，新教对于不那么明显的肉欲表达表现出了一定程度的审慎和冷淡。因此，新教国家的自慰现象似乎一直被忽略，直到蒂索的出现，后者既是医生，又是一名狂热的信徒。自慰在他那里被妖魔化，在过去的一百年里，这不仅对医学的发展造成了不幸的影响，也对年轻人的内心造成了不可估量的伤害。在过去的四十年里，经过许多杰出医生——我引述过其中部分人的观点——的努力，逐渐将这种把自慰妖魔化的观点拉下神坛。而现在，我要大胆地说，出现了一种反应过度的倾向，甚至出现了基于各种理由将自慰视为正常现象的观点。例如，雷米·德古尔蒙（Remy de Gourmont）认为自慰是一种自然现象，因为鱼类就是这么繁殖的："基于各种考虑，我们必须认识到，自慰属于大自然的一部分。与此不同的结论也许更加让人舒服，但是在每一个大洋和每一条河流当中，有无数生灵会表示抗议。"[1] 蒂勒提到，既然自慰现在在高等动物之间普遍存在，那么我们就不应该将其视为一种恶习；之所以被视为一种恶习，是因为医生们仅仅研究过非正常条件下的自慰。[2] 希尔特（G. Hirth）一方面主张严厉禁止年轻人自慰，另一方面把它视为成年人放松自己的可行方法，在某些情况下，尤其适用于女性。[3] 相反，著名的意大利精神病学家文图里，把自慰理解为一种完全属于年轻人的生理行为，是成长路上的正常现象和自然过程；他认为，成年人的自慰是不正常的，是一种恶习。

文图里认为，青春期出现的自慰，"是性器官的功能在发育过程当中的一个重要时刻。"满足这种有机体需求的动机，类

---

[1] 雷米·德古尔蒙，《爱的生理学》（*Physique de l'Amour*），第 133 页。

[2] 蒂勒，《性本能》，巴黎，1889 年，第 270 页。

[3] 希尔特，《回家的路》（*Wege zur Heimat*），第 648 页。

似于非常敏感的皮肤上面很痒，特别想挠一挠。在青少年早期的自慰活动当中，萌发着以后会喜欢的东西：身体和精神上的快乐，以及需求得到满足之后的轻松感。"随着年轻人的发育，手淫成了一种对应于性交的性行为，类似于梦境和现实的关系，欲望和想象共生。在青春期，完全成熟的自慰几乎带有幻觉的特征，这个阶段的手淫在生理上接近真正的性交，两者无缝对接。然而，假如成年后继续手淫，它就成了一种情欲恋物癖，是病态的。在没有经验的年轻人身上，它是一种能够激发想象力的辅助方案；在退化的成年手淫者身上，它意味着发育迟滞。因此，并不总是教育者和卫道士强力压制的恶习。它是一种自然的过渡，通过这种方式，年轻人获得温暖和慷慨的爱，并在以后自然而然地获得平静、积极、和婚姻有关的爱。"（文图里，《异常性心理》，1892 年，第 6—9 页。）

也许有人纳闷，南欧地区的人是否真的会接受这种观点，那儿的性冲动无疑要早熟一些。可以肯定的是，它不符合北欧地区的经验和观点，这一点体现在了爱德华·卡彭特（Edward Carpenter）下面这段话中："毕竟，（禁欲意义上的）纯洁是童年最重要的品质。童年的禁欲期越久，成长期也就越长。这是一条简单、明了的生理学规则。纯洁也许还和其他方面的因素相关，但这一条是最重要的。在很小的年纪招惹性和感官之欲——其中最严重的就是自渎——会阻碍生理上和精神上的成长。甚至，它还会阻碍情感能力的发育。所有的经验都表明，早年的性发泄会导致情感能力变得虚弱和廉价。"（《伦理学国际杂志》[International Journal of Ethics]，1899 年 7 月。）

282　　　仅仅从自慰本身来看，我觉得我们没有办法确定自慰在多大程度上属于正常。我的结论是，我们必须回到我一开始就强调的一点：自慰从属于一系列的自体性欲现象。从某个角度来说，所有的自体性欲现象都不自然，因为性冲动的自然目的是两性的性交，所有不以性交为目的性冲动都偏离了自然的轨道。但是，我们不是生活在能够满足这种需求的自然状态，我们的所有生活都是"不自然的"。只要我们约束性交的冲动，方方面面的自体性欲现象将不可避免地涌现出来，永远不会停止。此外，很难说艺术、道德、甚至整个人类文明当中最美好的东西，不是扎根于自体性欲的冲动。"若没有性系统的过热，"尼采说道，"永远不会出现拉斐尔（Raphael）。"自体性欲现象是不可避免的。最明智的态度，就是认识到，在文明社会的不断约束下，它具有必然性，是一种变形的性表达，同时又要避免过度沉溺或漠不关心这两种极端态度；① 此外，还要避免过度的恐惧感，因为这种恐惧不仅无必要，其引发的不良后果可能比这种现象本身所引发的后果更加严重。

　　有人认为性冲动是所有人类情感和（道德、艺术和宗教）天赋的根源，我不这么看。人类有机体的构造是如此之复杂，这么多的部位通过这么多的纤维紧密地连接在一起，任何重要的表现都不可能来自单一的源头。不过，性冲动确实在很大程度上渗入并塑造了所有的这些情感和天赋，因为它具有两个最

---

　　① 费雷在其《性本能》中说我的结论是认为自慰属于正常现象，"应该得到宽大处理"（l'indulgence s'impose）。然而，我已经为这种误解做出了回应。

独特的性质：首先，它是人类最底层、最强烈的冲动；其次， 283
它在很大程度上可以转变成一种新的力量，这种力量可以起到
各种各样，甚至你想都想不到的作用。因此我们也许可以说，
通过与各种因素的微妙结合，自体性欲的作用似乎真的无处不
在。在这种更广阔的视角下，自体性欲现象不再限于某种形式
的精神病，也不一定是某种形式的堕落或邪恶，而是动物繁殖
所依赖的伟大进程的一种不可避免的副产品。

附录 A 月经对女性地位的影响

　　据我所知，有一个历史心理学的问题从来没有得到充分的讨论，即月经对男性看待女性的惯常方式造成了什么样的影响。[①] 我没有打算进行彻底的阐述，因为这个问题更适合文化学者和历史学家，而不是经验主义的心理学家。而且，它还特别复杂，很难给出确定的论述。在这里，我想剖析的是其中某一个重要因素，对于适当地理解男性和女性的性关系，这个因素不能完全被忽略。

　　在苏里南的黑人当中，来月经的女人必须被隔离；任何接近她的男人或女人都有危险；当她看到别人接近时，会焦急地喊道："Mi kay! Mi kay!"——我不干净！我不干净！在全世界范围内的相关习俗当中，这个例子很典型。不过，我们一定不要急着下结论，说这表明半文明社会中的女性地位低下。我们必

---

　　① 不过，近来有几部著作直接或间接地涉及该问题，如弗雷泽的《金枝》和克劳利的《神秘玫瑰》。

须从一个更宽广的视角来看待此事，它不仅体现了半文明社会中男性对月经的认识，还表达了他们对超自然力量的理解。

在欧洲的民间传说当中，经常把女人与蛇联系在一起。事实上，这种联系构成了基督教神学的基石。[①] 不过，这种联系 285 也是最模糊的。为什么在世界各地，蛇或其同类，如蜥蜴、鳄鱼，被赋予了和女性相关的情欲或凶兆含义？

不用怀疑，这种信念非常普遍。在南澳大利亚林肯港（Port Lincoln）地区的部落当中，据说是蜥蜴导致了男人和女人的区别。[②] 在玻利维亚的切里瓜诺斯人（Chiriguanos）当中，年轻女孩一来月经，上了年纪的妇女就会拎着棍子去找咬伤女孩的蛇。弗雷泽从《耶稣会士书简集》（*Lettres édifiantes et curieuses*）中引述了这个例子，并提到了一个现代希腊民间故事：公主进入青春期之后，一定不能让太阳照到，否则会变成一条蜥蜴。[③] 蜥蜴在墨西哥人那里象征着性。在巴西部分地区，刚进

---

①　罗伯森·史密斯指出，由于蛇是人类最不可能根除的有害动物，它们成了最可能和魔鬼联系起来的动物。在阿拉伯文化中，蛇是唯一与魔鬼直接并持续发生联系的动物。伊甸园中的蛇就是一个魔鬼，不是撒旦暂时性的伪装（《闪米特人的宗教》[*Religion of Semites*]，第129、442页）。也许，这部分是因为和女人发生关系之邪恶力量最可能的化身就是蛇，于是女人总是和古老的宗教信仰联系在一起。

②　在同一殖民地的北部地区，据说月经是因为袋狸抓破了阴道导致流血（《人类学研究所杂志》，第177页，1894年11月）。在格莱内尔格（Glenelg）和维多利亚的波特兰（Portland）附近，人们若认为处女的阴道太小不适合性交，就会在里面放一个蛇头（布拉夫·史密斯[Brough Smyth]，《维多利亚的土著民》[*Aborigines of Victoria*]，第2卷，第319页）。

③　弗雷泽，《金枝》，第2卷，第231页。克劳利（《神秘玫瑰》，第192页）也总结了诸多原始部落的案例，他们相信来月经是因为被蛇咬。

入青春期的女孩不能进树林，以免被蛇攻击和猥亵。据尚伯克（Schomburgk）所言，英属圭亚那地区的马库锡印第安人（Macusi Indians）也是如此。在南非的巴苏陀人当中，年轻女孩必须围着陶泥做的蛇跳舞。在波利尼西亚的神话当中，蜥蜴是一种非常神圣的动物，民间故事中的女性经常生出蜥蜴。[①] 据萨拉特·钱德拉·密特拉（Sarat Chandra Mitra）报导，在孟加拉的一个遥远的居住点，梦见蛇意味着要生小孩。[②] 在柏林民俗博物馆，有一个来自新几内亚的木雕，一只鳄鱼把鼻子伸进一名女子的阴道；另有一座像蛇的鳄鱼雕像，正从一个女人的阴道爬出来；还有一个雕像，一条蛇从阴道口伸出小小的、像阴茎一样的圆脑袋。这些雕像都是普洛斯和巴特尔斯的复制品。类似的观念甚至在现代欧洲也很普遍。据雷斯（Reys）的所言，葡萄牙人相信月经期间的女人容易被蜥蜴咬到，为了避免这种风险，她们在此期间穿上内裤。在德国，据说把行经女子的头发埋在地里会变成蛇，这种观念至少流传到了 18 世纪。需要补充的是，在世界上很多地方，处女祭司往往献身并嫁给蛇神。[③] 有意思的是，蛇在罗马象征着受胎，其雕像在庞培被

---

① 迈纳斯·埃斯特雷斯（Meyners d'Estrez），"关于马来人和波利尼西亚人之蜥蜴的民族学研究"（Etude ethnographique sur le lézard chez les peuples malais et polynésiens），《人类学》，1892 年；同见《环球》，第 75 卷，第 16 期，萨摩亚人（Samoan）的民间传说中也是如此。

② 《孟买人类学学会会刊》（Journal Anthropological Society of Bombay），1890 年，第 589 页。

③ 布丹（Boudin）给出了关于蛇崇拜的例子（《人类学研究：关于蛇的崇拜》[Etude Anthropologique: Culte du Serpent]，巴黎，1864 年，第 66—70 页）。

奉为"家庭守护神"（genius patrisfamilias），是家庭生殖能力的象征。[①]在希伯来的传统中，蛇也是性欲的象征。

毫无疑问——如普洛斯和巴特尔斯所指出来的，上述部分案例来自他们——世界各地的人们普遍相信月经最初是由蛇引起的，且这种观念往往与情欲及神秘主义的观念联系在一起。[②]普洛斯和巴特尔斯也说不清楚这种联系是如何产生的。只能说，这可能与它的形状、外观及毒性有关，导致世界各地都出现了与蛇有关的神话——这种神秘性又因为与女人的联系被进一步强化——使得人们普遍相信它和月经的起源有关。

这种关于月经起源的原始理论，很可能体现了女性与自然或超自然力量之纽带的最初形式，女性借助月经与这种力量形成了独特而紧密的联系。行经的女人在世界各地都被认为受到了神秘力量和精灵的支配。正是在这一点上，无知的原始宗教观念不断带来一种严重的误解，即认为行经的女人"不洁"（unclean），受到了恶灵的入侵。事实上，原始人很少区分好精灵和坏精灵。每一个精灵，要么带来好的影响，要么带来不好的影响，精灵本身没有好坏之分。在科伦索（Colenso）的

287

---

①　阿蒂利奥·德马尔基（Attilio de Marchi），《罗马的个人崇拜》（Il Culto privato di Roma），第 74 页。事实上，把生殖之神塑造成蛇的样子，这种情况非常普遍；如见拉姆塞爵士（Sir W. M. Ramsay）的《弗里吉亚之城》（Cities of Phrygia），第 1 卷，第 94 页。

②　值得一提的是，德属东非地区的斯瓦希里妇女在私底下对阴茎的称呼就是"那条蛇"（扎克，《民族学杂志》，第 73 页，1899 年）。还需要补充的是，马埃德尔给出了诸多关于蛇的生殖象征的民间传说，并证明，女性梦见蛇在今天同样具有性的意味。

《毛利人词典》(*Maori Lexicon*)中有一个有趣的概念——"atua"（神）——可以说明这一点。

罗伯森·史密斯以闪米特人为例，明确指出了解"不洁"在这种联系中的特殊含义是多么地重要。"希伯来语'tame'（不洁）不是指普通的东西被弄脏，"他说道，"而是一个宗教术语，刚好与'taboo'（禁忌）相对应。在我们看来，与'不洁'相对立的应该是'神圣'，但闪米特人不是这么理解的。在后来的犹太人当中，《圣经》会'弄脏'读者的手，就像碰到了不干净的东西；据卢西恩（Lucian）描述，叙利亚人认为鸽子特别的神圣，任何触摸它的人，一整天都'不洁'；'禁忌'和猪的联系也是这么来理解的。因此，在野蛮时代的闪米特人当中，不洁的动物是指神圣的动物，而不是说不干净和不能吃的动物。"罗伯森·史密斯在这里没有提到月经，但同样说明了原始人对月经的原始态度。研究早期阿拉伯人的韦尔豪森明确提到，在前伊斯兰时期，"不洁"的概念只用在正在行经的女人身上，没有行经的女人则是"洁净的"（clean）。后来，弗雷泽研究了禁忌观念在这个方面的发展，表明了它在原始民族当中是如何出现的。他指出，在神圣和不洁还没有被区别开来的时候，生孩子的女人和行经的女人，和神圣的君主、首领及祭司享有同样的地位，遵守同样的仪式规程；禁忌的目的是将这些人隔离开了，避免危险的精神性力量外泄造成死伤。弗雷泽把禁忌比喻为"一种电流绝缘体，以保持这些人的精神力量不外泄，避免对外界造成伤害或打击。"弗雷泽描述了各个民族的相关现象（尤其是禁止接触地面或看到太阳），并总结道："隔离经期女性的目的是为了抵消她们散发出来的不良影响，通常是将她们悬浮起来，即脚不着地头不见天。要么裹在吊床上挂在房梁上，像南美地区那样，要么关在黑暗狭窄的笼子里，笼子脱离地面吊起来，就像新西兰那样。如此，与大地和太阳相隔绝，她们就无法污染这两大生命之源，造成致死的伤害。隔绝她们的目的，既是为了她们的安全，也是为了别人的安全……简言之，行经的女人被认为充满了强大的力量，假如不将其限制起来，可能摧毁她们自己及与其接触过的人。禁忌的目的就是为了将这股力量限制起来，为了所有人的安全。神圣的君王 289 和祭司遵守同样规则，道理也是如此。在原始人看来，青春期女孩的不洁和圣人的神圣是一样的，它们不过是同一种超自然力量的不同体现；这股力量本身没有好坏之分，就像我们今天所理解的能量，它所带来的影响是好是坏，取决于对它的运用。"①

　　后来，杰出的法国社会学家涂尔干进一步扩展了这种观念。在调查乱伦禁忌的起源时，涂尔干论证说这种禁忌源自异族通婚的习俗（和部落外的成员结婚），后者以特定的血缘观念为基础，而这种血缘观念同样起源于图腾崇拜。他坚持认为，原始文化中那些特别模棱两可的观念，与神圣概念以及厌恶和崇拜之间的紧密联系有关。他指出，女性不仅在经期唤起了这些情感，生孩子也是如此。"一种宗教上的恐惧感，在很多情况下都可能被召唤出来，每个月都会出现并至少持续一周；这种恐惧

---

① 弗雷泽，《金枝》，第4章。

感是如此之强烈，以至于它一定会超出原本的时间范围，将其影响贯穿生活始终。那些必须被隔离数周、数月或数年的人，身上带有某种必须被隔离的东西，即便不处于特殊时期。事实上，在这些共同体中，两性的隔离不仅仅是间歇性的，而且是习惯性的。男性和女性在生活中处于分离状态。"涂尔干进一步论证到，赋予女性性高潮以神秘力量的传统，与原始文化关于血液的观念相关。在原始人和野蛮部落当中，任何一种血液都能够唤起此类情感，不仅限于经期的血液。必须遵守一切关于血液的预防措施，因为它里面包含着某种神圣的因素，或者如罗马人、犹太人以及阿拉伯人所相信的，包含着生命本身。有些地方禁止饮酒，因为葡萄酒的颜色和血液类似，有时候人们用喝葡萄酒来代替喝血（如古代的阿拉伯人以及今天的基督教圣餐）。自始至终，血液是一种普遍的禁忌，与之接触过的一切事物都属于禁忌。而女人长期作为"血液的表现舞台"，自然慢慢成为了共同体其他成员的禁忌。"或多或少的担忧，一定程度的宗教恐惧感，不可避免地出现在一切与她发生联系的人心中，这就是为什么人们尽可能地不和她产生联系，尤其是性的联系。首先，性联系过于紧密，而男女相互之间难免有排斥感，这种障碍不允许他们发生紧密的联系；其次，女性的性器官恰恰是禁忌的源头。这样一来，女性在这个时候自然会激起特别强烈的反感。同时，在女性所有的身体部位当中，这个部位也是看管最严密的部位。"因此，尽管原始人对女性的情感主要是一种崇拜，就像对君主和祭祀的崇拜，但其中也包含着一种恐惧感，而男人所恐惧的对象在一定程度上也是他们所厌恶的对象。[①]

　　在很早以前，这些观念必然和男性其他的一些观念混杂在一起，比如和女性的性交，尤其是和经期女性的性交。如克劳利所表明的，和女人接触在以前被视为一种危险的行为。事实上，女人也接受了同样的观点，性交导致虚弱，有碍超自然力量的获得。例如，在加拿大西部的部落中，博厄斯（Boas）写道："只有从未接触过女人的年轻男子或处女才能成为萨满，二者都被称为'tc'e'its'；有过性关系的男人和女人被称作't'k-e'el'，虚弱，无法获得超自然的力量。通过斋戒和禁欲也无法重新获得这种能力。"[②]一般说来，和行经女子的性交，会进一步强化性交的神秘效果。例如，古印度的立法者宣称"一个男人若接近身上带着月经排泄物的女人，他的智慧、能量、力量、视力及生命力将彻底枯萎。"[③]可以发现，这种观念普遍存在于全世界各个角落。它们对基督教会产生了同样的影响，赎罪书规定，经期性交将被罚40或50天的苦修。

　　据说，经期女性的能力包括但不限于使社会活动瘫痪、生命力被毁灭，让花儿凋谢、果实掉落、谷物不再发芽，让嫁接的植物死去。古语有言："噢！行经的女人，你是魔鬼，任何自然之物都应该离你远远的。"但是，这种概括不够准确，她的

291

---

　　① 涂尔干，"乱伦禁忌及其起源"（La Prohibition de l'Inceste et ses Origine），《社会学年鉴》，1898年，第44、46—47、48、50—57页。克劳利反对涂尔干的观点，不认可血液在男性对待女性的态度中所扮演的角色。

　　② 《英国关于加拿大西北部落的联合报告》（British Association Report on North Western Tribes of Canada），1890年，第581页。

　　③ 《摩奴法典》（Laws of Manu），第41页。

力量也可以带来好处，因而具有双重效果。如艾利安（Ælian）所言，行经的女人正在和天空中的星体进行定期的沟通。蒲林尼说过，甚至在其他时候，裸体的女人可以保护果树免受毛毛虫的侵袭，而这种观念甚至在今天的意大利仍然有影响（据巴斯坦奇 ［Bastanzi］ 的报告）。① 在巴伐利亚，据说沾有处女经血的衣服可以防刀刺伤，还可以灭火。处女经血的价值堪比春药，作为一种药品，具有数不清的用处。② 甚至有些瓦伦提安派信徒（Valentinians）认为经血具有圣餐价值，把它当作基督之血加以享用。然而，教会很快表现出了对经期女性的恐惧，经常禁止她们参与圣餐或进入宗教场合，有时候还认为最好所有的女人都不要参加。③ 盎格鲁－萨克森人的赎罪书宣称行经女子不能进入教堂，好像是格列高利二世（Gregory Ⅱ）推翻了这一条。

　　中世纪僧侣对性现象的贬低，推动了原始泛灵论观念在我

---

　　① 普林尼在其《自然史》（Natural History）第 7 卷的第 13 章，第 28 卷的第 23 章，列举了诸多月经的好作用和坏影响，并在后面写道："他们说，甚至雹暴、旋风和闪电都会被行经女子的裸体吓跑。其他各种天气也是如此。在海上，女人只要脱下衣服就能平息一场风暴，甚至不需要来月经。在任何时候，行经女子只要脱下衣服走到麦地里，所有的毛毛虫、蠕虫、甲壳虫及其他害虫都会从谷粒上掉下来。"

　　② 见伯克，《世界各国的粪石学民俗》，1891 年，第 217—219、250 及 254 页。普洛斯和马克斯·巴特尔斯，《女人》，第 1 卷；斯特拉克（H. L. Strack），《人类关于血液的迷信》（Der Blutaberglaube in der Menschheit），第 4 版，1892 年，第 14—18 页。斯特拉克在书中提到，中世纪认为经血对于麻风病有奇效；他还提到，在今天的德国，有些女孩甚至会将经血滴到心上人的咖啡里，以获得并保持对方的感情。

　　③ 见杜福尔，《卖淫史》，第 3 卷，第 115 页。

们这个时代的逐步瓦解——他们认为女人"一座有下水道的寺庙"——使得人们不再相信行经女性具有好的影响力，只剩下有害的影响。在生活、商业甚至医学领域都能够发现这种倾向。在法国北部地区的制糖工厂种，在糖液滚沸或冷却的时候，严格禁止女性入内，理由是行经女子将导致糖变黑。基于同样的理由——在东方——西贡的鸦片工厂也禁止女性进入，据说会导致鸦片变苦。安南妇女说她们在经期很难准备鸦片烟管。[1] 在印度，当地负责石灰窑烧制工作的人在出现问题后，宣称肯定有女工正在来月经，所有的女人——包括印度教徒、伊斯兰教徒及本地的贡德人（Gonds）——都极力否认这一点，这说明她们都知道这种迷信。[2]

293

　　1878 年，英国医学联合会的一位成员给《英国医学杂志》写信询问，说一个正在行经的女人熏制的火腿会不会坏掉，他知道这样的事情发生了两次。另一位医生写道，假如这是真的，那么一位正在行经的女医生治好了病人，病人会怎么样？第三位写道（《英国医学杂志》，1878 年 4 月 27 日）："我认为每一位主妇和厨师都知道这件事，在月经期间腌的肉会坏掉；竟然有这么多人写信问这件事，真让我吃惊。假如我没有记错的话，这个问题在很多年前就在期刊上讨论过。毫无疑问，假

---

　　① 这是劳伦医生的例子，见"几个月经期间的力学现象"（De Quelques Phénomènes Mécaniques produits au moment de la Menstruation），《精神科学年鉴》（Annales des Sciences Psychiques），1897 年，9—10 月。

　　② 《孟买人类学学会会刊》，1890 年，第 403 页。甚至瞥一眼行经的女人都被普遍认为是有害的。见图赫曼（Tuchmann），"论魔力"（La Fascination），《梅拉辛》（Mélusine），1888 年，第 347 页及以下诸页。

如肉是由正在行经的女人熏制的，肉将被污染。不论其中是什么原理，我可以肯定这是一个事实。"

很可能是因为这些原始观念的影响，医生和妇科专家们特别害怕在经期做手术。无论如何，著名的医学权威威廉·古德尔（William Goodell）就持这种看法。他在 1891 年写道："我学会了不要忘记这条教导，即一定不要给正在行经的女性做手术。我们的祖先在远古时期就认为，行经女子的出现将玷污庄严的宗教仪式，会使牛奶变酸，导致酿酒失败以及很多其他方面的伤害。受远古传统的影响，现代的医生一般都会推迟手术治疗，直到月经结束。但是，假如时间宝贵，对于治疗很关键，为什么要推迟呢？我发现，经期是刮去子宫内膜上的海绵疣状物体的最佳时机，因为这时候流进来的血使得它们比其他时候都要大，更容易被直接去除掉。事实上，经期也是检查或终止子宫出血的最佳时机。尽管我不会在经期做卵巢囊肿切除手术或其他腹部手术，如卵巢、肾脏的切除，分离肠粘连等，但我会毫不犹豫地做这些手术，且从来没有后悔过。我最不喜欢在经期做的是那些涉及子宫本身的手术。"

需要补充的一点是，我们不仅仅要考虑原始观念的残余影响，还要考虑经期可能存在的神经状况，后者可能导致某种异常的神经紧张。如此，民间传说、自我暗示、假象和真正的心理与神经异常相互交织在一起，我们面临的是一种非常复杂的现象。劳伦（前引）提出的几个案例也许可以说明这一点。他说有两名年约十六七岁的女孩，有点轻微的神经疾病但无明显的歇斯底里症状，在经期感觉自己处于通电状态。"有一种痒痒感和刺痛感，和其他物体接触的时候能觉察到吸力或斥力。"这两名女孩相信，她们的衣服在经期粘在了皮肤上；脱下拖鞋都得费点劲，穿拖鞋则很容易；长筒袜需要另一个人帮着拽下来；她们在经期都不打算换内衣，因为亚麻布好像粘在了皮肤上。一位低音提琴演奏家告诉劳伦，每次他把调好的提琴放在家里，若妻子正好来了月经，总会有一根琴弦断掉；后来，在妻子行经的时候他把乐器放在朋友家。他还补充说，两年前有一位咖啡音乐厅女歌手发生了同样的事情。事实上，她还警告过他。一位竖琴师也曾告诉劳伦，她不得不放弃自己的职业，因为总是会有几根琴弦在她的经期断掉，尤其是在演奏的时候，而且断的都是相同的琴弦。劳伦的一位朋友是南圻的一名官员，他说自己的小提琴经常在他的安南小姐来月经的时候断掉，后者告诉他安南女子对这种现象都很熟悉，在此期间不会演奏她们的乐器。两位年轻的女士确证了这一点，她们都是优秀的小提琴手，自从第一次行经之后就注意到，琴弦容易在经期断掉。其中一位是一名真正的艺术家，经常演奏慈善音乐会。但为了可以不在经期出演，每次都得找借口。另一位承认，她在经期比较紧张和易怒，为了避免频繁更换琴弦的麻烦，干脆放弃了演奏。劳伦还提到女性在经期容易弄坏东西，认为这不仅是因为神经衰竭或歇斯底里的颤抖让她们变得笨拙，还有自发性损毁的因素。最常见的就是，当她们用干布擦玻璃的时候，玻璃裂了；针在这个时候也会变得异常脆弱；手放在钟表上就可能导致它们停下来。

　　在这里，我不打算评判这些说法的合法性（有些显然可以

295

通过无意识的肌肉动作得到解释，它们构成了测心术和桌子自转显现的基础），详细的研究应该针对具体的案例。我只考察月经状态对女性社会地位的整体性影响，对其中的具体因素不做分析。

296　　　还有最后一点需要注意。我在前面间接地提到，关于经期女性之原始观念中更积极的一面——被视为女祭司、女预言家、女先知、天使、神圣元素的居所——和不那么积极的一面，一起从欧洲文明的开端慢慢延续到了我们的时代。真实的月经生理现象，以及与其相关的禁忌观念，在文明的演进中慢慢沦为了背景。不过在另一方面，以月经神秘性的原始观念为基础，女性天使般的地位和精神性的使命在某种意义上仍然在持续。

　　我们可以清晰地看到，尽管原始观念中更积极的一面从来没有彻底消失，但随着原始观念整体上的逐步降级和瓦解，对女性天性和地位的预期也在下降。女性一直可以是女巫，甚至在古巴比伦就是如此，但后来不再可以是祭司。早期的条顿人还能从女性身上看到"些许圣迹和先见之明"（sanctum aliquid et providum），中世纪的德国传教士却只能看到"两足野兽"（bestiae bipedales）。叔本华和尼采的立场甚至比塔西佗时代半裸的哲学家更接近这些传教士。两者同源，不过是同一种原始观念的两个极端。从一个极端向另一极端的演变似乎是不可避免的。

　　我们看到，在相对高等的文明社会，这些观念正在消亡，它们的最终基础是关于蛇的古老传说，以及行经女性与超自然力量之间的神秘联系。两性的隔离不再必要，和男性一起生活在一个更大的共同体当中，女性似乎获得了一些东西，但同时也失去了一些东西，例如和早期理论中的天使－魔鬼相关的东西。月经不再被视为一种怪异状态和精神禁忌，而是一种正常的生理过程，对女性自身及与她们一同生活的人产生或多或少精神上的影响。

附录 B　男性的性周期

佩里－科斯特

　　在最近的一本名为《脉搏的节律》(*Rhythm of the Pulse*)的小册子中，[1] 我专门讨论了脉搏的周期性。不论男女，从阴历月的角度来看，在数年的时间里，脉搏明显表现出了一种匀称的，有时候还非常强烈的节律性。[2] 此后，至少在部分案例中，男性和女性的脉搏曲线，不管是月曲线和年曲线，似乎表现出了彼此相反的趋势。我补充道："在追踪脉搏的月周期之时，不能忽略女性的月经周期，二者具有相关性；于是，追踪男性的脉搏也许可以帮助我们探索男性的月生理周期：哈夫洛克·霭理士先生和斯坦利·霍尔教授等人已暗示了它的存在。可以确定，

---

　　① 　最初发表于 1898 年 2 月份的《大学杂志和自由评论》(*University Magazine and Free Review*)，后来单独出版。最开始的讨论见 1891 年 5 月 14 的《自然》。

　　② 　后来的研究（1906 年）让我相信，因为一个致命的错误，在女性的脉搏中找到阴历月周期的目的很难实现：要确定其他的阴历月周期，我们必须根据女性的月经周期做记录，而不同女性的月经周期各不相同，有些不到一个月，有些多于一个月。

假如我们能够在男性的脉搏中发现清晰的月周期，那么这个事实应该在很大程度上可以说明男性月生理周期的存在。"

显然，这种方式只能间接地证明男性具有性周期。但现在，我能够提出更加直接的证据来论证这种性周期的存在。

让我们从独身生活开始。独身显然是一种非自然的生活状态，因而会引发生理上——以及情感和智识上——的异常。生理学的知识告诉我们，当人体性分泌系统不能通过自然的方式得到释放，就会产生一定程度的压力或紧张，促使系统进行自发性的排泄。当然，在严格意义上，这种排泄是病理性的，因为严格遵守自然法则的动物从来不会发生这样的情况，没有更高的法则如社会或道德规则约束它们与同伴的交往。 298

众所周知，任何未婚男性，只要严守道德，每隔一段时间就会在睡觉的时候发生精液流失的现象，后则会通常被称为"梦遗"（wet dreams）。①

在 8 到 10 年的时间里，我仔细记录了自己的梦遗经历，积累的数据足以让我得出某些结论。②

为了让大家便于理解，我先重复一下"脉搏的节律"中的相关内容（应哈夫洛克·霭理士先生的请求）。这项观察发生在我 20—33 岁之间。我身高 5 英尺 6 英寸，肩膀宽阔，体重约

---

　　① 不过我要补充的是，就我自己的经验而言——在清醒意识可靠的前提下——遗精的时候经常没有做梦。严格意义上的春梦很少，但即时的情感状态特别强烈。

　　② 若记忆可靠，我的第一次遗精发生在 15 岁生日数月之后。记得在这件事发生前的几周，我突然意识到自己一直以来接受的宗教有可能是错的。智识上的危机竟然预示了青春期的到来，这让我觉得既有趣，又感到奇怪。

10 英石 3 磅——这个体重比标准体重低 7 磅。我的眼睛是棕绿色，头发深棕色，肤色经常让人误以为是外国人——很可能是因为我有一点胡格诺派教徒（Huguenot）的血统，尽管母亲这一支都是纯英国人。我特别耐热，喜欢让人放松的气候，"清爽的"海边空气会让我立即感到心烦，讨厌寒冷，运动后出汗很多。还有就是，我的性格属于紧张型，容易情绪化。

在讨论我发现的各种节律之前，我先介绍一下这些数据。每年的遗精次数及对应年份如下表所示：

1886 年，30 次。（从 4 月份开始。）

1887 年，40 次。

1888 年，37 次。

1889 年，18 次。（确定记录不完整。）

1890 年，0 次。（这一年没有做记录。①）

1891 年，19 次。（从 6 月份开始。）

1892 年，35 次。

1893 年，40 次。

1894 年，38 次。

1895 年，36 次。

1896 年，36 次。

1897 年，35 次。

平均每年 37 次。（不包括 1886、1889 和 1891 年。）

---

① 这是因为我当时没有发现任何关于遗精的规律性，感到泄气所以放弃了。1891 年 6 月，在重新检查脉搏记录的时候，我发现了脉搏的阴历月周期性，重新唤起了我寻找其他生理周期的兴趣，于是重新开始做记录。

这里有 8 年的完整记录，3 年的不完整记录。在这 8 年里，每年的次数都差不多。这不仅说明了记录的精确性，更意味着遗精现象具有明确的规律性，后者有可能被我们找到。此外，其中的周期性可能还不止一个，于是我从（1）年周期、（2）阴历月周期以及（3）周周期三个角度对数据进行了分析。下面我将表明，这个三种周期同时存在。

年周期

显然，要追踪年周期，必须忽略记录不完整的 3 年，剩下 8 年的数据见图 8，一目了然。每年的曲线走势非常一致，可谓超出了我们的预期。它们无一例外地表明，每年存在三个高峰——3 月、6 月和 9 月——性本能在这几个月里最活跃。后面几年的曲线图表明，在 1 月往往会出现第四个高峰。在前面几年，3 月和 6 月的高峰比 9 月更加突出；但是从 8 年里每个月的平均数据来看，9 月才是最高峰，6 月和 1 月次之，3 月又次之。

在计算脉搏的年曲线图的时候，我发现有必要以 2 个月为单位取平均值，这样可以更好地显示整体的周期性。于是，在这里我也进行了同样的计算；刚开始得出来的数据非常让人满意；但随着数据的增加，我发现它们彼此冲突，问题应该是选取的平均周期不自然。于是我把 1—2 月、3—4 月等组合方式换成了 12—1 月一组，2—3 月一组，依此类推，但结果没有任何改善。于是我又换成 3 个月一组，如 1—3 月份一组，得出

301 的结果见图 7，同样一目了然。我只需要指出来一点，即从整体上看，性活动在前 9 个月呈稳步上升趋势，在 9 月份达到峰值，然后在后 3 个月急剧下降，最小值出现在 12 月。

通过研究这些曲线，可以发现两个有趣的问题，尽管从这些数据都找不到它们的答案。

第一个问题涉及两个变化：前几年的峰值出现在 3 月和 6 月，后几年的峰值出现在 9 月；随着年龄的增加，后几年又在 1 月出现了新的次高峰。这种变化是否仅仅是一种暂时性的不规律？假如答案是肯定的，那么结合 1881—1889 年的数据（假如有的话），它就会被平均掉。

第二个问题是一个非常重要的社会、伦理和生理学问题。为了达到最佳的生理平衡状态，一个男人和妻子发生性关系的频率应该是多少？我的发现给出了最小值，但每年 37 次显然太少；可惜的是，这里没有任何关于次数上限的线索。可以确定，每年必要的次数应该多于 37 次——很可能远高于这个数——因为自发性的遗精源自压力过大，只有在系统得不到自然释放，再也装不下的情况下才会发生。由此看来，自然释放的合理次数应该是 37 的倍数。不过，从手头的数据我不能确定这个系数具体是多少。虽然基于我从其他方面对自己的观察，我得出了一个自认为很可靠的结论，但我不能拿出来讨论，因为相关的事实不足为外人道。我不能给别人提供没有得到辩护

302 的意见。而且，我也很难保证 37 的倍数一定是用于每一名男性。不同男性的生理特性可能很不一样，即便有两名男性每年发生自发性遗精的都是 37 次，他们真正渴望的次数也可能相差

甚远。^① 不过，我们的数据也清晰地显示，在夏天的6或8个月里的次数，和冬天里6或8个月的次数，比例大致是3:2或4:2。^② 不过不要忘了，在任何情况下，夫妻双方都应该行事谨慎，不能为了一己之欲对另一方的健康造成严重的伤害，不论对方有多愿意。只有通过经验的积累，才能了解女方的感受性相较于男方的生理欲望是更强烈还是更弱，或者相当；任何男女的结合都是如此。当然，有些人对婚姻持非常不道德和过时的观念，就像梅兰克森（Melancthon）及其他神学家的立场，把妻子看作是丈夫的工具；在这些人看来，根据生理学的调查结果来决定拥抱自己妻子的频率，这种做法非常荒诞可笑。但是在那些以更高的伦理原则看待女性的人那里，面对生理学给出的指导，一定不会不领情；他们深恶痛绝把妻子当作丈夫泄欲工具的观念，主张女性做自己身体的主人。此外，关于周周期的研究也给出了些许不那么精确的线索，为我们寻找理想解决方案提供了参考。

303

----

① 事实上，在这个问题上没有一个男人满足于听从自己的本能行事，要么压抑它，要么强行按自己的想法来，因而都不符合自然的频率。

② 显然，婚姻让我再没有机会继续这项调查。但我想补充的一点是（1906年），我在8年婚姻生活中精确记录的某些数据完全不支持这个结论，即某个季节的性欲比另一个季节的性欲更旺盛。我不能说这是些什么数据，但它们清楚地表明，虽然每年中间两个季节的性欲稍微比外两个季节强烈，但这种差别几乎可以忽略不计。即便以3个月为单位进行统计——11—1月等——把次数最多的5、6、7月放在一起，最大值也就比最小值高出10%。当然，2月一般少几天；不算2月，最高月份（6月和7月）比最低的月份（12月）高出不到14%。这种差异比起图7的差异小太多，几乎没有意义。不过，以免过于突出婚姻生活的平衡作用，必须补充的一点是，本文所用的数据记录于伦敦，我婚后生活在康沃尔南部地区（South Cornwall），那儿的气候更加温和稳定。

在进入下一个话题之前，有一个奇怪的地方需要指出来。据说"梭伦（Solon）要求（丈夫）每月行房三次。到了弥斯纳（Misna）那里，要求有活力又没事干的年轻丈夫每天都要行房，普通市民一周两次，骆驼车夫一个月一次，海员半年一次。"[①]可以看到，梭伦要求的"每月行房三次"竟然和我每年37次的记录几乎完全一致。难道梭伦自己也做过这样的观察？

阴历月周期

现在我们要考察的问题在生理学上具有非常重大的意义，尽管社会意义不大。男人是否具有类似于女性月经的月生理周期？我的记录清晰的表明，答案是肯定的。

在考察这个问题的时候，我不仅分析了8年的完整数据，304　还用到了1886、1889和1891这3年的不完整数据。尽管这3个月的数据显然不适合用来计算年周期，但可以用来分析月周期。不用说，当我说"每月的第一天"、"第二天"、"第三天"等，我说的是"新月日"、"新月日第二天"、"新月日第三天"，依此类推。另外需要说明的一点是，由于遗精发生在晚上，我采用了天文学的计日方式而非普通方式，也就是说，出现在昨天中午和今天中午之间的新月，被放在了昨天，昨天是第一个月历日：如此，12月31日晚上至1月1日之间的遗精算在12月31日，即算在12月31日中午和1月1日中午之间的阴历日。

---

①　塞登（Seiden），《希伯来人的妻子》（ *Uxor Hebraica* ），转引自吉本（Gibbon）的《罗马帝国衰亡史》（ *Decline and Fall* ），第5卷，第52页，波恩版本。

由于每一年的遗精次数太少，得出的曲线图没有价值，我把这些数据分成了两个系列。图 9 的点状曲线综合了 1886—1892 年的总数据，其中有两年不完整，1890 年没有数据，总次数是 179 次。虚线曲线综合了 1893—1897 年的总数据，总次数是 185 次。即便如此，数据还是太少。连续曲线图综合了 11 年的数据，更加可靠，得到的结果显然也更让人满意。

通过比较点线曲线和虚线曲线可以看出，二者大体一致，差异主要体现在两个方面：(1) 第二条曲线更加稳定，没有明显的高峰和低谷，就像第一条曲线那样；(2) 最大值主要出现在月中而不是第二个月历日；每月开始缺乏明显的峰值，这一点构成了第一周或整条曲线的一个特征。不过，因为数据太少，过于强调这个特点没有意义；我们不如直接考察第三条曲线图，后者更有价值。①

可以看到，稍加观察这条连续曲线就可以得出如下结论： 305

1. 遗精次数最多的日子一般是第二个阴历日。

2. 其次是第 22 天，第 13 天，第 7、20、26 天，第 11、16 天。假如我们仅考虑每个月前面六个高峰日，可以发现遗精高峰发生在第 2、7、13、20、22 以及第 26 个阴历日，也就是说，每隔四天出现一次高峰；其中，第 20 至 22 个阴历日之间是最可能出现遗精的日期。

3. 最小值出现在第 1、5、15、18 以及第 21 个阴历日。

---

① 我要补充的一点是，1896—1897 年的曲线图和前面 9 年得到的图明显类似，但觉得没有必要再多作两条曲线。

4. 这条曲线一直在起伏波动，每一个峰值之后立即跟着一个低谷。因此，这条曲线和脉搏的月周期性完全不同。[①]这个结果在我们的意料之中，因为简单的脉搏在不同日子的差别不大——曲线平缓——而性系统压力的释放涵盖精液分泌、存储和排泄三个阶段，必然需要数天的休息和积累。假如遗精倾向于发生在每个月的某些固定日子里，这条曲线定然平坦不了。曲线的波动性同时也向我们表明，男性的生理周期具有规律性，在每个月的某些日子，发生自发性遗精的可能性远大于其他时间。

306　5. 曲线的急剧波动虽然提供了有利的证据，但也存在对应的缺点，导致我们很难从整体上来把握这种周期性。所以，我以两天为一个单位重新进行计算，以更好地将其展现出来，结果令人非常满意，见图10。在这里，我们一眼就能看到一条几乎具有几何对称性的月周期。的确，假如第三个高峰再高一个单位，第一个低谷再低一个单位，假如第二个低谷和第三个高峰再靠近一个单位连在一起，第四个高峰和第四个低谷是直的而没有倾斜，那么这条曲线在几何上就是对称的。在我看来，这种对称性充分证明了曲线的精确性。我们看到，一个月被分成了五个部分，最大值出现在：第19—20日，第13—13日，第25—26日，第1—2日，第7—8日；最小值出现在每月的一开始、最后以及正中间。曾经有很多无聊

---

① 见《脉搏的节律》，第4章。

的迷信涉及月亮对地球及其居民的影响。现在，其中有些——以前同样被认为是假的——在科学领域得到了重述。但即便如此，看到月亮可以影响男人性系统的自发性排放，也是一件特别令人着迷和奇怪的事情，让人不得不感慨，"原来自己还不够了解自己"，然后向纯洁的月亮女神阿耳特弥斯献上赞美的诗篇。

周周期

接下来要考察的问题是，男性的性活动是否具有周周期性？刚开始大家可能会认为，追问这种周周期太荒谬，因为我们一周七天的划分——不像一年包含十二个阴历月——纯粹是人为的和约定性的。但是在另一方面，应激性（induced）周周期的存在也不是没有可能，我们的职业和生活模式对人体系统造成了习惯性的影响。在这个问题上，纯粹的争论没有用，必须依赖观察加以判断。图11（图A和B图）清楚地表明，存在明显的周周期。大家可能会想，假如这种周期真的存在，那么最大值应该是在周六或周日。但通过分析这些曲线图可以发现，结果令人意外，最大值在不同的年份出现在不同的日子。具体如下：①

周日，1888，1892，1896 年。

周二，1894 年。

① 下面会看到，我忽略了记录不完整的 1889 年和 1891 年。下文会直接解释这种奇怪的振荡。

周四，1886，1897 年。

周五，1887 年。

周六，1893 和 1895 年。

在图 11 中的曲线中，我的统计模式是从周日到周日，显然，只有最高峰在周日的年份才表现了真正的对称性。因此，我在图 12 中以更加适当的统计模式重新绘制了曲线图。

图 12 的 A 图综合了 1888、1892 和 1896 年的数据：最大值出现在周日；B 图是 1894 年的数据，最大值在周二——为了和 A 图对比，相关数据放大了 3 倍；C 图综合了 1886 和 1897 年的数据，最大值在周四，类似地放大了 1.5 倍；D 图是 1887 年的数据，最大值是周五，数据放大 3 倍；E 图综合了 1893 和 1895 年的数据，最大值在周六，放大 1.5 倍；最后，图 F 综合 9 年和 1891 年下半年的数据，这条曲线从整体上表明，存在一个非常明显的周日高峰期。

308　　我认为这些曲线图几乎不需要太多解释。五条曲线中最有规律的是图 A 和图 E，分别综合了三年和两年的数据，最不规律的是图 B，只包含一年的数据。在每一条曲线中，都以高峰日开始，然后紧跟着一个低谷，后面再是次高峰日——通常是次高峰，但 1894 年几乎和最大值相等——后面再跟一个低谷——通常和第一个低谷相当——然后急剧上升回到原来的最大值。对这些曲线的研究，幸运地强化了我们从年周期分析中得出的结论，即至少在一年中的某个时间段，男性的生理条件所要求的性交频率是一周不少于两次。

至于 F 图，同样一目了然。不过，前两个的意义不如前述曲线图中的次高峰意义重大，因为其中之一是由 1894 年的曲线导致的，另一个是由图 C 导致的。类似的，第三个次高峰是由图 E 导致的。很可能，在数据足够多的情况下，F 图的前两个次高峰会被一个出现在周三或周四的次高峰取代。

还有一个与周周期性相关的问题是，有没有可能发现周周期和年周期之间的联系，然后每周遗精次数最多的那一天在一年当中的每一个月都不相同？换言之，有没有可能，一年当中的某个时间段是周日最高峰，另一个时间段是周二最高峰，以此类推？为了回答这个问题，我重新计算了所有的数据，最后得出了图 13. 这些曲线图表明，周日高峰日出现在 3 309 月和 9 月，周日最小值出现在 6 月；周一高峰日出现在 9 月，周五高峰日出现在 7 月，等等。因此，它具有规律性，一周当中的高峰日在每个月都不一样。这一点在我看来十分明显。其中最对称的是周日高峰日曲线，然后是周四和周五高峰日曲线。当然，这些曲线当中还有很多值得我们进一步发掘的东西。

以上就是我的研究。这项研究必然是不完整的，因为数据仅仅来自我个人。然而，即便数据不多，里面存在一些不规则的干扰性因素，这些曲线还是表现出了十分明显和出人意料的对称性，让人不得不去想，假如数据足够多，我们也许可以得出一系列更具普遍性意义的结论。在这里，我再次呼吁 [1] 各个学院的管理者为这项研究提供帮助，让一些学生参与其中。假

① 见《脉搏的节律》，第 21 页。

如有一百名生活在相同环境下的学生在持续一年的时间里做好记录，基于这些数据得出的结论将比我在十年时间里基于个人经验得出的结论珍贵十倍。假如还有国外和殖民地的学生——如意大利、印度、澳大利亚和美国——参与这项工作，我们很快就能获得一系列的结果，揭示生活在不同气候中的男性的性需求和性特质。当然，假如学生们的数据不够准确的话，不仅没用，还会带来伤害。

附录 C　宗教中的自体性欲因素

爱这种情感和宗教之间的紧密联系，对于那些长期接触过
宗教生活的人来说应该很熟悉。爱和宗教可能是人类有机体所
具备的最猛烈的情感，假如其中一种受到干扰，另一种因此受
到影响，一点也不会让人觉得意外；两种情感彼此之间具有一
种动态的联系。自体性欲的冲动，作为一种更原始和更基础的
冲动，必然能够影响到宗教上的情感。当它被否定得不到表
达，人类的爱就变成了对神的爱。

> "对于人类来说我还不够好，
>
> 所以我把自己献给了上帝。"

即便在生理上受到了绝对的压制，也可能产生更加强烈的
精神狂热。很多杰出的思想家似乎都没有表现出性欲。

有一个显著且值得注意的事实是，爱的年纪也是改变信
仰的年纪。例如斯塔布克在其关于信仰改变的详细研究中
指出，大部分改变信仰的事情发生在青春期，一直到 24 或

25 岁。[①]

311　　我们可以从各个方面提出诸多证据，来说明性与宗教情感之间的密切联系得到了普遍的认可。如哈恩所指出来的，性压抑和宗教仪式之间的联系，也许可以追溯到文明的起点，是出于提升而非取消性因素的本能冲动。早期的宗教仪式具有浓厚的性和纵欲特征，因为它们在很大程度上是为了祈求自然的生殖力量施加有益的影响。在幸福的已婚人士当中，如哈恩所言，性情感很快让位于对儿童的照顾和担忧。但是，当一个人的性功能因为独身甚至阉割（一种彻底的独身）而得不到施展，性情感就会转变成一种精神气质得到更明显的表达。[②] 早期的基督徒接受了东方关于宗教的独身传统。教父们在自己的著作中对性事进行了深入的思考，古希腊和罗马黄金时期的作家们却对此知之甚少。[③] 随着基督教神学的发展，对性事的细致调查有时候几乎成了一种强迫症。不过据我所知，人们直到中世纪才清楚地认识到宗教情感和性情感之间具有潜在的联系，而不是一种肤浅的对立。伟大的神学家和哲学家阿奎那在这一时期说过，魔鬼正是趁着男人试图取悦上帝的时候，让他遗精以

---

① 斯塔布克，《宗教心理学》，1899 年；丹尼尔斯（A. H. Daniels），"新的生活"（The New Life），《美国心理学杂志》，第 6 卷，1893 年。见威廉·詹姆士（William James），《宗教经验之种种》（The Varieties of Religious Experience）。

② 哈恩，《德米特和鲍博》，1896 年，第 50—51 页。哈恩试图论证犁的宗教起源，作为一种生产工具，由一头神圣的和被阉割的公牛拉着。赫尔曼在其《起源》（Genesis）中发展了这一观念。认为现代的宗教仪式源自关于性的感官享受和神秘感。

③ 布洛赫指出圣人们和禁欲主义者在性事上表现出了极大的兴趣（《对性精神病的病理学研究》，第 1 卷，第 98 页）。

使其变得不洁。14 世纪，博学的灯塔骑士兰德里基于某些生理学的认识告诉女儿，说"爱情中的年轻女人，再也无法像以前那样真诚地侍奉上帝。因为我从很多人那里听说，在她们年轻 312 的时候，教堂里的环境和令人愉快的忧郁感会使她们不可避免地思念情人，满脑子都是爱情的温柔时光；她们在这时候本应该专心侍奉上帝。这就是爱情的魔力，就算神父正在将我们的救世主抱上圣坛，这种最具诱惑性的情感也会冒出来。"接下来，他滔滔不绝地讲述了海外两位皇后偷情的故事，甚至在耶稣升天节（Holy Thursday）和耶稣受难日（Good Friday）。在熄灯的时候，他总结道："相比于其他时候，热恋中的女人更容易走进教堂或奉献自己。"

大约在 17 世纪末，斯威夫特在一段文字中清晰地阐述了性情感和宗教情感之间的联系，在其"关于精神运作机制的论述"（Discourse Concerning the Mechanical Operation of the Spirit）中，他首先提到，有一位杰出的医生告诉他，在贵格会信徒（Quakers）刚出现的时候，他遇到的贵格会女病人几乎都是慕男狂。斯威夫特写道："有宗教奉献精神的人，不论男女，和其他人相比，骨子里最是多情。因为宗教热忱往往和其他方面的热情来自同样的火种，兄弟般的友爱也将唤起勇士的激情。假如我们观察现代人的求偶过程，就会在一种虔诚的眼神中看到它的身影，即抛媚眼（ogling）；因为心里有其他想法，通过生搬硬套，时不时刻意讲黑话和发牢骚，耸耸肩，嘴里哼哼两声，叹口气或呻吟几声，嘴里嘟囔几个无意义的单词，毫无条理，总是重复。在我看来，为了引起女士注意，这些是最有

技巧的规则。还有谁比圣人们更懂得运用这些规则呢？有些乐观和优秀的朋友告诉我，在其精神活动的高潮，它经常出

313　现……① 在此之后，他们很快会发现自己的精神得到了放松，神经突然感到疲劳，不得不仓促结束。这一点同样在如下事实中得到确证，即无数女性被狂热或有宗教献身精神的传教士吸引，尽管她们从来不是可以被轻易迷惑的人。但是我有理由相信，性具有某些特征，通过它们，传教士们对人类的能力和表现形成了一种更加真实的判断。可以确定，无论精神往哪个方向走，最后的落脚点和其他方面是一样的；它也许向往给天堂，但根在大地。过于专注沉思，不是血肉之躯所为之事，它一定会因为必然之性，偶尔放手堕入凡尘。对天堂之爱不过是另一种形式的柏拉图之恋，后者试图在女士们的眼中看见星辰和天堂，不思任何低俗之事。莲花虽美但离不开于淤泥的滋养，二者同样如此，有着相同的根源。"

　　再晚一点，上个世纪的克利弗顿学院（Clifton College）校长在讨论少年们的性恶习的时候说道，那些容易沾染恶习的少年往往并不缺乏宗教情感；毫无疑问，宗教与动物性始终是共存的；情感上的追求离肉欲之罪并不遥远；众所周知，在某些地方，它们甚至使人变得更加放荡，甚至在今天也是如此。②

―――――――――

　　① 这里的省略是因为原文本来就没有。文中几段最重要的话也因为同样的理由被省略了。

　　② 尊敬的威尔逊（J. M. Wilson），《教育杂志》（*Journal of Education*），1881年。大致在同一时期（1882 年），斯珀吉翁（Spurgeon）在他的一场布道中指出，因为奇特的自然规律，灵性与肉欲可谓比邻而居。就性激情与宗教热情之间的紧密联系，西奥多·施罗德（Theodore Schroeder）最近归纳了大量宗（转下页）

　　不难看出，宗教复兴主义者所使用的方法与性有相通之处，　314
类似于男性在帮助女性克服对性的害羞之时所使用的方法。托
马斯（W. Thomas）说道，"任何时候，都要把意志放在一边，
使用具有强烈暗示性的方法；两种诉求并不冲突，反而具有密
切联系，可以相互成全。在做出道德判断的时候，通常所使用
的技巧最初来自于性生活。如此说来，道德判断有时候涉及性
的机制，其影响传导到了某些性表达的一般性过程。"[①]

　　性情感与宗教情感的联系——就像人性当中其他诸多本质
特征一样——在精神病学家眼中展露了最原始的形态。埃斯
基罗尔曾提到了这种关系。很多年前，知识渊博并富有洞见
的德国精神病学家弗里德瑞希（J. B. Friedreich）强调了二者之
间的联系，并给出了生动的案例。[②] 施罗德·范·德·科尔克
（Schröder van der Kolk）也说道："我敢说，存在一条一般不会
出错的原则，即宗教抑郁症往往与性器官的发育有关系。"[③] 法
国的雷吉斯（Régis）是这么说的："神秘主义的观念与情欲观
念之间存在密切的联系，这两类观念往往与精神错乱联系在一

（接上页）教导师的观点，从柏拉图主义者亨利·摩尔（Henry More）到巴林·古
尔德（Baring Gould），见《美国宗教心理学杂志》（*American Journal of Religious
Psychology*），1908 年。

　　① 托马斯，"敏感性中的性元素"（The Sexual Element in Sensibility），《心
理学评论》，1904 年 1 月。

　　② 《司法心理学》（*System der gerichtlichen Psychologie*），第 2 版，1842 年，第
266—268 页。在其《精神疾病的一般性诊断》（*Allgemeine Diagnostik der psychischen
Krankheiten*，第二版，1832 年，第 247—251 页）有更多的讨论。

　　③ 《精神病病理学与治疗手册》（*Handboek van de Pathologie en Therapie der
Krankzinnigheid*），第 2 版，1863 年，英文版第 139 页。

起。"① 贝尔蒂尔（Berthier）认为，与性欲有关的精神错乱是修道院中最常见的精神病。贝文－路易斯（Bevan-Lewis）指出了宗教兴奋在青春期女性身上非常普遍，而与宗教有关的抑郁常常出现在更年期，性欲消退的年纪。② 萨维奇说道，"宗教与爱具有紧密的联系。对女人的爱和对上帝的崇拜，在不稳定的青年时期是最常见的麻烦。非常有意思的是，这两种情感往往联系在一起。"③ 康诺利·诺曼在谈狂躁症时说道（图克的《心理学词典》），"与好色密切相关的是宗教兴奋，尤其是在女性身上。我们在真实案例中看到的狂喜症，若无关乎性堕落，则很可能与性兴奋有关。这种联系也常见于不那么极端的案例。在严重狂躁症女患者的话语中，有一个最常见的特征是宗教观念和情欲观念的混合。"克拉拉·巴瑞斯提到，"那些相信自己是圣母玛利亚、基督新娘、上帝之妻、拉菲尔之伴侣的病人，肯定具有某些症状，能够表明他们以某种方式走向了性堕落。"④福莱尔在《性问题》一书中用了一个章节讨论这个问题，并论证说最强烈的宗教情感通常无意识地扎根于性情感，或代表着此类情感的新形态。布洛赫在《我们这个时代的性生活》（*Sexualleben unserer Zeit*）中谈到这个问题时说道，"在某种意义上，我们也许可以把宗教史理解为人类性本能的特殊表达史。"巴尔、布罗亚尔德（Brouardel）、莫西里、瓦隆（Vallon）和玛

① 《心理医学实用手册》（*Manuel pratique de Médecine mentale*），1892 年，第 31 页。

② 《精神疾病教科书》，第 393 页。

③ 萨维奇，《精神病》（*Insanity*），1886 年。

④ 《美国精神病学杂志》（*American Journal of Insanity*），1895 年 4 月。

丽（Marie）、[1] 休斯都强调过这一点，[2] 其他还有不少的学者给出过类似的论断。[3] 克拉夫特－埃宾简单地论述过神圣性与性情感之间的联系，谈到圣人特别容易受到性诱惑的影响，并得出结论说："宗教情感和性情感，二者在巅峰时期的兴奋度，无论是从量还是质上来说都表现得很和谐，因而在特定情况下可以相互代替，甚至在特定的病理条件下可以相互转换。"[4]

以上引述了这么多的观点，这里有必要指出，尽管性情感 316 构成了宗教热情的主要来源，但绝不构成宗教的内容或根基。穆里西耶（E. Murisier）在一份关于宗教狂热的心理学研究报告中正确地指出，对其性质的解读不能过于原始，尽管他也承认"构成性爱甚至嫉妒的因素，在宗教狂热中一样都不缺。"[5]

塞林格在其名为《性本能异常的临床研究》(*Recherches Cliniques sur les Anomalies de A Instinct Sexuel*) 的著作中记录了一个详细的案例，生动地诠释了处于这一阶段的自体性欲现象，它介

---

① "宗教精神病"（Des Psychoses Religieuses），《神经学档案》，1897 年。

② "性病"（Erotopathia），《精神病学家与神经病学家》(*Alienist and Neurologist*)，1893 年 10 月。

③ 尤见伊卡德的《月经期间的女人》中的一章"宗教妄想症"（Délire Religieux）。

④ 《性心理学》，第八版，第 8 页和第 11 页。甘诺奇金（Gannouchkine，"快感、残忍与宗教"［La Volupté, la Cruanté et la Religion］，《医学心理学年鉴》［*Annales Médico-Psychologique*］，1901 年第 3 期）也强调了这种可转换性。

⑤ "狂热的宗教情感"（Le Sentiment Religieux dans l'Extase），《哲学杂志》，1898 年 11 月。斯塔布克在一份关于这个问题的简要论述中再次总结道（《宗教心理学》，第 30 章）："尽管性生活在成熟的宗教中不露痕迹，但似乎是它带来了原初的精神动力，使得潜在的发展成为现实。它不是在宗教之外而是在宗教之内。"

于宗教神秘主义和情色白日梦之间，一度变得很不正常。我把它记录如下。"特雷斯（M. Thérèse），24 岁，身上有退化性生理疤痕，遗传情况也很糟糕。父亲行事鲁莽无规则，母亲一度进入精神病院。病人在孤儿院长大，经常惹麻烦，行事无常。她看不起家务劳动，但喜欢学习。甚至在很小的时候，她就经常陷入想象，在幻想中搭建自己的城堡，并以此为乐。7 岁的时候开始自慰。在首次恳谈活动中，她就觉得耶稣是她心中永恒的导师。13 岁，在母亲去世之后，她说她好像看到了母亲，还听到她说自己正在照看孩子。没过多久，悲痛再次袭来，有一位她非常喜欢并看重的老师去世了。后来，她仿佛看到并听到这位老师说话，后者似乎没有离开尸体所在的房子。抑郁的症状逐渐显现。经历过葬礼上的悲痛和修女们的劝诫，加上神秘主义的幻想，她离开孤儿院来到了修道院，投身于对耶稣的崇拜。得到耶稣的喜爱，接近耶稣，成为了她不断追求的事业。她的笔记中很少出现圣母玛利亚的名字，也从来没出现上帝的名字。她说，'我想要比任何一位淑女更爱耶稣，我甚至觉得他对我偏爱有加。'保持自身纯洁的念头一直萦绕在她心头。她从不参与无聊的对话，在别人谈论婚姻的时候离开房间，认为这与纯洁生活不相符。'在两年的时间里，我只有一个念头，那就是让自己的灵魂更讨他的欢喜，让心爱的人在纯洁的百合花丛中得到满足。'"

"然而，一种相反的倾向（严格说来不但不冲突而且相关联），已然以原始的形式崭露头角。在神秘主义的激情之下，性欲逐渐被感觉到。16 岁，当她想着一位她认为爱自己的牧师之时，经验到了自己无法掌控的情感。不管有多么的懊悔，她都愿意与此人发生关系。尽管偶尔闪过这样的念头，保持纯洁的想法始终没变。然而，修女们注意到了她的兴奋，让她离开了修道院。她倍受打击，谋了一份女仆的差事，但宗教热情始终未减。她的忏悔牧师以极大的热情激励着她，她给此人写了几封温柔的信，愿意与他发生关系，即便自己知道这种欲望来自恶魔的诱惑。到这里，产生幻觉的基础已经具备。她写到，'在5月的一个夜晚，当我从思念忏悔牧师的思绪中回过神来，感到有点沮丧。我想到自己如此深爱的耶稣对我不闻不问。我哭喊到着"圣母啊，我该怎么做才能赢得你儿子的爱？"我的双眼紧紧盯着天空，仍然处于一种疯狂的期待之中。真的太荒谬了，我自己变成了世界之母。我的内心不停地重复着："是的，他来了；耶稣正在降临！"'这种精神上的狂喜，与身体的知觉中心相互回映，引发了阴部、听觉以及视觉上的幻觉，产生了一种与性有关的感觉。'我第一次感到自己不是一个人上床睡觉。很快，我觉得有人摸自己，还听到一个声音说："不要害怕，是我。"我迷失在了自己所爱的人身上。很多天里，我都沉浸在快乐的海洋中。他无处不在，用他纯洁的关爱包围着我。'在第二天做弥撒的时候，她似乎看到耶稣的受难像就在眼前。'耶稣全身赤裸，身边包围着一千个风骚的女子。他的手从十字架上解开了，对我说："来吧！"我渴望带着自己的肉身飞向他，但无法下定决心展示自己的裸体。不过我被一股自己无法控制的力量带走了，我让自己靠在我的救世主的脖子上，感到尘世和我之间的一切都结束了。'从那天起，'通过绝对理性'，她理

318

解了一切。之前，她认为宗教生活意味着与婚姻的快乐及一般的乐趣相断绝；现在，她理解了宗教生活的真正目标。耶稣基督希望她与一名牧师发生关系，他自己化身为牧师。于是，牧师就是修女们的守护者，就像圣约瑟是圣母玛利亚的守护者。耶稣已然让她受孕。这种想象中的受孕使她完全入了迷，无法自已。从此之后，她每天都自慰，甚至去恳谈之前都要先满足肉欲。她的幻觉逐渐成体系，任何东西都不可使之动摇。她尝试着不惜任何代价与她的忏悔牧师发生关系，拥抱他，坐在他的膝盖上，追求他，因此成了丑闻之源。被送进精神病院之后，强烈的性兴奋依然存在。每天自慰十几次，甚至在和医生交谈的时候。性器官十分正常，阴户潮湿而红润，阴道一碰就疼，手指一接触就会膨胀。她说自从知道如何爱耶稣之后，自己就没有停过。耶稣愿意她与别人发生性关系，而她做不到。'不断地努力做这件事情，耗尽了我所有的力量。'新的环境改变了她的行为，现在医生成为了她的追求对象。'我对牧师的纯洁有着很高的期待，我没有资格从他们身上得到自己想要的东西。但是，按照上帝的意愿去做一切有利于病人的事情不正是医生的职责吗？医生不应该因此献身吗？自从我品尝到生命之树的味道之后，就特别想和自己爱的朋友分享。这个念头让我饱受折磨。'后来，她爱上了一位雇员，对他展开最粗鲁的追求，并坚信这么做是遵守耶稣的意志。她向这名雇员喊道，'律令是必然的，时间紧迫，我已经等得太久了。'她仍然在谈论自己的宗教使命，虽然一直没有完成。'我不想结婚。'后来情况慢慢发生了变化。对上帝的爱逐渐淡去，世俗之爱变得比以前

319

更强烈。'放弃曾经想达到的那个高度之后，我离尘世是如此之近，我将让自己的欲望留在这里。'在上一封信中，特雷斯意识到了自己的幻想所导致的这种精神错乱是多么地可怕。'现在我只信仰上帝，信仰苦难。我感到自己有必要结婚。'"

马里亚尼（Mariani）[①] 充分描述了一位44岁已婚妇女的案例，此人患有严重的情欲-宗教精神错乱（以歇斯底里症状为基础的更年期妄想症）。在早期阶段，这种紊乱使得她尝试了各种苦修（进食、不断祈祷、喝自己的尿、用舌头舔脏盘子等）。最后，她认为苦修让自己的罪恶获得了谅解，开始进入兴奋和满足阶段，相信自己与耶稣建立了最亲密的个人关系。后来此人康复了。马里亚尼指出，这个案例与圣人们的情况非常相似。这名妇女所有的行为和情感，都可以在著名的圣人身上找到对应的表达。[②]

通过圣人们留下来的记录，我们可以发现这个类比是站得住脚的。其中最有代表性的是17世纪法国卢丹教团（the Ursulines of Loudun）的女掌门人珍妮·德安格斯（Soeur Jeanne des Anges）。[③] 她天性聪慧，长得漂亮，雄心勃勃，追求快乐，精力旺盛。有时候，她表现得非常歇斯底里。在宗教生活的早 320

---

① "圣人"（Una Santa），《精神病学档案》，第90卷，第438—447页，1898年。

② 关于圣母玛利亚崇拜中的性元素，参见"关于马利厄尼修斯"（Ueber den Mariencultus），《费尔巴哈作品集》（*L. Feuerbach's Sammtliche Werke*），第1卷，1846年。

③ 首次刊登于《魔鬼集》（*Bibliothèque Diabolique*，1886年）的某一卷上（由沙尔科作序）。

期，经常有亵渎神明之举，犹如恶魔附体。很多年来，她一直
与之抗争。后来她爱上了卢丹一位名叫格朗迪耶（Grandier）的
牧师。她从未见过此人，只是听说他非常有力量，所有的女人
都折服于他的人格魅力。在她的想象中，她和修道院中的其他
修女都受到了他的影响而入了魔。于是，她审判并杀死了此
人。这个案子在历史上非常有名。在自传中，她详细地描述了
魔鬼在晚上是如何攻击她的。以各种下流的姿态挑逗她，掀开
她的被子，摸她身体的各个部位，恳求她屈服。她讲到这种诱
惑是多么的强烈。例如，有一天晚上，她写道："我似乎感觉到
了某个人的呼吸，并听到了一个声音在说：'反抗的时机已经
过去，你一定不要再违背命运。反抗只会带来伤害，你也抵抗
不了多久。上帝让你受制于这种天性，紧迫之时，你必须满足
它。'然后我的头脑中就出现了肮脏的画面，身体开始乱动。我
在心底不停地说'我什么也不会做'。我向上帝祈求，让他赐
予我力量与之斗争。这时候我听到房间里有声音，感觉有人向
321 我靠近，把手放到我的床上开始摸我。我立即起床，很长时间
都感到不安。几天过后的一个午夜，我的身体躺在床上开始颤
抖，感受到了巨大的和不知来源的精神焦虑。过了一会儿，我
听到房间的各个部分都传来声音。被子两次被拉离我的身体，
床边的噪音让我非常烦乱。我听到床的左边有声音，问我有没
有想过接受建议带来的好处。它还说：'我已经知道了你的态
度。只要你同意，我仍然会信守承诺。相反，假如你拒绝，你
将成为世界上最惨的女孩，所有的不幸都将发生在你身上。'我
回答说：'假如没有上帝，我可能会害怕你的威胁。但我专心侍

奉上帝。'它又和我说：'上帝帮不了你什么，他会抛弃你。'我说：'上帝是我父亲，他会照顾我的。我已经打定主意忠诚于他。'它说：'我给你三天时间考虑清楚。'我赶紧起来，带着不安的心情来到摆放着圣餐的祭坛。回到房间之后，我坐在椅子上。突然，椅子被抽走，我掉到了地上。然后，同样的事情再次发生。我听到有一个男人的声音向我说下流话，引诱我。他强迫我在床上给他留空间，试图以下流的方式摸我。我反抗，试图阻止他，向隔壁房间的修女呼救。之前打开的窗户被关上了。我开始强烈地感受到对某个人的爱意。对不齿的事情有了一种不应该有的欲望。"

再后来，她写道："恶灵让我感受到这种不洁和性欲之火，让我恨不得跳进火盆，以煤火浇灭欲望之火，即便身体被烧了一半也在所不惜。在其他时候，在深冬，我有时候裸身钻到雪里，或者用冰水冲凉。我还钻进荆棘丛，让它们扎我。有时候我还在荨麻上打滚，整晚上与攻击我的敌人对抗。让他们相信我已经下定决心，用上帝的恩典保护自己。"在其忏悔牧师的允许之下，她给自己做了一条铁打的腰带，上面有钉子。这条腰带她带了将近 6 个月，直到钉子扎进肉里，费了很大的劲才摘下来。通过这种苦修，她成功地驱逐了恶魔。没过多久，一场大病之后，在世人面前她几乎成了一个圣人，拥有一种奇迹般的治愈力量。她相信自己的病是圣约瑟给治好的。她开始游历法国各地给世人治病。国王、王后、红衣主教黎塞留（Cardinal Richelieu）都拜倒在她的脚下。其神性的影响力是如此之大，以至于她的墓地在她死后的百年里成了朝圣之地。直到晚年，

322

在停止写自传之后，她的性欲（尽管伴随的刺痛感并未完全消失）才转变为对耶稣的爱。只有在她晚年的信件中，我们才能窥见这种转变的全过程。其中有一封信写道："我狂热的哭喊着说，'主啊！让我加入你吧，把你变成我吧！'在我看来，这位可爱的情人在我的心头休憩，正如在他的王座之上。使得我陷入爱之狂喜的是一种快感，当我所有的存在流进他的存在，将他给我的尊敬和爱又交还给他的时候，就会产生这种快感。有时候我被允许用更普通的名字称呼我们的主，例如'我的爱人'，我用各种方式引起他的关注，既为自己，也为别人。"

在所有伟大圣人和神秘主义者的生活中，都有珍妮·德安格斯这样的类似经历，只是很少有人像她这样给出生动的描述，坦诚地记录了这种自体性欲过程的动态机制。它们给我们带来的启发非常清晰。神秘主义者们对于所罗门王的《雅歌》（the Song of Songs）[①]怀有一种特殊的情感，其中对爱的最世俗化的表达，总是出现在他们自己的作品中。[②]

323　　有充分的证据表明，早期基督殉道士的勇气部分来自于性冲动引发的兴奋，他们通常也承认这一点。从阿基琉斯（Achilles）和海神涅柔斯（Nereus）的故事中可以知道，[③]女殉道士菲丽库拉（Felicula）宁愿监禁和酷刑也不愿意结婚或参与异

---

①　对女人的爱和神圣之爱，在希伯来人那里用的是同一个单词。（诺思科特，《基督教和性问题》，第140页。）

②　因此，在圣特丽萨的《上帝之爱》（Conceptos del Amor de Dios）中，"用他的嘴唇亲吻我"（Beseme con el beso de su boca）这样的句子总是重复出现。

③　《圣徒行传》（Acta Sanctorum），5月12日。

教徒祭祀。被拉上拷问台的时候，别人最后一次要求她否认基督。她大喊着说："我不会否认我的爱人，他为我咽下苦果，不惜荆棘加身，被送上十字架。"（*Ego non nego amatorem meum!*）

　　基督教的神秘主义和性色彩，很早就被吸收进了伊斯兰世界并得到了强化。在 13 世纪，它又以强化的形式通过雷蒙·鲁尔（Raymond Lull）重新进入了基督教世界。此人本身出生在伊斯兰世界，他的"情人与朋友之书"（*"Book of the Lover and the Friend"*）明显体现了一种性神秘主义。几个世纪之后，这本书激励了伟大的西班牙神秘主义学派。圣特丽萨所体验到的"美味的痛苦"、"甜蜜的殉道"以及与之有着强烈联系的快感和痛苦，必定与生理上的性感觉相关。①

　　玛格丽特-玛丽（Marguerite-Marie Alacoque）的案例也很典型。其自传表明，耶稣一直是她的爱人、丈夫和主人。她把耶稣视为自己的未婚夫，是最热烈的情人。任何东西都没有他的关爱更甜蜜，甚至可以让她失去控制。如利伯特所言，这种神秘主义的想象在本质上是一种爱情浪漫关系。②　324

　　在最受欢迎的虔诚之作《师主篇》（*The Imitation of Christ*）之

---

　　①　勒巴和蒙莫兰德在各自关于基督教神秘主义的详细研究中也表达了相同的观点，尽管在某些具体细节上稍有差异。勒巴，"基督教的神秘主义倾向"，《哲学杂志》，1902 年 7 月和 11 月；蒙莫兰德，"基督教的性神秘主义"（L'Erotomanie des Mystiques Chrétiens），同上，1903 年 10 月。蒙莫兰德指出，神秘主义者们有时候能够识别并承认它与生理上的性表达有关。他引述了著名西班牙寂静主义者莫利诺斯（Molinos）的一段话，后者说没有理由为不洁、自慰或其他更糟糕的事情（et etiam pejora）而担忧。

　　②　《情感的逻辑》（*La Logique des Sentiments*），第 174 页。

中，"爱"的含义和对异性之爱的情感完全一致。(有一位非常聪明的女士曾经跟我说，这本书在她看来似乎是一种"宗教催情剂"。)例如，假如我们读第3卷第5章（"神圣之爱的感觉"［De Mirabili affectu Divini amoris］）就会发现，这位来自低地国家的孤独修道士滔滔不绝地表达的，与世俗男女的爱情之乐不差分毫。"没有什么比这种爱更甜蜜，更强大，更高尚，更宽广，更让人快乐，天上或地下，没有什么比它更完满，更好。心中有爱的他能飞、会跑，满心欢喜。他是自由的，不可能被抓住。他付出一切用来交换所有，拥有一切的一切。他不看重人们献给他的礼物，却将一切美好之物赋予向他献礼的人。这种爱没有负担，不会让人觉得疲劳，倾其所能超越极限，从不给自己设定边界，因为在它眼里一切皆有可能。因此，它敢于尝试一切，影响一切。若有人不爱他，走向堕落，必将受到影响……我的所爱! 你是我的，我也是你的。"

对于性情感和宗教情感之间的联系，很多人存在一种自然的反感。但是，这种态度是不理性的。一个受宗教情感支配的人，对自身条件所造成的间接后果谈不上责任；只能说，对于这种情绪的控制，他有责任。这种控制也许是必要的。拒绝面对这种可能性，这毫无帮助。显然，正如我所表明的，我们有很好的理由相信，性情感与宗教情感之间的互动具有非常紧密的联系。青春期隐约出现的性高潮在精神上经常引发纯粹的宗教情感。宗教情感的活动有时候也会传导至性敏感部位。对性情感的压制，往往使人积累起强大的宗教情感力量。偶尔，被压制的性情感也会突破一切障碍得到表达。

人名索引

（索引页码为原书页码，即本书边码）

人名索引

主题索引

（索引页码为原书页码，即本书边码）

图 表

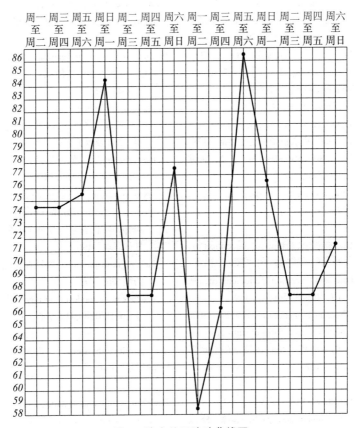

图 1 流产的月波动曲线图

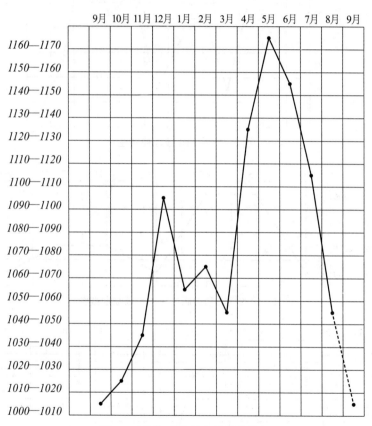

图 2　欧洲怀孕率的年波动曲线图

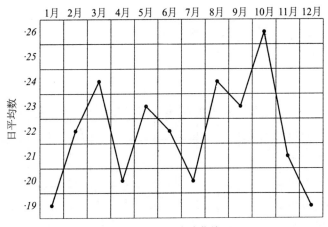

图 3　流产的年波动曲线图

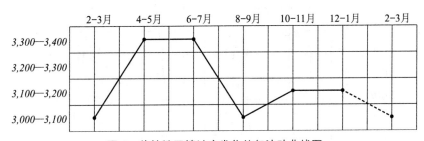

图 4　伦敦地区精神病发作的年波动曲线图

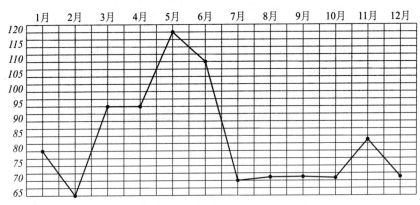

图 5　巴黎全身性麻痹发作的年波动曲线图

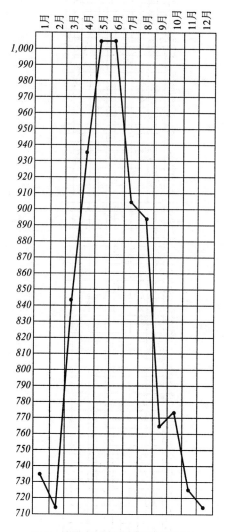

图 6　伦敦的自杀率波动曲线图

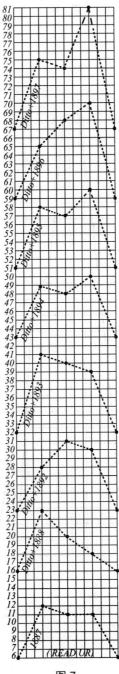

图 7

图 表

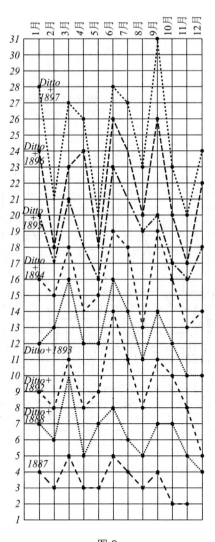

图 8

427

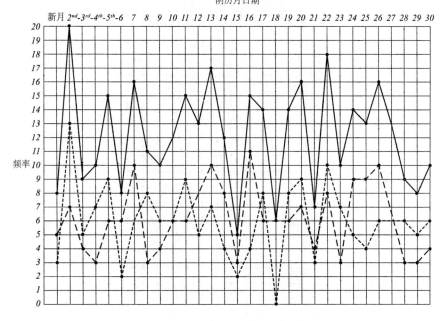

图 9　男性性周期的阴历月节律图

图 表

阴历月双天

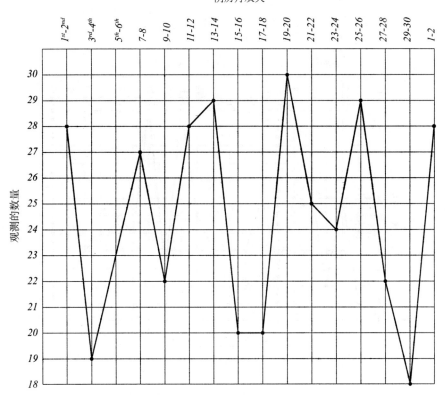

图 10 以两天为一个计算单位的阴历月节律图

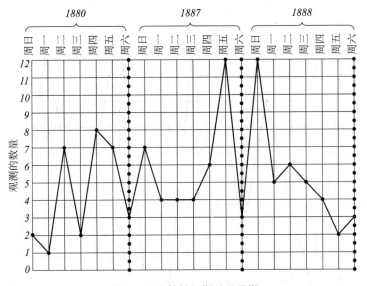

图 11A　男性性周期的周周期

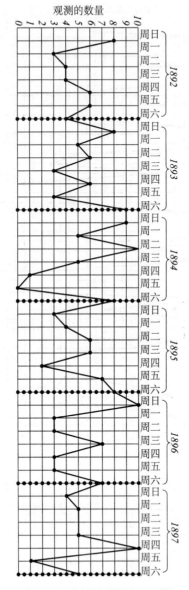

图 11B 男性性周期的周周期

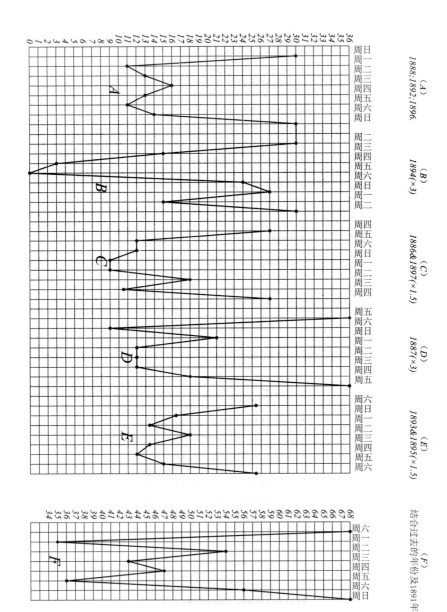

图 12　男性性周期的周周期

图　表

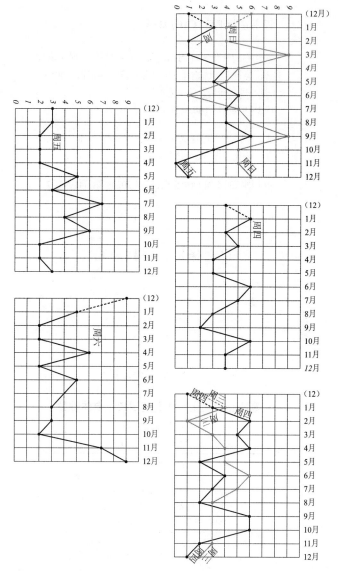

图 13　基于叠加数据的男性性周期的周周期（1886，1887，1888，
　　　1892，1893，1894，1895，1896，1897 年数据。）

图书在版编目（CIP）数据

羞怯心的演化　性周期现象　自体性欲 /（英）霭理士著；吴杨义，邱娟译 . —北京：商务印书馆，2024
（性心理学研究；第一卷）
ISBN 978-7-100-23445-0

Ⅰ . ①羞… Ⅱ . ①霭… ②吴… ③邱… Ⅲ . ①性心理学－研究　Ⅳ . ① R167

中国国家版本馆 CIP 数据核字（2024）第 044993 号

性心理学研究

第一卷

羞怯心的演化　性周期现象　自体性欲

〔英〕霭理士　著

吴杨义　邱娟　译

商　务　印　书　馆　出　版
（北京王府井大街36号　邮政编码100710）
商　务　印　书　馆　发　行
北京市白帆印务有限公司印刷
ISBN 978-7-100-23445-0

2024 年 12 月第 1 版　　　　开本 880×1230　1/32
2024 年 12 月北京第 1 次印刷　　印张 14¹/₈

定价：70.00 元